中國近代中醫藥期刊彙編

第一輯

27

中西醫學報

上海辭書出版社

目録

中西醫學報　第三年第五期……1
中西醫學報　第三年第六期……77
中西醫學報　第三年第七期……159
中西醫學報　第三年第八期……237
中西醫學報　第三年第九期……313
中西醫學報　第三年第十期……393
中西醫學報　第三年第十一期……475

中華民國元年十二月出版

中西醫學報

第三年第五期

本期之目錄

論說
赴那威國白爾根城萬國消除癩瘋會紀略　鄭豪
論經絡　黃瑤圃
介紹新撰癆瘵講義　協和報

學說
西藥錄要　陳錫桓
淋菌淮科欽療法
中毒之徵候及處置（續第二十三期）　汪大湏

傳記
名醫黃春甫先生事略　張在新
古弗先生　陳垣

叢錄
醫事新聞
中西醫學研究會會員題名錄

謝啟
再謝各同志推廣本報之熱心

本報全年十二冊本埠八角四分外埠九角六分上海派克路昌壽里五十八號無錫丁寓發行

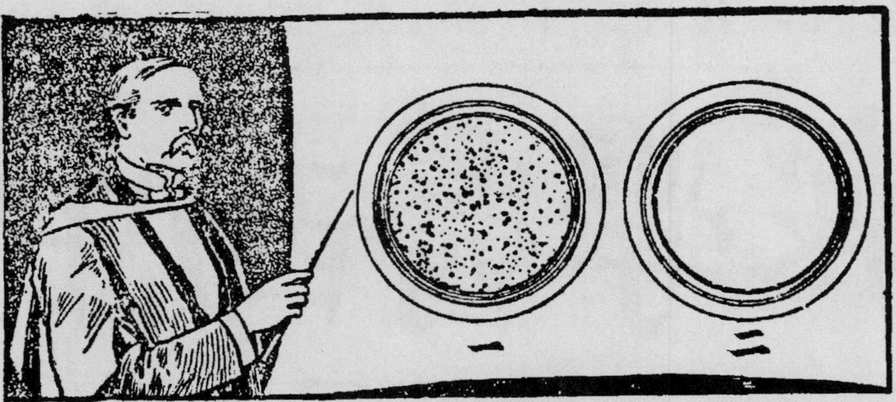

福美明達如何醫治喉痛

喉痛一症、諸醫者知爲微生蟲之故也此種微生蟲浮沉於空氣中最易吸入喉際、故欲療治或欲脫免此症之法莫要於先殺滅此種微生蟲也、福美明達 Formamint 所有殺滅微生蟲獨步之功能已常有人爲之作證、即如柏靈最著名之格致家、披阿可司該君、曾惠最新奇之證據、用圖說以表明之、其法以玻璃二片、均塗以微生蟲最蕃盛之物質、其中一片、再塗以福美明達所融化之口津、然後將兩片玻璃、露於空氣中、越二日後驗之、見第一片上所有使喉痛及傳染等病之微生蟲、其數倍增、而第二片上之微生蟲、毫無滋生、且所有之微生蟲、盡被福美明達所殺滅、此第二玻片、即表明凡服福美明達者、其口與喉所有之喉痛、及他種傳染症之微生蟲、亦若是之消滅殆盡也、然購者務須購買眞正華發大藥行之福美明達 Formamint 蓋天下惟有此藥、有如是之功效、此藥爲倫敦華發大藥行所獨製、每瓶五十片、整瓶出售、並不零賣、

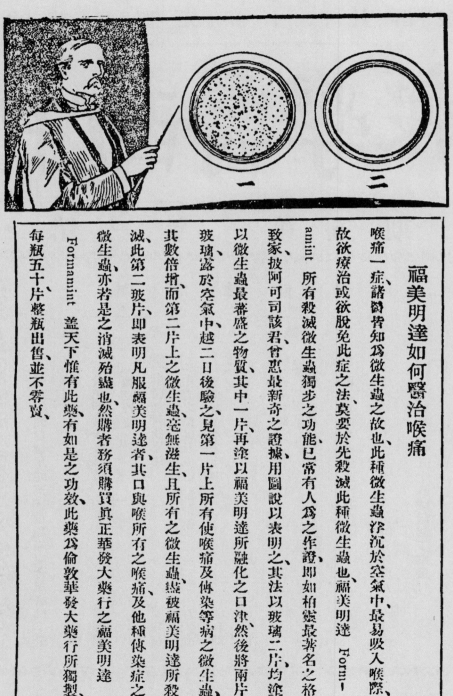

"Allenburys" Diet.

愛蘭百利(商標)

代食粉

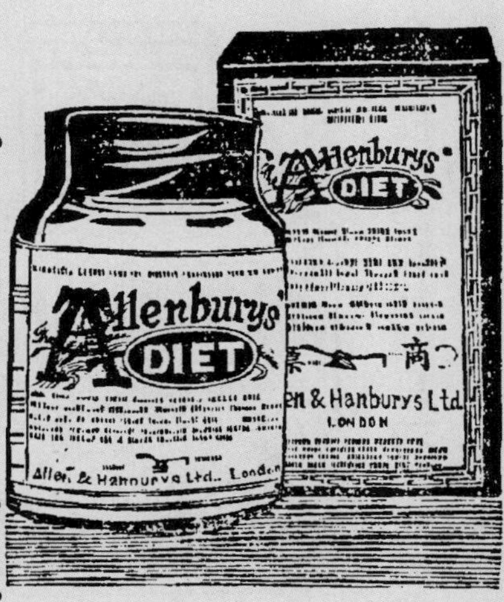

夫食物為養身之要素、人盡知之、惟患病或體弱之人、消化力薄、殊難得合宜之食品、本公司有鑒於此、特製愛蘭百利代食粉、純用益精養血諸品配合而成、其味清香、其質滋補、製時已預先用法消化、故一入腸胃、旋即作用、較之尋常牛乳米麥等、誠高出萬倍、凡患胃炎腸熱諸症、用之無不效驗神速、老年精神缺乏、用之則體強力壯、開胃提神、乳母乳汁淡薄、不足哺養嬰兒、用之可增乳水濃厚、且使嬰兒易於安寢、戒煙後元氣未復、所食之物、以致腹脹、用之有特別效驗、然不但為家常之要品、即航海旅行之人、帶之亦便、誠人生至寶之食料也、本將公司創設英京倫敦、已二百年、所製各種補劑、藥丸、藥片、以及醫科新發明器具、並閨閣一切用品、莫不膾炙人口、故歐美各國、無不爭購樂用、今特新設分行於上海北京路郵局對門八號、以便亞洲各醫院藥房就近購辦、凡欲知一切詳細者、請來函或駕臨索取一切仿書可也、　各大藥房均有出售

總行英京　分行上海　**愛蘭漢百利有限公司謹啟**

"Allenburys" Foods.

商標（愛蘭百利）

代乳粉

人乳乃嬰兒天然之食品、乳母哺之、而孩自長、設或乳母有病、乳汁淡薄、以之哺孩、殊不適宜、本公司特製愛蘭百利代乳粉、由化學家考驗合宜配製之精、滋養之富、消化之易、與人乳不相上下、用以喂孩定必日臻強健、粉分三種、嬰兒初生三閱月者宜食第一種粉

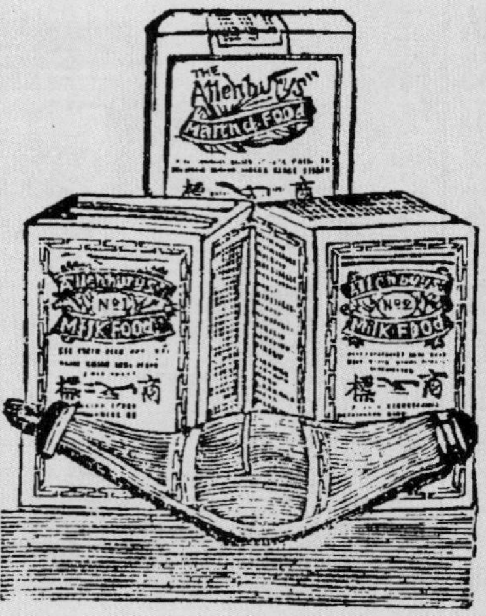

三閱月至六閱月者宜食第二種粉、六閱月以外者宜食第三種粉　用法另有華文仿書詳明本公司製有特別乳瓶、以喂代乳粉之用靈巧異常、不使嬰兒噎食、用法亦有仿書詳明、嬰孩十閱月以外另有愛蘭百利麥液餅乾、可以兼食、性極滋養、味亦清甜、若以此乾嚼、且能助齒牙易出、本公司製造代乳粉之廠、在英國維雅地方、有牧牛大場、居於兩河之間、人煙遠隔、絕無穢物傳染、廠宇宏大清潔異常、各乳牛皆小心喂養、以求乳質濃厚、舉凡防護牛乳之清潔、製造乳粉之精良、誠無逾於此者、賜顧　諸君請認明本公司犂耙商標爲記庶不致誤　各埠大藥房均有出售

總行英京　分行上海　愛蘭漢百利有限公司謹啓

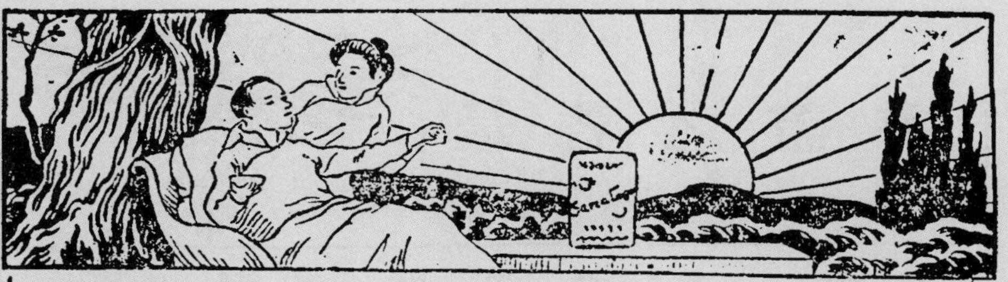

飼養病人

世界名醫皆核定散拿吐瑾Sanatogen延年益壽粉、爲無論病勢輕重、及患病初愈者、無上之食品也、其藥係用最純潔滋補之食物、與最有力滋補之藥料所修合、而實成爲補益腦部、及全體腦筋所必需之質料、所以散拿吐瑾延年益壽粉、有滋補調養之功、而能扶助病人速得復原也、　藍色脫新聞紙云、曾有許多證據、以證明散拿吐瑾延年益壽粉、爲使病人身體復原之食品、凡患諸虛百損等症者、服之更有裨益、　馮雷騰醫學博士云、余在醫院診疾、或出外行醫、常最喜用散拿吐瑾、Sanatogen延年益壽粉、與身體軟弱之病人服之、所奏功效、非常滿意、散拿吐瑾Sanatogen延年益壽粉、各藥房均有出售、

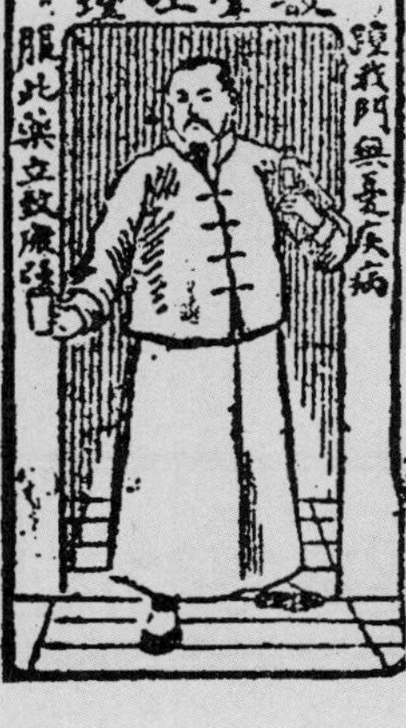

散拿吐瑾延年益壽粉

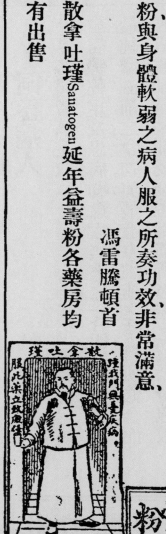

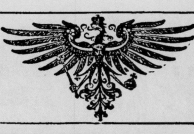

患風濕之痛苦

上海女子賴韋廉士大醫生紅色補丸而除其痛苦

上海靶子路一百三十六號賴公館女管家阿福姑娘云余自少患風濕骨痛十有三年之久慘苦莫名有時骨痛更甚不克行路指臂腫痛全體皆病心甚憂懼難望告痊各醫束手約三年前余聞趙子君先生吩服韋廉士大醫生紅色補丸而愈其風濕之症余亦試服兩瓶之後足腫全退再服之身痛全止韋廉士大醫生紅色補丸愈我之疾迄今三載從未復發焉

上海女子賴韋廉士大醫生紅色補丸而除其痛苦

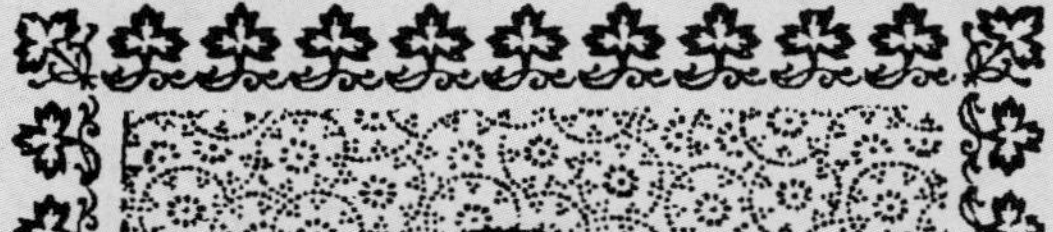

韋廉士大醫生紅色補丸凡經售西藥者均有出售或直向上海四川路八十四號韋廉士大醫生總藥局函購亦可每瓶一元五角每六瓶大洋八元郵費一律在內

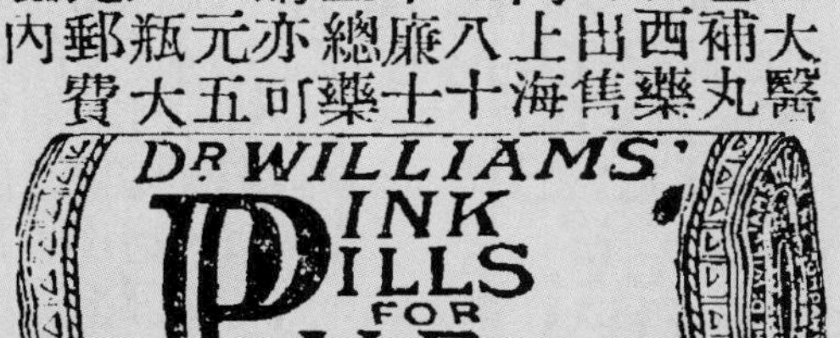

認明丸藥員樣

赴那威國白爾根城萬國消除麻瘋會紀略

鄭豪

那威國以前清宣統元年七月上旬。開第二期萬國消除麻瘋會會議。特請吾國派員赴會。前清外務部以南省瘋症最盛。特咨粵督派員前往。豪蒙張前督憲派遣赴會。自維小才不敢謬膺是選。且就職軍醫學堂職務所關。未易遠離。又會期甚速。無暇詳查我國瘋症人數。面辭再三。卒不獲命。束裝就道。茲將沿途遊歷及開會情形。略紀其要。其關於此次醫學上研究之問題。另編詳告。

五月十五日。由港乘德公司魯波爐船啓行。同行者有遊學生數人。南洋商家數人。沿路風浪既靜。船上招待尤佳。飲食亦美。且有音樂以娛情。使遊子不興思家之念。誠善法也。

二十日。船抵星架坡。有驗疫醫員數人下船。逐一檢查。凡來星島者。除當場檢驗外。另給一紙。俾登岸後。逐日午前到衛生局候驗。驗明確無傳染病爲止。若有遺驗。一經查出。罰金甚重。驟視之。似不免過於苛擾。然亦足以見外國注意防疫之嚴。反觀我國對於外人進口之事。漫不經心。間有檢疫之舉。亦操於外人之手。其損失亦大矣。此地向

赴挪威國白爾根城萬國消除痲瘋會紀畧　二

無華人自立醫院。近日有見於此。特籌辦一完全醫院。各界善長。甚爲踴躍。有挺身演戲者有沿埠勸捐者。頃已鉅款集備。於此益信我國民公德心之發達。遠勝從前。鄙人因與友人談及廣東之光華醫社。爲我粵人創立。並不倚賴外人。聞者無不歡躍。鄙人深信將來南洋同胞。對於光華醫社。必能極力贊助也。

二十三日。抵比能埠登岸一遊。所見巍樓大廈。名園勝景。多屬我國人產業。吾國人有業磨米公司。專運米於印度。查其製法。與我國迥殊。緣印人所嗜米。以變味爲佳。鄙人曾履其地。其臭惡之氣。撲鼻難堪。不能久留。觀此知印人飲食。大有礙於衛生。種族衰弱。未必不由於此。吾國人可以鑒矣。

二十八日。抵西郎。此地茶業最盛。彼業茶者。頻登報力詆華茶之不潔。謂爲有礙衛生。華茶於是有江河日下之勢。然據華人業茶者言。華茶質極佳。若能改良裝飾。及製法。務求有合衛生。免人藉口。更以告白助之。則每年必可挽回數百萬之利權云云。又此地多產金雞納霜。土人不諳製法。其利權盡爲日本所握。亦可惜矣。

六月初二日。抵亞丁埠。亞丁地居熱帶。又爲沙漠礬石所合成。此埠極爲旱乾。年中約十閱月雨始一至。至則大雨淋漓。連續一二月。埠中諸水池。藉以充滿。其人民之飲料。

均取給於此。鄙人到時。見水色深綠。不無可慮。聞英人所用者。另有水池濾淨云。

十一日抵意大利之那布爐埠。卽行登岸。除遊名勝古蹟外。遍詣醫科大學及公立醫院。參觀其學校之規模。其程度雖不能與歐洲列強並駕。然研究黴學之精。及發明微菌。學。亦有足稱者。余與一二校長暢談醫務。乃知該處之教員。多於暑假時往別處遊歷參攷。而尤以到維也納爲多。以期精益求精。西諺云。醫學無完全畢業之時期。諒哉斯言。蓋醫學。與別科。不同。其理。深其藝。博。非時時。精心。研究。不能。與世界。上之。醫術爭衡。我國。醫界。生徒。每志在速成。亦可嘆也。此埠爲意國有名之地。其政治、風俗、學業。可爲全意之代表。市上一二大街。亦頗稱華麗。惟偏僻小道。則汚穢非常。其人民多貧苦失學。夫意國爲歐洲開化最早之國。今亦爲世界新興之國。而其國勢終不及列強者。緣意人束於教規。致教育不能發達。又不講求衛生。此其大原因也。

意京羅馬。爲全球最有名之地。其美術甚精。古蹟甚多。然關於醫學上則甚少。無可記者。科羅令士埠。呍尼士埠亦然。又以會期在邇。所經奥德瑞士等國。爲時極少。未便久留。決意於散會後重遊各地。以資研究。

六月二十七日。抵那威地界。時在車上遇各國代表員甚多。彼此暢談。頗形熱鬧。但惜余由粵起程時。爲期太促。不能先通函於該會書記。且外部咨文此次會議章程。皆用華文。所譯人名地名。譯音不符。故欲修函而不得。此實我國公事之缺點。余以爲自後。凡派員赴會。當將該國之原文。抄給委員。方免誤會。那國此次招待各國代表員。極爲週到。如全國之鐵路。凡遇執有赴會憑照者。豁免車費。亦可稱優待者也。二十九日入白儞根城。是日。那國開特別招待車。但赴會人多。幾無容身之地。而城內旅館。人爲之滿。所有上等房舍。非先電留不能接待。抵寓後。會內幹事員均來拜會。余亦隨即回拜。蓋已忙碌半日矣。

此次萬國麻瘋會。特借那威國爲議塲者。其故不一。一因歐洲列國舉行防瘋法。已歷多年。明效大著。如德奥法等國內地瘋人已絕。有之亦自外來者。惟那國向多此症。雖近十年數已大減。然尚未盡絕。開會於此。藉以研究。此一原因也。那國既多瘋症。各醫家專心研究於此症者甚多。那臣士者。那威之著名醫生。現任麻瘋會之總理也。於一千八百七十四年。發明麻瘋微菌。言患者皮膚眼鼻口液。均藏此微菌。當時聲名卓著。全球醫界。對於此症之種種原理。皆以那國醫家之議論爲準繩。此開會於那威之二原因也。又因白儞根城爲海陸交通之地。赴會者易於往來。那國政府又允爲竭力招待。是以開會於此。又第三之原因也。查世界列強。視醫學極爲重要。而醫會尤爲重視。如前年奥匈國之在布打啤時埠開萬國醫會。聞日本政府竭力運動。以期下屆開會於日本。願派戰艦數艘來歐。歡迎各代表赴日。一切船費均行豁免云云。反觀我國視醫學爲無足重輕。前年所開之會。多不派員。誠可嘆也。

白爾根城者。那國之重要港口也。背山臨海。風景極優。街道廣大。極爲潔淨。所有文明事業。如電車、電燈、公園、博物院、公立戲院種種。均稱美備。戶口約八萬餘。俱有事業。尤以業漁爲大宗。緣白城近海也。

那威原近北極。故此埠寒多熱少。最熱之時。不過攝氏表五十八度。其晦明尤與吾國不同。如七月晚間十點鐘後。其光亮恍如吾粤午後之三四點鐘。余初到時。夜雖深仍不能睡。以其太光故也。惟居民拘於習慣。午後四五點鐘。各店卽行閉戶。九點鐘後。雖光如白日。亦能就寢。

三十夜。白城醫員開歡迎會。是夜到會者。有各國代表及該處名譽官紳。共五百餘員。暢叙一堂。極形熱鬧。至夜深乃散。

七月初一日。爲開會之期。會場設於公會堂內。是早九點鐘。舉行開會禮。臨時先由那

赴那威國白爾根城萬國消除麻瘋會紀畧　六

威君主哈恭第七宣讀頌詞。繼由總督府尹及醫會總理次第演說。其意均以道謝各國代表遠來爲詞。至十點餘鐘。乃行正式會議。當時會議章程。每日例集會二次。上午由九點至十二點。下午由二點至五點。是日宣布自一千八百九十七年在柏林開第一次消除麻瘋會以來。各處防範麻瘋之方法及其效果。其布告書太多。故僅布其要者。宣布後乃由各代表員討論其得失。

初二日。提議麻瘋症之原因、症狀、傳染法及診斷法。

初三日。提議麻瘋症之病理解剖治療等方法及其效果。

初四日。提議防範麻瘋法及國家之約束瘋人法及調查瘋症人數等法。是日下午由各代表員公决議案。通告各國政府。請其協力舉行。其議案如左。

第一條　甲　一千八百九十七年在柏林開議第一次消除麻瘋會所有公决議案。本會均表同情。

乙　本會公認麻瘋症爲人類直接或間接互相傳染之症。

丙　環球內無論何處麻瘋。均能傳染。本會應勸各國政府設法防範。

第二條　本會因鑒於德國埃士倫那威瑞典等國約束瘋人之成績。特請各國政府。

從速舉行約束瘋人之法

第三條 甲 無論何等工藝職業能使瘋人可藉以傳染者應禁止瘋人不許干預及溷跡其間

乙 無論何處如有貧難無葬之瘋人均應一律圈禁不許自由出入以防傳染

按此非言有貲瘋人不應圈禁特使有貲者果能守醫生規律自禁於家由國家派醫生時爲查驗則可免圈禁否則亦不能免也

第四條 凡瘋人所生之子女身體強壯確無瘋疾者應早爲另置一處使與患者離隔幷應時時由醫生查驗

按麻瘋一症本會已公認其非由直接遺傳而來如父母患瘋者其子女出世時多未患瘋其所以傳染者因日夕與患者同食同居有以致之耳設使早爲另置一處與患者離隔則其子女不難因此而獲免也

第五條 初與瘋人同居者(如瘋院傭工人等)應常請醫生查驗以防傳染

第六條 甲 本會敦請各處同人將所有瘋症原因之各說及種種傳染之方法悉心研究是否與瘋症微菌之性質相符

乙　人類之於瘋症。有由蚊蠅等蟲類所傳染之說。與及別種動物。如鼠類等物能受瘋症傳染之說。均應詳細研究。

按醫家常有將瘋人微菌種之於鼠類身上但仍無傳染之據

第七條　以臨症之閱歷言之瘋症屬於可治之症惟現尚無特別良法應請各人悉心查考。至獲一必驗之良法爲止。

此次赴會者。全球各國及各屬地。計有四十四處。代表員有一百五十餘員。其代表員之多者。莫加英德法等國。各有十數員。其餘各國均派數名。惟墨西哥秘魯芝利葡萄牙與中國均各派一名耳。嘻。我國事事落於人後。卽派代表一端。亦未免相形見絀也。開會以來。各處招待應接不暇。初一夜。那威君主賜宴。尤爲華美。并於散席後。召見代表員。彼此對立歡談。禮貌極優。初二夜白城官長設宴繼之。初三夜白城醫會。初四夜該會總理次第繼之。其公家戲院。則特串新戲一本。邀請各代表蒞院觀賞。誠厚意也。那威國者。君民共主之國也。惟民權極重。四年前那威與瑞典共戴一君主。爲政後因該君主長居瑞典京都。與那國政事多方隔膜。爲那國人民所不悅。卒開會不認之。乃推選典麥太子以繼其位。卽現任之君主哈恭第七是也。聞舉此事之原動力。以該處

論經絡

南海黃瑤圃

古人臟腑圖說。自相矛盾。如論脾主靜而不宜動。脾動則不安。何下文又言脾聞聲則動。動則磨胃化食。脾不動則不化。論肺下無透竅。何又云肺中有二十四孔。行列分布。以行諸臟之氣。論腎有兩枚。中間動氣爲命門。何又云左腎爲腎。右腎爲命門。兩腎一體。如何兩立其名。若以中間動氣爲命門。藏動氣者又何物也。論肝左右有兩經。卽血管。從兩脇起。上貫頭目。下由少腹環繞陰器。至足大指而止。何又云肝居於左。左脇屬肝。論心爲君主之官。神明出焉。意藏於心。意是心之機。意之所專曰志。志之變動曰思。以思謀遠曰慮。用慮處物曰智。五者皆藏於心。何又云脾藏意智。腎主伎巧。肝主謀慮。膽主決斷。據所論脾肺腎肝心。皆錯誤含混。其論心包絡筋細如絲。與心肺相連者。心包絡也。又云心外黃脂是心包絡。又云心下橫膜之上。豎膜之下。黃脂是心包絡。又云膻中有名無形者。乃心包絡也。既云有名無形。何得云中指之經。乃心包絡之經也。論心包絡如此之多。究竟心包絡是何物耶。靈樞曰。手少陰三焦主乎上。足太陽三焦主乎下。已是兩三焦也。難經論上焦在胃之上。主納而不主出。中焦在胃中脘。主腐熟水穀。下焦在臍下。主分別清濁。又云三焦者。水穀之道路。此論三焦是有形之物。又云兩膂中間動氣是三焦之本。此論三焦是無形之氣。王叔和所謂有名無狀之三焦。蓋由此也。至陳無擇以臍下脂膜爲三焦。袁淳甫以人身著內一層爲三焦。虞天民指空腔子爲三焦。金一龍有前三焦後三焦之論。論三焦者指不勝屈。有形無形。尚無定論。何得云手無名指之經是手少陽三焦之經也。其中有自相矛盾者。有後人議駁未當者。總之本原一錯。萬慮皆失。（醫林改錯）

張世賢割裂河圖洛書圖註難經。謂心肝肺以分兩稱之。每件重幾許。大小腸以尺丈計之。每件長若干。胃大若干。容穀幾斗幾升。其言彷彿似眞。其實藏府未見。作無憑之談耳。（醫林改錯）

醫經所言藏府經絡無可考證。莫敢非之。此書指出前賢自相矛盾處。可謂不受古人欺。原駁胃一段過激。論大小腸誤區爲二。又謂腹內有脂膜蓄水。亦未確。故節之。

五藏生尅徒作五行套語。毫無的實。夫五藏無一藏無血。是皆有水也。無一藏無氣。是皆有火也。無一藏不發生。是皆有木也。無一藏不藏歛。是皆有金也。有氣有血有發有歛。是無一藏不和平。則皆有土也。以爲五藏各具五行。則其互相關涉之故。愈推愈無窮矣。（醫砭）

十二經何不直以心經小腸經等稱之。而必立太厥等名色。泥此生解。支離牽強。無當病情。千古相沿不改。則亦姑從俗稱而已。(醫砭)

易言老陽少陽老陰少陰。四象也。醫書不言老少言太少。復增陽明厥陰之名。非蛇足乎。太陽不明而別有陽之明者耶。兩陰交盡而何厥陰更可設耶。水即太陰而謂之太陽寒水火即太陽而謂之少陰君火。金木強配陽明厥陰。此亦非陰陽之當然也。(一本堂藥選醫砭)

人身之有經絡。猶一羅絡也。絡上絡下。屬內屬外。左轉右轉、或別或合。纏繞結束。惟是一機軸耳。不可有始終根結也。而醫書立陰陽手足十二經。根乎此。結乎彼。有始有終。傳於彼。罔於此。隨時應物。遂以膀胱小腸配太陽。心配太陰。大小腸屬手陰陽。錯亂上下。易位此皆陰陽之邪說。牽合作爲醫書。惑世誣民。不足取信者也。(一本堂藥選)

病情藥性。究其所以。多有不能強解者。舍陰陽五行。即苦無話柄。故醫家性藉生尅制化以逞辨端。前賢雖知其謬而未嘗深辨。蓋亦有由。若必樸實說理。恐醫書不能若是之多也。勢成水火。口鋒愈熾。其何以息之。

欺世盜名者。慮人之議其後也。則於無可考證之事。鋪張其說。俗流不察。隨聲附和。

有毅然明辨之者。反指爲詆毀古人。或以爲不合時宜。亦足慨矣。

附錄 全體新論序例云。五藏六府各有專司。前人未經目覩而細考之。惟本五行生尅之理。臆度其體用。後之業醫者。復支離穿鑿。以演其說。捕風捉影。以病試藥。宜其或驗或不驗也。凡事託於虛。不若徵諸實。西國業醫之院。每領死人剖腹湔腸。細心考較。詳載於書。其事雖屬殘忍。而其論藏府之經絡部位。確乎有據。則於醫學不無小補云。今節其要於左。

以臟腑計之其數十一。昔人强名牽合。以符十二經之數。有指爲包絡膻中者。有言應命門三焦者。聚論紛紜。無非臆斷。（西醫舉隅）

西醫肚腹部位。分中左右三行。每行分三層。中行上層屬胃。中層屬小腸。下層屬膀胱。右行上層屬肝。中層屬大腸。下層屬大腸頭及小腸尾。左行上層屬脾。中層屬大腸。下層屬大腸尾。（內科闡微）

一身精血。日有消耗。全賴飲食精液。補其缺乏。凡食物遞至喉吞入後。人卽不能自主。胃之上口曰賁門。食物由賁門而入胃中。胃卽舒縮擁動。以匀轉食物。使近胃津。胃津者。胃週圍小穴所生津液。主消化食物者也。食物經胃津融和後。畧似濃粥。卽出胃之下口。至小腸頭。與膽汁甜肉汁會合。榨出津液。衆液管吸之。入於總液管。運至頸會管。卽混爲血。小腸下口大腸上。廻與之橫接者曰闌門。食物經過闌門後。在大腸上中兩廻時。猶有液管吸其餘液。及抵下廻。則精液竭盡。但存渣滓矣。此食入於胃化血化糞之理也。飲入於胃。卽有微絲血管多條。吸入廻血管。過肝入心。運行週身。由肺升出爲氣。由皮膚滲出爲汗。由微絲血管導入內腎。復有微絲管攝入溺管。滙達溺囊。經溺水總管斜入膀胱。此爲氣爲汗爲溺之理也。內腎生溺。外腎生精。女子亦有外腎。剖驗乃能見之。肝之功用。主生膽汁。膽乃貯汁之囊。其汁係大小腸脾胃廻血入肝所化。流入小腸之內。以消化食物而利傳渣滓。甜肉者。長約五寸。橫貼胃後。形如犬舌。嘗其味甜。故曰甜肉。正中有一汁液管。斜入小腸上口之旁。其液性寒。所以調和膽汁之熱性而妙傳導者也。脾之功用。大約收聚往來餘剩之血。以寬閒動脉而保護臟腑者。其質軟。接血多時則大。接血少時則小。心與肺交相爲用。二而一也。蓋心之功用主逼血運行週身。肺之功用主呼吸。出舊氣換新氣。心之舒縮。肺之呼吸爲之也。心又與腦互相應用。蓋腦賴心血以運養之。心亦賴腦氣筋以運動之。（外科新說、全體新論、解體新書）

腦在至高。爲一身之主。其氣筋分派如繩如線如絲者。總名之曰腦氣筋。纏繞周身。五官百體。皮肉筋骨。臟腑內外。無處不到。故全體聽腦之驅使。無不如意。 腦髓十對。皆散布於胸腹頭頸惟第八對旋歷胸腹以分布於諸臟。蔓延於心肺胃者尤多。脊髓則項骨七節生七對。其第二三四對入鬲。第一五六七對入手。背骨十二節生十二對。各前旋於胸。散布乳部。其分支悉入其傍筋。腰骨五節生五對。前旋於腹部諸筋。總被及臟囊陰處膀胱等下至於足部。薦骨三四節不等生六對。通貫薦骨前部諸竅。旋陰處膀胱及近傍諸部。蓋此數對與腰部第四五對相連會。以爲舉體中最大之髓。以至兩足悉統繫焉。(外科新說、全體新論、解體新書)

西醫之言臟腑功用也。心血發收之緩急。應肺氣呼吸之遲速。肝體虛實。應膽汁之盈歛。膽汁之盈歛。應大小腸傳道之滑澀。胃氣強弱。應大小腸傳導之通塞。內腎舒縮。應膀胱氣化之盛衰。凡功用相應者。其得病亦互相應也。至於膽病累胃。胃病累肺。是功用不和而上逆也。肝病累脾。脾病累胃。是部位相近而波及也。此等議論。似非無據。至云腦氣筋每筋之內。復分爲二。一司運動。一司知覺。未敢遽以爲確。 按人身內外。皆有膈膜護之。而仍有竅相通。就胸腹而論。膈腹間有膈膜連脊。分臟腑爲上下層。上層則心肺居之。而肺又自有膈膜。不與心相連。下層則脾胃肝膽腎大小腸膀胱居之。腰腹復有脂網裹之。大抵下層諸經主發生。上層心肺二經主運用也。又西醫言血道之往還。分爲二種。由心而達血於四體者曰血管。色赤。由四體而廻血於心者曰廻血管。色紫。卽俗所謂青筋藍色。無脉者是也。雖分爲二。實則隧道循環。無有間斷。今人謂血管爲脉。謂迴血管爲絡。分配臟腑。別其起止部位。無論切脉針灸等法。俱云按穴施治。煩難罔據。不知其以訛傳訛之非也。　血之所聚爲血海。氣之所發爲氣海。心者血所發生。肺者氣所出入。謂心爲血海。肺爲氣海可也。

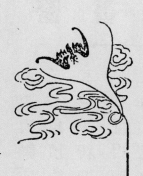

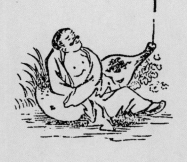

介紹新撰虛癆講義

錄德人協和報

吾華舊名之所謂虛癆。即新學家之所謂結核也。此病之發生。乃由一極小下等植物。侵入人體之某部某部。即生結節狀之炎症新生物。此新生物在肺。則爲肺結核（肺癆病）在喉頭則爲喉頭結核。在咽頭則爲咽頭結核。在腸則爲腸結核（腸癆）在腎臟則爲腎臟結核（腎癆）在膀胱則爲膀胱結核。在各內臟則爲全身粟粒結核。在腦膜則爲結核性腦膜炎。在腹膜則爲結核性腹膜炎。在肋膜則爲結核性肋膜炎。在心囊則爲結核性心囊炎。在淋巴腺則爲淋巴腺結核。在睪丸則爲睪丸結核。在皮膚則爲狼瘡。在骨則爲骨結核。在關節則爲關節結核。考結核之爲菌也。雖非人目所可覩。而其抵抗力之強。在空氣中能活半年。對於寒冷在攝氏零下十度。尚能七週不死。蔓延極廣。無論寒帶溫帶熱帶。不問貴賤貧富。罔不傳染之。而自十五歲至四十歲尤易被其侵襲。其增殖之速。則在幽暗溫暖潤澤與養氣充足之處。一晝夜間。一個可化生千六百萬。嗚乎繁殖之速。如是世界殺人利器孰有過於結核菌者哉。據醫界調查之報告。歐美諸國。每歲死於結核者百餘萬。日本八萬乃至十萬。夫泰東西人口雖不如我。衆國民之衛生與醫生之智識。均超過我百倍。每歲死於是役。尚且如此。況我國。並其名而亦不知者耶噫、涉想至此令人骨栗無錫丁福保先生向於診病餘暇痛吾族死於結核者日衆吾國醫界又不知結核病之治療法與預防法乃本其所見編譯肺癆病預防法肺癆病一夕談肺癆病救護法癆蟲戰爭記等書出版問世是其惠我國民已不爲不少矣而其心猶以爲防擇未能透闢近又薈萃各種結核病曰肺結核曰胃結核曰喉頭結核曰咽頭結核曰舌結核曰鼻腔結核曰腎臟及膀胱結核曰副睾丸及睾丸結核曰攝護腺結核曰全身粟粒結核曰結核性腦膜炎曰頭蓋骨結核曰結核性腹膜炎曰結核性肋膜炎及心囊炎曰結核性肋骨瘍曰腺病即淋巴腺結核、(瘰癧)曰骨結核、曰結核性關節炎曰結核脊推炎、曰狼瘡、曰結核性腱炎及腱鞘炎、曰結核性黏液囊炎、曰孤炎性結核凡二十八種本吾人之習慣名其書曰新撰虛癆講義書成贈予一册予誦讀一過見其學說嶄新蒐羅閎富說理及所述療法等悉極精當不禁拍案叫絕曰是書也患結核病者得之可以起死回生本無結核病者得之可以保持健康永不罹結核病而在研究結核病者尤當以是書爲獨一無二之善本是書之出也吾國人可知結核病之由來知結核病之由來則吾國結核病之死亡數必歲有減焉則是書之造福蒼生詎有涯哉特綴誌數語於此以爲吾國民之介紹

西藥錄要

本編擇最緊要之藥品數十種。其用法及處方。皆言之綦詳。若按方治病。必神效無比。本局代售以下各種藥品。其定價較廉於各藥房。如欲先詢各藥之價目者。本局皆從實價開示。

欲買以下各藥品者。請照本局開示之價目。將該款從郵局匯寄上海派克路昌壽里醫學書局。藥品立卽寄上。並不遲延。藥價亦無折扣。

如以郵票買藥。每郵票一紙。以三分爲限。若每紙一二角者。一概不收。惟郵票買藥。須照原價加一成。

本編之補藥一類。皆各國最有名之補藥。其名皆載於各國之藥學字典。與騙錢之僞藥品有霄壤之別。

補藥類

一 散拿吐瑾 Sanatogen 爲牛乳食餌。內含蛋白質最多。又含燐質。既補氣血。又補腦髓。凡貧血、萎黃病、肺病、胃病、腦病、房事過度及一切衰弱病者均宜。凡痛風、腎臟病、尿酸素質等不可食肉者。均宜以散拿吐瑾代之。服法一日三次。每次二食匙。先用冷開水化好調勻。再用熱開水冲服。服時宜在食後。可連服數月。此爲英國最新之藥。各國多信用之。

二 司丕爾明 Sperminum 將動物之睾丸及精液所製成。專治神經衰弱、衰老、貧血、癆病、心臟病、腎臟病、陰萎、房事過度等。均有特效。其詳細論說。見中西醫學報第二十二期。(詳學理的强壯劑)此藥有三種。一爲注射用。一爲灌腸劑。一爲內服用。茲但述內服之用法。一日三次。每次三十滴至六十滴。食前半時服。和入重曹水內服之最宜。(卽開水內稍加重曹)此爲俄國最新之藥。因效力極佳。故各國皆已盛行。

三 阿雪拿翻拉他司 Arseno-Ferratose 此爲德國最新之鐵蛋白劑。從動物之肝臟製出。內加砒素少許。與從前之補血藥。有霄壤之別。凡癆病、貧血、萎黃病、神經衰弱、重症恢復期及頑固之皮膚病。或虛弱之小兒。皆宜服之。一日三次。每次半食匙至一食匙。開水冲服。食後。忌茶。每瓶約服十餘日。

四 沃度翻拉他司 Jod-Ferratose 此藥來自德國。內含沃度及鐵。凡瘰癧、萎黃病、花柳病、瘧疾後及血中有不潔物者。均宜服。功用同沃度鐵舍利別。而效力則過之。一日三次。每次一大食匙。食後開水化服。忌茶。(小兒服一小食匙)每瓶約服十餘日。

五 山米他司 Somatose 此藥來自德國。乃肉類之菁華。爲滋養强壯劑。其功用能增進食慾。增加體重。增加血球素之含量。又能强壯神經。產婦用之。又能增加乳量。而使乳汁濃厚。爲最善良之催乳劑。故產前及產後皆宜多服此品。有服至小兒斷乳。始行停止。一日三次或四次。每次半食匙。先以開水浸一時。即溶化。再以開水或牛乳沖服。有與散拿吐瑾同時調和。再加冷開水調和而沖服者。尤佳。惟其價值極貴耳。

六 育興賓錠 Yohimbin tablets 此藥來自德國。其功用能令生殖器充血。故治陰痿效。一日三次。每次一粒。開水送下。食前服。可連服一二月。以病愈爲止。

七 揩野苦司 Guaiacose 此藥來自德國。治肺結核有卓效。凡肋膜炎、肺尖加答兒、慢性氣管枝炎。或重病之後。或預防肺癆。均宜久服。爲滋養强壯藥。宜貯藏於冷處。服法一日三次。每次半食匙至一食匙。食後開水化服。小兒則按照年歲加減。一歲至二歲。每服五滴至十滴。二歲至六歲。每服十滴至十五滴。六歲至十歲。每服十五滴至二十滴。十三歲至十六歲。每服二、〇至三、〇。十六歲至十八歲。每服三、〇至

四、〇。

八　麥精魚肝油 Cod liver Oil 此藥來自英國。以鰍魚肝油煎成濃膏。和以美味之麥精而成。其功用能平胃、進飲食、助消化、止咳嗽。又能增加體重。凡肺病及各種虛損症均極相宜。

退熱類

九　別臘蜜童 Pyramidon 此爲解熱之妙藥。凡癆病發熱、各種急性熱病。如窒扶斯、肺炎、丹毒、猩紅熱、流行性感冒等。均可用此藥。又爲鎭痛藥。凡頭痛、筋骨痠痛、肋間神經痛、坐骨神經痛、三叉神經痛等。均可用此藥。用量一日一二回。每回〇、二至〇、五。

處方一　別臘蜜童　一、二

右分十二包。每兩點鐘服一包。能退腸窒扶斯之熱。有良效。全身症狀能輕減。能睡眠安靜。意識明瞭。

別臘蜜童治療腸窒扶斯之成績

著者對於患腸窒扶斯者。概以別臘蜜童治之。計共二十九人。(男二十女九)其中治愈者二十七人。而死亡數僅有二人。(七%弱)

當患者發熱時。投以別臘蜜童。翌朝卽熱度低降至平溫。或在三十八度左右。以分利狀下降。數日後則全復於平溫。如是者十有二人。設於此際停服別臘蜜童。則前此之高溫。必再現昇騰。此外之患者。又有投以別臘蜜童後。其體溫在數日間稍稍下降。成稽留熱。又經過數日。亦以分利狀而復其平溫。以大概而論。投藥之翌日。其熱度之下降。自一度乃至二度。其後又復上昇。若不呈如此之佳良熱型者。卽爲甚惡性之窒扶斯。或爲合併症之所致也。

對於脈搏之關係　別臘蜜童之使用與否。與脈搏之緊張度無甚關係。唯因其熱度減退。卽脈搏之數亦稍減。於心臟系亦無不良之影響。

對於呼吸器之關係　熱度甚高之時。每發氣管枝炎之合併症。服此藥一二日後。氣管枝炎大半消退。續發肺炎之惡影響。亦可以不起。

對於消化機之關係　食慾全不振者。投以此藥後。體溫下降甚速。而食慾之恢復。雖不能如此之速。每有腹飢思食之感。口渴亦同時減退。但對於本病之下痢。亦不見其有何等之影響也。

對於神經系之關係 如譫語、精神昏迷、頭痛、一切之重病感覺等消失甚速。或見輕減。意識明爽。使患者能早達於恢復期。但重聽則往往日久不能治愈。

別臟蜜童之副作用 服此藥後。於明日至第三日間自覺惡寒。或甚劇。甚至有戰慄者。如是者有四人。此時宜仍令其連服此藥。再閱一日至三日。其惡寒亦不發。體溫亦下降如常。時有出汗極多者。則於脈搏亦無影響。患者自覺爽快。至於二十九人中之有腸出血者。不得謂爲別臟蜜童之副作用也。

著者因以上之實驗。知投別臟蜜童於腸窒扶斯患者。能使其爲比較的安靜。亢進其食慾。防體力之衰弱。意識明瞭。不起蓐瘡等之合併症。而他一方面亦無陷於可恐之虛脫狀態。以此觀之。此藥既絕無可厭之副作用。則患腸窒扶斯者之應用此藥。要可斷言者也。

十 阿斯必林 Aspirinum 爲解熱藥中常用之品。凡一切熱病均可用之。又各種風濕骨痛尤有特效。用量一日三回。每回〇、五至一、〇。化於開氷一杯服之。若以藥

處方二　阿斯必林　三、六

右分六包。一日三包。食前。若不效。可以六、〇分爲六包。二日分服。

按若小兒之一二歲者每回服〇、一。三歲服〇、一五。五歲服〇、二。八歲服〇、三。十二歲服〇、五。萬萬不可多服

十一　鹽規 Chininum hydrochloricum 本局所藏之鹽規。來自英國。爲最上等之原料。治各種瘧疾有特效。用量一日三回。每回〇、五至一、〇。

處方三　鹽規　三、〇

右分六包。一日三包。在發熱前服之。

十二　弗那攝精 Phenacetinum 爲解熱劑。爲鎭痛劑。用量一日三回。每回〇、二至〇、五。(解熱)一回服〇、三至〇、七。(治頭痛)一日三回。每回〇、三至〇、七五。(治痛風)極量每回一、〇。一日三、〇。

處方四　弗那攝精　二、四

咖啡精　〇、四

右分六包。一日三包。治頭痛有特效。

十三　撒曹 Natrium salicylicum 爲解熱劑。爲鎭痛劑。凡咳嗽而有熱者。可以撒曹配入止咳藥內。用量一日數回。每回〇、五至二、〇。

祛痰鎭咳類

十四　吐根丁幾 Tinctura Ipecacuanhae 祛痰劑。各種氣管枝、肺病。痰不易吐出者。皆可用之。吐劑。各種呼吸器病。喉頭窒息。欲取吐時用之。又可用於別種應吐之病。用量一日數回。每回十滴乃至三十滴。

十五　杏仁水 Aqua Pruni armeniacae 鎭咳藥。咳嗽皆可用之。用量一回之極量二、〇。一日之極量六、〇。

十六　安母尼亞茴香精 Spiritus ammoniae foeniculatus　祛痰劑。兼有興奮作用。各種氣管枝病、肺病。痰不易吐出者用之。虛弱及久病者尤宜。用量二、〇乃至三、〇。

十七　歇魯因十分散　鎭咳治氣喘。有特效。因鹽酸歇魯因之用量。一時不易秤準。故製爲十分散。用量大人每日用〇、一至〇、一五。作三次分服。

淋菌淮科欽(ワクチン)療法

松江陳錫桓子鶴述

緒言

對於細菌性疾患其稱主動免疫療法卽行淮科欽(ワクチン)療法是也在昔古弗氏始創賚佩爾苦林(ツベルクリン)療法是爲起原其次淺川博士創淮科欽療法以治丹毒人皆知其得收卓效而淮科欽療法遂惹起世人注目以至今日應用之方面甚多英醫蘭脫(ライト)氏千九〇三年於免疫學上提倡屋普沙銀(オプソニン)之說於是氏之所謂屋普沙銀者始得因其過敏之細菌應用於諸疾患免疫學治療法卽淮科欽療法其應用於淋毒性疾患者以一九〇六年美醫巴脫那倫(バットラーロング)氏等爲嚆矢但氏等不肯爲局所處置如少女之淋毒性陰門膣炎患者十三人常以屋普沙銀謹愼使用內有十一人治愈次有却兒(チャチー)氏索巴(ソーパー)氏等之實驗遂得證認之其後又有阿羅司吞(アロスターン)氏於淋毒性虹彩炎及關節炎阿衣倫司(アイロンス)氏於淋毒性關節炎金拿(キンナー)氏於副睾丸炎華衣脫那(ホワイトモーア)氏於淋毒性關節炎皆就其實驗而證認其奏效云

其於德國則與蘭脫氏屋普沙銀之說較異其立脚之點初由於夫而克（ブルック）氏以之應用於副睾丸炎、關節炎、少女之陰門膣炎等得收其卓效次用於（ミユルレル）（シユルツ）（ステバニーリーギル）等亦認其爲有效也

其於日本最初由櫻井博士、田中博士以之應用於各種淋毒性疾患認爲有效價次由各方研究遂認爲今日最先之有效價而不可移者也

一　淋菌淮科欽應用之範圍

治各種急性淋毒性疾患皆有卓效其合併症如淋毒性關節炎、膀胱炎、副睾丸炎、精系炎、攝護腺炎、少女之陰門膣炎、卵巢炎等亦可奏效若急性尿道淋、子宮淋、膿漏眼等亦能使其消退刺戟症狀減少分泌自覺症狀得著緩和

又其於豫防之效價今雖尚未能確定然倡婦用之認其效力爲有一定之豫防力蓋由其自動免疫之理推測之可無疑義卽不幸感染亦惟經過輕易之症候而已

二　淋菌淮科欽之使用法

淋菌淮科欽之用量及使用法就其奏效原理今尙未得統一之學說以此由使用者各抱己見於臨床實驗參酌定之耳

蘭脫氏之屋普沙銀說則較異英美之學者計算菌數依患者之狀態斟酌菌種之毒力用五百萬個以至三十萬個之菌數常檢屋普沙銀之係數由其次回注射其陽性現象時有反覆故普通一星期行一回之接種

德國則異是於蘭賽而(ナイセル)氏之教室夫而克氏以屋普沙銀之說為否定以氏所製之淋菌淮科欽於阿而起俄(アルナゴン)較其反應若何二日至三日或三日至四日每反覆接種其量一回自〇、五漸加至三、〇時或達至五、〇

日本田中博士、櫻根博士等其臨床實驗以自働免疫為根據不顧慮其係數但參照其反應隔日或三日行一回接種其菌量自三分之一白金耳至二分之一白金耳又初用一白金耳或達其以上每日反覆注射接種之實驗家得收其卓效云

大阪血清藥院定淋菌淮科欽使用法用量一回〇、五以至二、〇隔日或每三日注射三回以至六回多可認其奏效但最初由一、〇或達其以上用之則有參差稍發高熱故其初以〇、五注射至三四回後見其奏效者少然後增量至一、〇或其以上較為安全也

據多數之實驗報告患者於屋普沙銀量不能卽顯隔日為甚每日反覆注射例多良

好之結果又屋普沙銀之作用爲陰性現象初回注射翌日已見症狀輕快者甚多然究夫而克氏所倡者則於此際無屋普沙銀之作用故於此可無須懸念實行注射不見少有妨害又彼檢查法臨床家實非容易須要手數也

又有報告二三之應用例記之如左

(一)　患者某　十二歲　淋毒性陰門膣炎

行局所療法不治行淋菌屋普沙銀療法經過如左

九月三十日　注射五百萬個之菌

十月五日　屋普沙銀係數〇、八六以一千五百萬個之菌芽接種之漸次分泌減少證明其無淋菌至十月七日屋普沙銀係數增至〇、一見有惡之徵狀

十二月二十六日　以來分泌物已止時時有小發作其後於粘膜證明其無淋菌(Bulter and Ling; Iaurnal of Am. Ass.Aol. 50.1908.

(二)　二十一歲男

千九百十年三月罹尿道淋同年六月患左側副睾丸炎四五日每以阿而起俄（ア

ルナゴン）〇、五至二、〇。注射四回。全治。同年九月。再感染左側副睾丸炎。來乞治。兼於尿道之局所處置。以阿而起俄〇、五注射。夕刻體溫三十八度三分。翌日夕刻三十八度七分。第三日朝。三十六度六分下降。夕刻再三十九度八分上升。第四日。三十八度至三十八度六分之間往來。第五日平溫。下降再經後三日以阿而起俄一、〇注射。無何等之熱度。遂治愈。(J. H. Schultz; D. M. W. NO. 50. 1911.

（三）　服部某　三十歲　急性淋毒性前部尿道炎

（現症）　體格良。榮養中等。體重十四貫五百匁。認有局部症狀有多量之分泌物。尿道發赤。尿意頻數。排尿時疼痛。尿中證明有蛋白質少許。糖分不能認明。鏡檢察上認定有多核白血球及菌。

（經過）　（治療第一日）　以淮科欽〇、三注射於肩胛間。體溫脈搏皆無異常。注射局部無副作用。

（治療第二日）　分泌不甚顯著減少且稀薄。尿意頻數巳輕減。大爲爽快。本日以淮科欽〇、五注射之。

（治療第四日）　症狀大輕快。尿利一日有三四回。尿亦清澄。壓迫之認無分泌物。

(治療第八日) 認爲無症狀。鏡檢察上之成績。認爲無陰性化學的蛋白及糖分。

體重十四貫五百匁。治療中止。淮科欽注射回數二一回。總射量〇、八立方仙迷。

(備考) 尿道注射〇、三%夫羅泰兒古兒。(プロタルゴール)由第二日治療開始 (岩崎豐次氏大阪醫學會雜誌十卷二一號)

(四) 患者田中某男 三歲 銀行員家族

一個月前。兩眼球結膜發赤。出眼脂。訪某眼科病院。診斷爲急性結膜炎。而受治療未見輕快。至五六日後。突然而眼瞼發赤腫脹。不得開。涌出黃色濃厚之膿汁

(現症) 上下兩眼瞼腫起緊張。試加以指壓。則疼痛劇烈。眼裂爲濃厚之化膿性分泌物閉鎖。不易翻轉。結膜深紅色。易出血。緊滿腫起。其表面則穹窿部粗糙。有灰白色之義膜以掩之。球結膜又浮腫。角膜及虹彩認爲無異狀。

(檢鏡) 有多數之淋菌。 多核白血球。 上皮細胞。

（治療第一日）以淮科欽○、二注射之。以○、八五％之食鹽水及萬倍昇汞水。於每十五分鐘。交換洗滌。

（治療第二日）眼瞼腫脹減退。排膿亦減少。患者眼裂得容易眵開。疼痛及其他之一般症狀輕快。體溫三十七度。以淮科欽○、二注射之。以食鹽水及昇汞水。每二時交換洗滌。

（治療第四日）排膿減少。以淮科欽○、二注射之。

（治療第五日）濃厚之分泌物稀薄。以淮科欽○、二注射之。

（治療第七日）眼瞼之發赤腫脹已吸收。排膿亦止。以淮科欽○、二注射之。

（治療第九日）較前日輕快。以淮科欽○、二注射之。

（治療第十日）鏡檢上認無淋菌。

（治療第十三日）排膿全止。鏡檢上認無淋菌。結膜充血處處僅見有乳頭隆起。

（治療第十四日）全治出院。（岩西利恒氏大阪醫學會雜誌十卷七號）

三　淋菌淮科欽之副作用

淋菌淮科欽之副作用。則就各實驗者。所記。殆爲同一。局所的反應。其注射局所。多有。

輕微之疼痛發赤者一兩日卽治愈雖然亦少呈丹毒狀發赤腫脹疼痛者數日卽消散全身反應時則有輕度之發熱（三十八度以下）若三十八至三十九度之發熱頭痛全身倦怠等之症候則甚稀少菌體成分接種有一定之毒性、此爲副作用則如上項所述在所難免迄至今日之報告其呈危險症狀則無多學者皆以副作用爲不足顧慮其說同爲一致也

四　實驗例

明治四十二年。櫻根博士、田中博士。初於該邦應用淋菌淮科欽以來。其實驗之報告。抄出四五則如左。（以抄錄醫學中央雜誌爲主）

淋菌之細菌學療法（醫學博士櫻根孝之近八杉正義）

淋菌淮科欽。乃美國巴脫那倫德國夫而克等爲淋疾患之用。就中於副睾丸炎、關節炎、虹彩炎、處女之膣陰門炎等。皆認爲有效。演者等亦製此淋菌淮科欽。用之於副睾丸炎、關節炎、攝護腺炎等皆有效。與巴脫那倫氏夫而克氏等之報告亦相同一致。但夫而克氏等言爲單純之男子尿道淋效用演者且於急性男子尿道淋合併症之際以欲使其尿道之急性炎性症減退爲目的而用淮科欽亦屢見有效故於單純尿道

七 稀少之蛋白尿
處置 與碘同

海碘仿（又名海碘黃粉 沃度仿謨 Iodoform）
徵候 非常劇烈但同一時止現二三症狀
一 眩暈
二 腸胃刺激作吐
三 發紅斑
四 體溫高而脉疾
五 瞳孔放大
六 常睡
七 神經症狀爲鬱悶譫妄（夜間尤甚）
處置 與碘同

碘中毒之豫防
（一）勿與以大量（二）凡服用碘劑者當配合以重炭酸鈉三十至六十喱

(二至四瓦)硫安尼林酸 Sulphanilic Acid 六十至九十喱(四至六瓦)及砒之少量

碘中毒之治法

(一)停止其服用碘劑(二)與以重炭酸鈉及硫安尼林酸(三)澱粉及大量之水(四)溫浴(五)對症療法

鉛 Lead(Plumbi)及鉛鹽類

徵候 一 喉乾燥渴甚且覺有金屬味

二 腹中絞痛

三 便秘糞色黑亦有嘔吐者

四 眩暈迷惑痙攣昏睡

處置 一 (甲)洗胃管(乙)吐劑就中以皓礬爲最佳蓋不獨致吐並能解鉛毒也

(甲)硫酸鎂半盎(十五瓦)水一大杯(乙)硫酸鈉半盎(十五瓦)水一大杯

(丙)哥羅方(又名克路福密 哥囉仿謨 Chloroform)三十滴白樹膠漿

二 (又名亞拉毘亞護謨 亞刺伯樹膠 Gum Arabia cr Accacia Gum)十四英

錢（五十瓦）水三盎半（百瓦）糖漿五英錢（二十瓦）每一二小時服一食匙（丁）鉀碘（又名鈸碘　沃度加里（加僧謨）省作沃剝 Potassium Iodide）三十至四十五喱（二至三瓦）鉀溴（又名鈸溴　臭化加僧謨（加里）　貌魯謨加僧謨　省作臭剝 Potassium (Kalium) Tromide（一百二十喱（八瓦）水七盎（二百瓦）龍膽草製酒（又名苦味丁幾 Tincture Amara or Gentian Comp）六十滴（四瓦）每二小時服一食匙（戊）稀鹽酸三十滴水一大杯

三　（甲）硫酸丫刀便（又名硫酸亞篤魯必涅 Atropine Sulphate）〇、一五喱（〇、〇一瓦）水（殺菌）二英錢半（十瓦）每回半筒注入皮下（乙）硝酸士的年〇、七五喱（〇、〇五瓦）水（殺菌）二英錢半（十瓦）注射皮下每日只可一筒

四　滴亞硝酸亞密爾（又名亞味咧淡養 Amyl Nitrite）三滴於棉絮上使之嗅入

五　內服巴豆油（Croton Oil 便通卽止

六　注射硫酸嗎啡〇、三喱（〇、〇二瓦）於皮下或內服鴉片酒

中毒之徵候及處置

汞(卽水銀或作銾 Mercury(Hydrargyrum)昇汞(又名雙綠汞 汞綠二汞綠毒藥 銾氯强鹽 惡輕粉 MercuricChloride(Hydrargyri Perchloridum,or Corrosive Sublimate)Subchloride白降散(又名錏銾氯 淡輕汞綠 Mercury Ammoniated(White Precipitate) Hydrargyric紅降散 (又名紅汞養紅銾强養 紅三仙丹 赤色酸化水銀 Red Precipitate(Mercury Oxide,Redor OxidumRubrum) 銀朱(汞硫 Vermillion)硃砂(汞硫磺(Cinnaba)

徵候

一 有金屬之味覺及壅悶之感

二 胃中作痛有含粘液及血之吐瀉

三 舌白而皺縮

四 皮膚粘冷

五 脈微弱而疾

六 小便障礙

處置

一 不可先洗胃或令吐當先與以(甲)蛋白和以牛乳或水(乙)穀粉與水之大量

二　用過上法後乃用(甲)洗胃管或(乙)吐劑

三　內服鴉片酒二十滴水一盎(二八、五瓦)或度法散(又名衣必格製散　鴉片表散　挖汾兒氏散 Dou r's Powder (Pulv.Ipeca,Co) 七、五喱(〇、五五瓦)以止其痛與瀉

四　緩和劑　如欠精神可用興奮劑

燐(又名磷　光藥 Phosphorus) 毒鼠糊 Rat Paste 火柴 (又名燐寸　洋火　取燈　自來火 Maths

徵候　中毒之症狀常分三期

第一期在中毒後數小時即發

一　有大蒜之味覺

二　腸胃之刺激　灼痛作渴腹脹吐血(碧或黑色)吐出物有大蒜之氣味在暗處則發燐光　患者如徼幸不死則移行於第二期　症狀時作時輟有不爽之感經三日或三日以上乃至於第三期

一　極甚之黃疸

二 肝變大腹擴張

三 重大之衰弱 冷汗面容鬱悶脈搏微弱肌跳昏睡

處置

一 (甲)洗胃管或(乙)吐劑

二 膽礬三喱(○、二瓦)水四盎(一二○、○瓦)每五分時一服至已吐則每十五分至三十分時一服此法不獨令吐且可解毒蓋膽礬與燐化合成爲不消化之燐化銅 Phosphide of Copper 也

三 皓礬二十喱(一、三瓦)水四盎(一二○、○瓦)爲吐劑後再與以

四 陳松節油或法國松節油(又名的列並底油 Old or French Ol. Turpentine (Terebinthinæ)(美國及德國者不可用)四十滴水一盎(二八、五瓦)每十五分時一服連服四次隔數時再服每日如是者三共十二服

五 硫酸鎂半盎(十五瓦)爲下劑

六 (甲)鎂養(又名鎂𦢊 酸化鎂 Magnesium Oxide) 或(乙)過錳酸鉀(又名錳強鉀 過滿俺酸加里 鉀錳養四 鉀鏴上礬 Potassium Permanganate)亦可服

七 潤劑如牛乳鷄蛋等但不可用油類與脂類

八 注射硫酸嗼啡〇、〇三喱(〇、〇二五)於皮下以止其痛

硝酸銀（又名銀養淡養五 銀淡養三 銀氰強礬 硝強銀 Silver Nitrate)

徵候 一 喉胃作痛

二 吐出帶白色薄片狀之物該物露於天光則變黑

處置 一 速以食鹽二食匙化水一大杯服之若不效可再服此法蓋使其變爲不溶化之銀綠也

二 服吐劑令其將銀綠吐出

三 大量之蛋白和水內飲之

鋅鹽類(鋅又名鉦 鋥 亞鉛 精錡 白鉛 倭鉛 Zinc Salt 鋟) 皓礬 (又名硫酸鋅 鋥礬 硫酸亞鉛 磺強鋥 鋥磺養四 鉦硫強礬 鋟磺強鹽 Zinc sulphate(white Vitriol)白而耐德氏滅稚液 Burnett's Solution

中毒之徵候及處置

徵候 一 口唇腐蝕。

二 喉胃作痛嚥下困難。

三 吐出血污之物。

四 脈與呼吸均疾。

五 痙攣痲痺昏睡。

處置 不可用洗胃管或吐劑因其膜之腐蝕也但當與以下方。

一 頓服大量之蛋白及牛乳。

二 以大量之炭酸鈉或炭酸鉀溶於暖水內與服。

三 (甲)單甯(乙)濃茶。

四 潤劑。

五 (甲)內服鴉片酒三十滴或(乙)注射硫酸嗎啡〇、〇三喱(〇、〇二瓦)於皮下以止其痛。

有機物中毒 ORGANIC POISONS

草烏頭(又名雙鸞菊 Aconite) 阿古尼頭(又名烏頭鹼 亞古尼質涅 Ac-

名醫黃春甫先生事略

張在新

先生名錞。字春甫。先世籍江西。先生年十七來上海。習英文。刻苦力學。兼攻西醫術。英國樂醫士。方於北市設仁濟醫館。見先生誠樸。延爲醫館主任。時年甫十八歲。以少年驟膺重任。館中同事皆異之。先生朝作夜思。規畫美備。風氣大開。遠近就醫者。日三四百人。遇有重症。往往深夜離枕。詣館診治。勞身苦思於主任一職者。垂四十六年如一日。前清同治初年。永康應公敏齋。備兵蘇松太時。上海天痘流行。殤嬰至多。先生惻然憫之。應公夙好善。先生乘機請設牛痘局於邑廟。費由應公任之。而自任施種之事。不取薪水。復歲出己貲。購苗購藥。絲毫不動公費。就種者襁負爭集。日輒數百。江皖間皆不遠千里而來。并於三林塘閔行鎭。另設分局。嬰孩之賴以保全者。歲且數萬口。如是亦四十餘年。由是名譽大起。醫館痘局。日益發達。親友之求種求診者。亦絡繹不絕。先生黎明卽起。終日奔走。無間風雨寒暑。恒至夜分不息。忘餐廢寢。從無幾微厭倦之色。得天獨厚。絕鮮疾病。家人稍以節勞之言進。則曰我以救人爲天職。樂此不疲。庸何傷。自以少貧失學。愛才若渴。見後生之有志向學者。愛護不遺餘力。嘗於城內育嬰堂。創設義塾。肄業類寠人子弟。多所造就。任格致書院董事。前後垂四十年。尤孜孜以成就人才爲已任。嘗慨中國醫學失墜。間有習西醫者。又偏廢中醫義理。擬設一醫學堂。治中西之術於一爐。蓄此志二十餘年。阻不得行。引爲大憾。哲嗣涵之先生。服官鄂省。奉張文襄檄。赴日本考察教育工藝。歸擬自辦學堂。請於先生。先生躍然曰。教育爲第一慈善事業。固余之夙志也。遂出萬餘金。建校舍。並擔任常年經費。即今所稱三育男女兩學堂是也。當世名公鉅卿。聞先生名。多樂與之交。互予游揚。意欲舉以上聞。而先生漠然如未聞者。獨於辦理災賑善舉。則不惜强聒於諸大老之前。必得請而後已。其輕虛榮而重實惠及人類如此。事母至孝。初入仁濟醫館。節省膳貲。積年餘。爲母置皮襖。待諸兄弟曲盡友愛。視猶子如己出。凡所以扶持而期其成立者。靡弗至。先生處事有恒。而胸無城府。無貴賤貧富。一以至誠相與。自少以勤儉自律。豐嗇一致。中年以後。畧有積蓄。然猶珍藏少貧時所服布衣。謂以示子孫訓儉德也。生平無他嗜好。未嘗一涉游戲徵逐之事。獨酷好善舉。遇各省水旱偏災。輒揮巨金勿稍吝。歲施錢、米、棉衣、藥餌無算。歲暮輒命子弟親赴城鄉。以銀錢散給貧苦。復擇窮民之尤無告者。月資以費。歲需千餘金。皆託親友密爲施送。惟恐人知。人亦罕知之者。涵之先生。任湖北高等檢察廳檢察長。迎養於署。卒於鄂中。年七十八。

古弗先生(近人或譯爲閣氏)

陳垣

古弗先生爲近代細菌學之泰斗業績隆盛不幸本年五月二十七日遽爾逝世本社同人同深哀悼謹將日本醫事新聞七五八號志賀博士所爲先生小傳譯出以饗醫界並誌哀感

先生生德意志哈爾智之克勞斯他爾名洛倍爾脫氏古弗歐俗以氏行故祗稱古弗。千八百四十三年十二月十一日生。生無異於常人。克勞斯他爾不過一寒村。先生家貧。年十九、乃至荷沃爾其亞、與達斯、學醫學。既卒業。年二十三。屢爲諸病院助手。復自開業於田舍間者數年。後應徵區醫試驗及第。遂爲沃爾斯他音區醫。此十年間。先生碌碌無所聞。知殆與尋常治療醫者等耳。

然自十九世紀以來。醫學界思想已爲之變。從前民族不解人類受生之理。病原之起滅。惟以不可思議之意象括之。(如我國之陰陽五行病理說。羅馬之星辰運行疾病統制說。印度之一萬七千肺管十種病風說是)是時之知識。純主於心觀。此心觀的醫學。爲物觀的醫學者。斯時醫界有三傑。德之費爾勛。法之巴斯刁。英之里太也。費爾勛氏發見細胞病理。開病理學一生面。巴斯刁氏發見醱酵及腐敗之原理。開微生

古弗先生　　二

物學的知見里太氏因巴氏之發見創防腐的手術開外科學一新紀元當先生就徵區醫時三氏已赫赫有名於當世矣

先生乃於千八百七十六年培養脾脫疽菌成遂證明其爲本病之病原菌翌年、又以創傷傳染病之研究公諸世此二大業績遂爲現今細菌學之基礎至此而古弗始稍知名

初、巴斯刁氏於患脾脫疽病牛血中見桿狀物已推知其爲下等植物特未之深究後達明氏試以種於別種動物得陽性之成績亦知其爲本病原因特其功亦止於此至先生創爲純粹培養基、及固形培養基以培養之始克明其狀態確定爲本病之病原菌而一切細菌之發見亦均於培養得之故有純粹固定之培養法而後始有細菌學先生之功也

先生之於創傷傳染病其知識亦非根諸里太氏當先生研究的論文未發布以前創傷化膿因何而起防禦之道若何世亦莫知自先生闡明其理而消毒法始獲改良創傷之後始將第一期治愈腹腔的切開手術始得游刃無處成消毒外科之功以助外科學之進步者亦先生之功也

然先生當時名譽。仍不能在巴里二氏上。至於費氏。則更歐洲大陸所稱爲醫界之神。氏之一語一言。皆視若神聖之不可侵犯。其能與費氏拮抗之孔海姆氏。亦以英年早逝。以故德國醫學。靡然盡歸費氏矣。後起者。又焉能於細胞病理外。別闢一天地哉。雖然。細胞病理之闡發。固可驚嘆。然細菌者。又細胞病理之原因也。先生孜孜然從事於細菌。比費氏之研究。更有進之。既進位帝國衛生局參議。遂以一八八一年之倫敦萬國醫學會。以細菌學研究的新方法、及其成績。供之大廷廣衆中。而固弗之名。始著。一八八二年。發見結核之病原(卽內傷)純粹培養。成施於動物試驗。又得確鑿之證據。於是發表於伯林大學生理學會。標本羅列。會衆見者。皆爲驚異。莫敢致辨。費爾勛氏曰「吁、我觀之」則見顯微鏡下有細長桿體形稍曲。或節節有空胞若斷鏈者。則結核菌也。費乃默然。至是。費氏與先生。益生惡感。

先生既發見此病原菌。乃益進而研究結核診斷及治療法。一八九〇年又發明所謂「土培爾克林」者。舉世信之若狂。歌頌歡呼之聲。滿市。反對者。則亦嘻笑而怒罵之。然「土培爾克林」者。乃結核初期診斷所必需之法。不可磨滅。先生更益肆力。遂以一八九七年發見所謂新土培爾克林。以從事結核治療。厥疾輕快。或竟痊瘉。獨惜初期純

古弗先生　四

粹結核之外。未克奏其功。此則萬能之缺憾也。然近日血清療法之基礎。卽於此開其機。先生門下。培林北里二氏所發見之實扶的里。破傷風血清。活人無算。均由此抗毒素之原理也。

自結核菌發見以來。一八八五年任威廉大學教授。主衞生學教室。受博士學位。一八九〇年皇帝賜赤鷲大勳章。爲伯林內科學會浮音醫學會俄羅斯醫會等名譽會員。一八九一年復任國立傳染病研究所長。辭大學教授講座。爲名譽教授。一八九二年進陸軍衞生團預備軍醫監。爲德意志公衆衞生會名譽會員。一八九三年推選斯篤霍爾學士會院之外國會員。一八九九年推選佛國學士會院外國會員。一九〇一年推選英國王立公衆衞生院名譽員。一九〇三年推選宏燕學士會院名譽會員。一九〇四年任斯夭利之亞國勢發展會名譽會員、及德國王立學士院正員。一九〇七年任德國外科學會及內科學會名譽會員。其他受各國學會之推戴。及各國政府之徵辟者。尤不可紀數。

一八八三年。埃及印度虎列拉流行。先生膺使命入流行地。發見其病原菌。講豫防隔離之法。蔓延遂息。旣歸。受賞金十萬馬克。是爲先生率研究隊遠征之始。

一八九六年。英領阿非利加牛疫流行。居民失食。士卒飢餓。英政府求救先生。許之。深入不毛之地。創牛疫豫防注射法。流行頓歇。士民賴之以安。

一八九七年。印度百斯篤流行。德領阿非利加獸疫流行。一八九九年。印度阿非利加麻拉利亞流行。一九零三年。東西阿非利加牛馬疫傳播不息。先生卽於其報告新土培爾克林之年。率百斯篤研究隊自英領阿非利加入印度。自印度率獸疫研究隊入德領阿非利加。明年歸國。後復率麻拉利亞研究隊入意大利。又明年由東阿非利加轉入印度。一九〇〇年。又自印度入牛其亞。講麻拉利亞豫防法。一九〇二年。又往墨知講瞌扶斯撲滅法。一九〇三年。又從英政府之請。入英領西阿非利加講獸疫豫防法。

七八年間。先生奔走印度阿非利加者凡數次。忘其老。不倦。與疫搏。均唱凱而還。一九四年。先生開六十一誕辰祝賀會。時政府猶促其再往阿非利加。越二年。既得眠睡病之綱要。乃以一九〇七年與阿非利加別。

前年三月。與其夫人爲世界汗漫遊。經亞美利加至日本。其高足弟子北里氏及日本全國醫師會。皆歡迎之。日本天皇爲之賜見。賞與品物。本年四月九日。先生自伯林傳染病研究所歸宅食後就寢。突覺胸部疼痛。非常劇烈。自謂必死。翌日星期休息。十一日復如常至研究所從事研究。心臟部忽再起疼痛。經伯林大學兩教授之診斷。謂因血脘硬變。致心包膜炎及肺水腫。須速行轉地療養法。五月二十日。既至某療養院中。病氣稍愉快。二十七日病再劇發。遂以午後七時長逝。凶電一布。世界各所之電弔及開會追悼者無算。德皇陛下亦爲文誄之。無子女。一嫁軍醫監某氏。醫史學者曰。世有恒言。不爲良相。當爲良醫。夫充醫之極。亦治愈一人。一命而已。烏足以比良相。信如古弗氏。則良相不如已。其利澤直施於世界及後世也。今天下學者稱古弗氏爲世界人類之娘蹕矣。吾國人之知古弗氏者幾人乎。今外科醫者。莫不知有消毒法。內科醫者。莫不知有細菌及血清之功用。其對於古弗氏則又如何。

古弗先生之業績

陳垣

余既譯古弗先生傳未及其著述今復譯其著述之目錄如左偉觀也已

一八七六　論脾脫疽病。

一八七八　創傷傳染病病原之研究。

一八八一　熱氣消毒之研究。高熱蒸氣之消毒力試驗。再歸熱血液之猿接種試驗。

一八八二　論消毒法。

論結核。（於生理學會演說）
反駁巴斯刁氏脾脫疽豫防接種之演說。
一八八三至四　研究旅行報告。
一八八四　加爾加答之報告。（三月四日）
結核病原論。
脾脫疽菌及其關於脾脫疽食餌感染試驗的研究。
一八八五　虎列拉問題會議之講演。
一八八六　關於船舶底部消毒之實驗。
一八八七至一八八三　埃及及印度派遣虎列拉探究隊調查報告。
一八八八　戰役傳染病豫防法。

一八九〇　細菌學的研究。
關於結核治療劑續報。
一八九一　人之放線狀菌病三例。
結核治療劑研究續報。
土培爾克林研究續報。
一八九三　一八九二至九三年間德國流行虎列拉病。
反駁旭得六斯氏虎列拉菌顯微鏡檢出之演說。
論虎列拉細菌學的診斷法之現今程度。
水濾過法與虎列拉病。
一八九六　關於人體丹毒接種之觀察。
論新土培爾克林製劑。

葛印巴列之行之牛疫豫防試驗報告。

熱帶地域之醫學的試驗。

德領東阿非利加探險報告。

牛疫、腺百斯篤、丑丑及遲爾拉病、得克賒斯熱、熱帶麻拉利亞及黑水熱等之探險報告。

德領東阿非利加之研究成績報告。

一德領東阿非利加之麻拉利亞。

二黑水熱。

美美爾州內之癩病。

一八九九　麻拉利亞寄生蟲之發達。

在意大利之麻拉利亞研究。

學術的探險報告。

麻拉利亞之作業第一回報告。

論黑水熱。

一九〇〇　德政府派遣之麻拉利亞研究隊報告。

麻拉利亞研究隊第二回報告。

麻拉利亞研究隊第三回報告。

麻拉利亞研究隊第四回報告。

麻拉利亞研究隊第五回報告。
麻拉利亞研究隊第六回報告。
麻拉利亞探究隊報告總括。

一九〇一　結核菌之凝集反應及其價值。
基於各傳染病成功的豫防法。
實驗之結核豫防法。對於丑丑病之畜牛免疫試驗。

一九〇二　熱帶瘧疾與豈尼亞、印蒲利加答。
論牛結核之人體感染。
人牛結核論。

巴里百斯篤血清之効價檢定。

一九〇三　窒扶斯撲滅策。
於南洛豆西亞之畜牛疾病。
同第一報告。

一九〇四　馬疫第二報告。
南洛豆西亞之畜牛疾病第二報告。
阿非利加沿岸熱第三報告。
論脫里拔諾沙麻病。
關於馬疫豫防接種之研究。

一九〇五　阿非利加沿岸熱第四報告。
脫里拔諾沙麻病之研究。
對於結核之畜牛免疫。

古弗先生之業績

東阿非利加探險旅行成績豫報。

一九〇六　於東阿非利加睡眠病探究之經過。

批洛潑斯麻之發育史。

結核豫防撲滅現狀。

論阿非利加再歸熱。

一九〇七　睡眠病探險隊研究報告。

睡眠病探險隊研究終末報告。

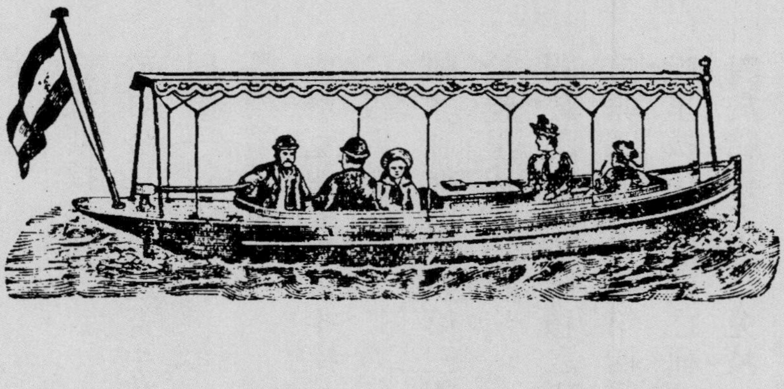

十

醫事新聞

換胃奇聞　法國農人某甲。年二十七。患胃疲之症者多年。近倩巴黎著名外科醫家羅烈氏診治。該醫囑甲至亞根醫院居住。驗視後。知胃至失化食之功用。擬去之換一他胃。於是選一巨猿。將猿胃剖出。繼而飲甲以迷蒙藥。將腹部施以刀圭。先以連胃之大迴血管紮縛妥貼。遂將胃割去。接以猿胃。後將傷口縫固。越二十五日。傷縫已痊。病亦爽然若失。且飲食倍昔。惟稍飲醇酒即醉。因猿自有生以來。未嘗一點麴茂才滋味也。自今而後。凡有胃病者。皆可以猿胃移接。如羅醫者。可謂醫界中闢一新紀元矣。

奇胎又見　廣東公醫學校敎員某君日前曾爲人接生。見產一奇胎。該孩一頭而有四眼、兩鼻、兩口、四耳。亦胎產之怪特者。後曾解剖而觀察其內臟。則與常人無別云。右係公醫學生關頌駿告余者。諒非子虛。然此等奇胎異產。亦世間所時有。不過世俗接生者。大都是頑固之穩婆。而非西醫生。故雖遇有此等奇胎。亦不加攷察。至湮沒無聞耳。雖然湮沒無聞。正產兒主家所甚願。蓋彼方以爲不祥也。閱者如欲廣見聞。請讀本報去年十三期胎產誌異鄙人之按語。（蓮伯）

添配各監所藥師　廣東司法司擬將廣州女看守所及五商埠監所。各添配藥師一名。每月薪水二十圓。經咨會計院核明。似可照准。呈奉都督批准。由院咨司照發。昨已由院分別咨會查照矣。

按我國衛生行政素不講究。而人民遂養成一種輕視醫師之陋習。其所謂醫師。大都是讀書不成。學價不成的一流人物。（徐靈胎氏有云、嘆無聊、便學醫二語眞足抉漢醫之心理、）至藥劑師我國人更不知爲何物。製藥發藥。無非出於市儈之手。良可慨也。夫疾病之治療。不僅醫術而已。又必須藥劑師。藥劑師之本分。受醫師之命。調合藥劑。以給付患者治療爲目的。是疾病之痊。醫師藥劑師皆與有力焉。故各文明國行政上醫術之監督及藥劑師之監督。咸並重焉。（德國不禁無免許狀醫師之開業、對於藥劑師必施行試驗、蓋以醫師於學術以外之伎倆、尙可助其成功、而藥劑師之功用、專依學術之力也、見日本法學士廣中佐兵衛所著警察監獄全書第四種衛生行政法、）他國姑勿論。試舉日本養成藥劑師的機關言之。一、帝國大學醫科大學藥學科。二、高等學校醫學部藥學科。三、府縣官立藥學校。四、私立藥學校。其課程列如下。關於醫科大學藥科者。一、製藥學。二、藥用植物學。三、植物解剖學。四、分析學。五、生藥學。六、裁判化學。七、衛生化學。八、植物分析法。九、有機體攷究法。十、調劑學。十一、藥局方使用法。關於高等學校醫學部藥學科課程姑從畧。再擇錄藥學校通則大凡如下。藥學校分甲乙二種。甲種教授尋常之藥學科。乙種則教授簡易者。甲種的科目。一、物理學。二、化學。三、動物學。四、植物學。五、金石學。六、藥用植物學。七、分析化學。八、藥品學。九、製藥學。十、毒物學。十一、藥物試驗法。十二、調劑學。修業年限爲三週年。乙種科目。一、物理學。二、化學。三、植物學。四、藥品學。五、製藥學。六、藥物試驗法。七、調劑學。修業年限爲二週年。其國家試驗藥劑師之科目如次。甲學術試驗。一、物理。二、化學。三植物學。四、生藥學。五、製藥學。乙實地試驗。一、分析術。二、藥品鑑定。三、藥物製煉。四、調劑術。學術試驗及實地試驗同時執行之。考試及第者授以及第證狀。若年齡滿二十歲以上。自內務大臣得藥劑師免狀者。(卽執照)有醫科大學藥學科、或高等醫學校藥學科之卒業證書者。於外國大學藥科或藥學校卒業者。或於外國得藥劑師免狀者。得請藥劑師免狀。內部大臣可不行試驗而授之。(一唯醫師得在自宅調藥、以授自診治之患者、然藥之性質分量、不合藥局方者、(目下中國無藥局方、我輩醫界、可暫依日本藥局方行之、取其風土種族相近) 仍不得發售）蓋人命綦重。藥性多毒。若無醫學藥學知識而任其自由操業。則不僅財產上被其損害。而衛生上亦往往被其波累。影響於國家前途甚大。我國近年民智畧開。受外潮之刺戟。已有自創辦醫學校者矣。而藥學校則多缺如也。學子亦知投身醫學界者矣。而投身藥學科者則寥落如晨星也。卽以我省論。醫學校林立。甲於他省。而獨於藥科則置諸腦後。今各監所添配之藥師。不知是否有前列各種程度。但我省正苦缺乏此項人材。而彼竟得之。且竟以每月二十圓的薪水得之。宜哉。（一蓮伯）

陝西西安電詢粵衛生局章程　西安來電云。廣東衛生局章程何時成立。局長某君。祈電示知。以便接洽仿效。速覆。秦省衛生局叩。

配藥宜慎　粵省西村軍路監工員劉某。日前偕其妻抱一彌月小孩。至軍醫院乞治眼病。醫生某謂眼稍熱痛。諒無大礙。次日使其弟送藥水至劉家。言此藥水名硼酸水。爲眼科中常用之藥。如以此藥水洗眼。痛可立止。劉某不知藥之優劣。卽如法施治。乃不逾時而眼珠爆裂。劉某忿甚。與某醫生交涉。旋據某醫生言硼酸水性甚和平。恐其弟配錯云。

關頌駿號強伯年二十三歲廣東順德縣人廣東公醫學堂學生專致孟晉造詣正未可限量

管雲卿字光漢年二十七歲安徽和縣人性嗜學明醫理讀書必求其解因來漢上任漢口商業學堂教員遂爲衛生公益會會員時與會中幹事戚君漢仙研究醫學深以中醫爲不足恃遂同倡設中西醫學研究分會與本會聯絡進行鄂軍起義戚君充漢口赤十字會衛生醫員復相隨奔走戰地以盡義務不辭艱苦洵熱心之士也

沈同燕字叔南號瘦農江蘇常熟縣人年三十八歲原籍浙湖工詩詞復一致進行喜讀西醫書將來定卜蜚聲醫界（沈君已見前期報內茲得其詳故更誌於此）

陳宗楨又名戒三字幹庵湖北漢川縣人師範簡易科畢業生自治最優等畢業生漢口衛生公益會職員演說戒煙會會員提倡醫學研究新理爲熱心有志之士現充漢口商團公立演說所主講

吳祖端字章甫年四十二歲安徽歙縣人前清附生四世中醫家學淵源獨多心得現充縣議會議員

吳承儁字克勳年三十四歲安徽歙縣人於中西醫學研究不遺餘力現充崇文學校

教員

常友賢號頌臣四川萬縣人年二十八歲經營實業名譽鵲起近復銳意提倡西醫不遺餘力

譚懷軒號興北四川石柱廳人對於地方公益事務頗具熱心近年來又以提倡西醫爲己任

畢文瀟號敬之年二十二歲江蘇武進縣人始由安徽合肥城西高等小學堂第一班最優等畢業繼入安徽中等實業學堂工科最優等畢業性誠篤講究醫理深得庭訓尤長於衛生生理諸學慨同胞之衰弱恒以自强勉勸同志去秋鄂軍起義江皖間聞風響應曾入蕪湖軍政分政慨然盡純粹義務幷舉入民生黨員現在漢上提倡新醫理學極爲熱心

鍾承祖號硯孫四川萬縣人年二十五歲夔府中學堂肄學生勤勉好學爲儕輩冠近研究西醫心得頗多

鍾承藻號蘭孫四川萬縣人年二十六歲夔府中學堂畢業性懇摯熱心提倡西醫孜孜不倦

再謝各同志推廣本報之熱心

推廣本報諸君。已於前報將台銜登出。以表謝忱。茲將後來願爲本報出力提倡諸君。補錄於左。倘蒙諸君竭力將本報推廣。逢人說項。終始不懈。則非特本報受賜亦我中華民國醫界前途之幸也。

丁楚範　王雪琴　王志先　方式如　朱祝三　朱述之　朱雨人　任燓鈞
吳子琴　汪伯軒　宋泱甫　周漢山　屈瑤彬　郁聞堯　郁佐梅　胡公壽
胡純香　施介臣　徐伯寅　奚挺筠　梁五雲　張慕渠　陳寶書　周明縛
曹爾彬　孫星如　梅長木　楊心梅　趙國棟　劉少溪　劉莆亭　薛春魁
應桂純　蕭鈞甫　顧鐵笙　顧堯春　歐陽烈之　歐陽鏡明　歐陽貢南
常雲卿　閱書報社　延弼學堂　中法韜美醫學校友會　孫紹堂　洪豐店
永裕典　永隆糟坊　醫事新聞社　醫事月報社　日本醫學社　臨牀月報社
醫學中央雜誌社　北越眼科研究會　青木醫院　亦英氏　翁保和堂　山東中西醫學研究分會　東台富安郵局　衞生醫院　溥惠西藥房　金萬利酒坊
勸工陳列所會計處　城市青年會　同文仁記　眞我氏　丁雨亭　丁九皋

再謝各同志推廣本報之熱心　二

丁少泉　丁巨熬　于槃先　于小平　下瀨謙　王兆培　王仲奇　王國安
王則棠　王韻仙　王晴帆　王蘭遠　王寶侁　王蔭軒　王禮懋　王巨青
王端士　王子舟　尤少峯　方元卿　方文卿　方容申　孔寶成　孔綬卿
史庭贊　史化棠　石德生　石見輿　田庭芳　白任生　仲靜淵　朱讓卿
朱均伯　何邦傑　朱幼山　朱笏雲　朱麗庚　朱阜山　朱迺常　朱俊甫
江仲孫　江長春　金梅卿　張夢深　曾道一　甫飲知　管幼栽　蕭頌祥
鄭祖培　李情佛　程雪門　周彝鼎　穗泰柴炭店　黃叔雅　金其壽　張荐生
劉孝繩　陳壽記　蘇明琠　朱天民　蘇頌馨　王紫章　王翰伯　沈庭楓
伍公華　徐浩然　金省三　致和當　陳振福　于廡溪　章覲雲　徐薪一
董古辰　李仁根　李雲年　李楞伽　李立三　李時霖　李鶴丹　李志廉
李公蔚　李鶴訪　李柄恒　李少波　李昌生　李國珍　李維明　李拯民
吳峙青　吳靜之　吳和甫　吳養菴　吳訥弇　吳志淵　吳文圃　吳壽岩
吳士珩　沈友卿　沈梧碧　沈莘農　沈智民　沈仰山　沈會生　沈容光
何友農　何翼軒　何景清　何緒武　何伯鎭　汪鎭川　汪仲鼎　汪才生

汪少青 呂溉根 呂誠之 呂萊賢 余嗣珊 余毓屏 余籽滋 余子勤
余小鐵 宋靜安 宋葳德 言稚威 季士京 周尊三 周鎮東 周叔和
周綱成 周之佐 周昹我 周振卿 周馨生 周 環 易錦先 金月笙
金德華 金鑑泉 金肖香 金品三 林仲雄 林仙耕 林堯廷 嚴叔平
袁叔渾 袁夢蘭 袁价人 邵蔚華 杭芝軒 王少卿 馮智泉 梁庚長
福州總督口壽人氏 楊耳山 顧玉崑 毛承詩 孫牧雲 陳指津 緒鴻臣
曹健公 吳亦誠 陳撫辰 丁佑之 汪鼎功 孫濟如 余友之 汪經畬
郭濟仁 王復初 福州說報社 淩柏蒼 張佩紉 王志畬 義生藥棧
沈同芳 吳孫和 陳伯揆 李百然 陳啓東 鮑迪之 薛問潮 姚允之
張曜庭 楊夢游 楊逑岑 周九臯 黃不凡 應廷佐 李石鯨 盧溟南
陳哲齋 社會黨福建部 高兆麟 夏建康 學記書局 沈曙東 陳馨齋
魏紹棠 周涿吾 馬鴻韜 姚敬堂 馬象三 費範九 胡友芬 胡夢朱
胡伯濤 胡雨蒼 胡鎮之 胡懋昭 洪佩綸 郁耀卿 柳惠希 俞道生
俞伯銘 柏文波 紀宣甫 柯頌亭 徐月波 徐心國 徐石生 徐燕庭

再謝各同志推廣本報之熱心

徐勤安　徐勵身　徐方江　徐翰墀　徐翼孫　徐醒文　徐筱康　徐雲九
徐伯雨　徐俊卿　倪少卿　倪芑豐　秦仲立　秦山森　翁陛臣　涂季方
段穎之　夏昕蓮　夏廷錫　唐撥菱　唐柳丞　唐麟祥　夏少棠　夏達齋
馬孚則　馬孝述　侯純甫　梁愼餘　梁九居　梁霳南　時際遇　淩莘農
姜潤泉　殷駿生　馮守志　馮薇馨　馮書竹　馮振青　馮子培　程心茲
程心丹　程賓範　郭小寅　郭明洲　郭邦慶　舒子明　華味根　惲鳴岡
甯成之　鈕式如　楊濟如　楊源蓀　楊　鼎　楊裕齡　楊茂林　楊穎波
楊松山　楊綬卿　葉蘧伯　葉志新　葉仲華　葉友松　葉艮芝　葉葆元
葉昌珮　葉桂生　董雨恩　鄒懷遠　張誦清　張若霞　張叔宜　張德威
張尙義　張韻石　張又銘　張相臣　張鏡湖　張樹森　張海秋　張鳴謙
張乾若　張佐時　張鶴臯　張維仁　張禹門　張應常　張稷孫　張恩浩
張耘海　陳師龍　陳伯紳　許潤生　陳銘淸　陳子艮　陳小華　趙東侯
趙小荃　趙子祥　趙託莘　趙建侯　趙晴川　趙悟慶　趙香泉　趙恒久
聞仲銘　劉輔端　劉植棻　劉蔭庭　劉瑞雲　劉樹甫　蔣啓新　蔣雨人

蔣少蓴　蔣厚柏　蔣佑伯　鄭潤之　鄭育岩　鄭建侯　蔡仲琦　潘介堂
潘瀠孫　覃子霖　謝子英　謝靜山　錢康侯　錢子嘉　錢文伯　錢杏孫
姚靜蘭　盧育和　盧格非　盧林榮　環秉周　霍錫昌　儲漢山　儲　才
韓子霖　韓叔莊　韓圯艮　韓雲鶴　瞿文鎔　瞿俊千　顧子靜　顧巘廷
顧子省　顧扡先　羅振軍　羅仁甫　羅潤廷　羅秋帆　嚴復華　饒漢章
蘇古農　龔濟羣　龔叔剛　龔幼廉　陳無爲　陳善餘　陳兆桐　陳載周
陳綸甫　陳絹齋　陳存清　陳昌道　陳立由　陳佛塵　陳以德　陳森如
黃輯五　黃嘯伯　黃國材　黃官賢　黃正九　黃子揚　黃朝清　黃覺人
黃硝梅　許明齋　許瑞棠　許子安　許樹椿　曹鑑初　曹尊賢　曹卿雲
巢敬森　巢小剛　陸祝霖　孫選廷　孫戎卿　高生祿　高舜廷　高志鶴
屠士芳　屠友梅　章志清　章炳南　章成器　章不凡　章介臣　莫希廷
項國鈞　費耘聲　戚漢仙　汪仲瑛　鳥孟濟　劉蘇山　俞佐卿　李少雲
姚幹泉　曹復安　邢紹貞　沈階平　沈孟華　同益書藥局　陳伯俊　武吉甫
楊榮翰　公黍典　陳啓先　姚朗秋　杜向榮　謝寶添　張笠臣　謝幹生

張爰生　邱楷如　張樹榮　辛一峰　吳冠英　何夢齡　孔雲桂　張始生

宣城崇正高等小學　朱聲周　陸裴卿　王孟淵　郭翊候　王　典　廣西懷集縣安壽堂　伍膽伯　鋤經閱書報社　溫縱宗　談仁齡　盧開甆　鍾杏深

王振聲　梁宗鼎　丁　奇　陳五爵　石穎聰　吳玉書　李國良　楊春籐

盧鳳岡　蘇秉泰　楊吉德　邵燕南　楊濬明　徐潔甫　陳名源　鄒雨生

吳章甫　汪敏堂　青年報館　張聖白　戴禹修　毛稼甫　廖子岐　蘇禧照

寶威大藥行製藥公司廣告

疾病者、爲人生無形勁敵、恒使人惴惴恐怖、與吾人性命相搏擊、欲抵禦之、當以良藥爲最利之器械、然天下良藥、無過寶威大藥行之所製、

自古以來、人之於疾病、專心研究、欲得醫治之藥、逮至今日、而醫學成精美專科、故藥物精奇、終不外乎醫學之發達、寶威大藥行製造各藥、均依科學最近發明妙用、寰球藥品、殆無出其右焉、

近來東西各國、其藥品輸入中華、不勝枚舉、然皆未有如寶威大藥行之良藥、名傳遐邇、亦無能如本行良藥、素蒙世上著名醫士、羣所稱揚樂用者也、

本公司製造藥物、品極純正、權量準確、携帶靈便、雖經寒帶赤道、其性質不稍改變、尤爲特色、非他家所能及也、又本公司良藥適口易服、或備家用、或水陸旅行、隨身携帶、均極利便、且每種藥品、均詳明服法用法、本公司所製品物、曾往近世最大博覽會陳賽、所得奬賞功牌、數逾二百二十餘事、均揄揚本公司所製良藥、有奇特之化學妙工、倘中外醫學界　諸君、欲索華文仿書、請函致上海四川路四十四號本藥行、當即郵奉、郵費不取、　（祈寫明因閱中西醫學報云云）

中華民國二年正月出版

中西醫學報

第三年第六期

本期之目錄

論說
赴那威國白爾根城萬國消除麻瘋會紀略　鄭豪
論徒恃三指按脉不足以知病　簡爵勳
論自然療能　盧謙

學說
西藥錄要（續）
淋菌淮科欽療法（續）　陳錫桓

譯稿
萬國衛生博覽會章程（續）
普通衛生救急治療法（續）　盧謙

處方
實用經驗良方詳解

叢錄
醫事新聞
中西醫學研究會會員題名錄

本報全年十二冊本埠八角四分外埠九角六分上海派克路昌壽里五十八號無錫丁寓發行

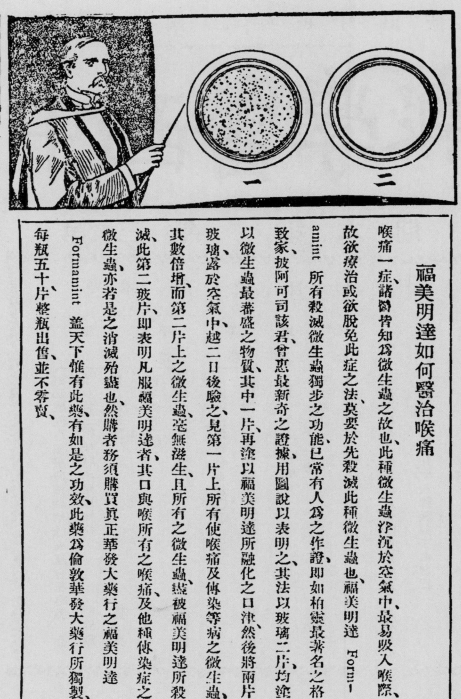

福美明達如何醫治喉痛

喉痛一症、諸醫皆知爲微生蟲之故也此種微生蟲浮沉於空氣中最易吸入喉際、故欲療治或欲脫免此症之法、莫要於先殺滅此種微生蟲也、福美明達 Formiamint 所有殺滅微生蟲獨步之功能、已常有人爲之作證、即如柏靈最著名之格致家、披阿可司該君、曾思最新奇之證據、用圖說以表明之、其法以玻璃二片、均塗以微生蟲最蕃盛之物質、其中一片、再塗以福美明達所融化之口津、然後將兩片玻璃、露於空氣中、越二日後驗之、見第一片上所有使喉痛及傳染等病之微生蟲、其數倍增、而第二片上之微生蟲、毫無滋生、且所有之微生蟲、盡被福美明達所殺滅、此第二玻片、即表明凡服福美明達者、其口與喉所有之喉痛、及他種傳染症之微生蟲、亦若是之消滅殆盡也、然購者務須購買眞正華發大藥行之福美明達 Formamint 蓋天下惟有此藥、有如是之功效、此藥爲倫敦華發大藥行所獨製、每瓶五十片、整瓶出售、並不零賣、

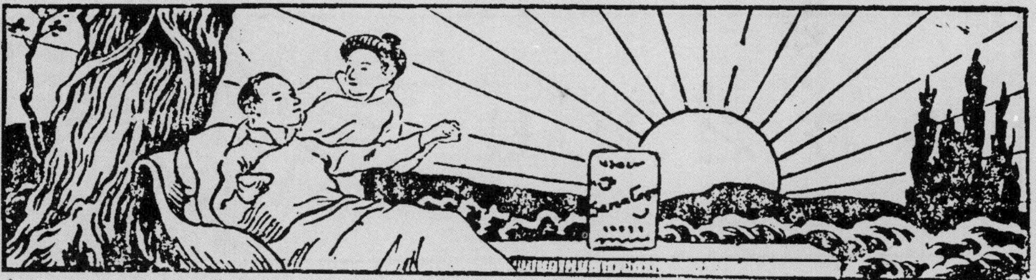

飼養病人

世界名醫皆核定散拿吐瑾Sanatogen延年益壽粉、爲無論病勢輕重、及患病初愈者、無上之食品也、其藥係用最純潔滋補之食物、與最有力滋補之藥料所修合、而實成爲補益腦部、及全體腦筋所必需之質料、所以散拿吐瑾延年益壽粉、有滋補調養之功、而能扶助病人速得復原也、　藍色脫新聞紙云、曾有許多證據、以證明散拿吐瑾延年益壽粉、爲使病人身體復原之食品、凡患諸虛百損等症者、服之更有裨益、　馮雷騰醫學博士云、余在醫院診疾、或出外行醫、常最喜用散拿吐瑾Sanatogen延年益壽粉、與身體軟弱之病人服之、所奏功效、非常滿意、散拿吐瑾Sanatogen延年益壽粉、各藥房均有出售、

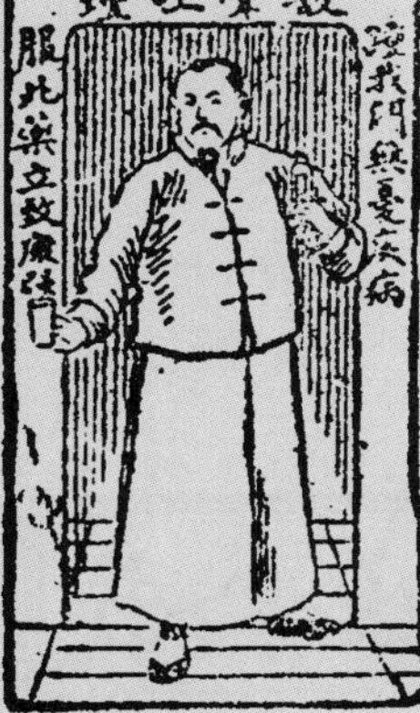

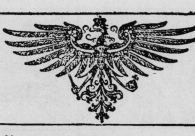

最著之證書

最著之證書

馮雷騰醫學博士、爲栢靈醫學大學堂內、第一醫學講習所之掌教也、馮雷騰醫學博士、於內科用藥一道、研究最爲專精、故其所致與製造散拿吐瑾延年益壽粉主人之保證書、於閱報諸君覽之、最有裨益焉、其言曰、余在醫院診疾、或出外行醫、常最喜用散拿吐瑾 Sanatogen 延年益壽粉、與身體軟弱之病人服之、所奏功效、非常滿意、

馮雷騰頓首

散拿吐瑾 Sanatogen 延年益壽粉各藥房均有出售

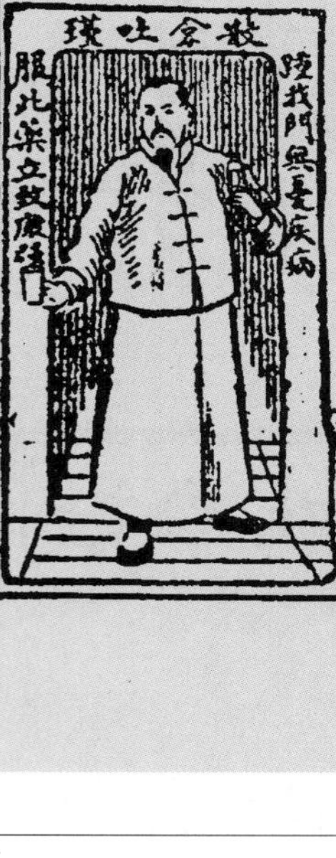

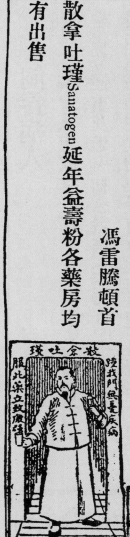

散拿吐瑾延年益壽粉

◉陸軍部軍醫監方碩珊君證明是丸皆新靈妙劑性質平和却無毒害之品

◉海軍部總醫官許世芳君　軍醫科長唐文源君證明是丸於氣血虧損及病後精力疲倦服之確有功效

◉陸軍部軍醫長醫學士張修爵君鑒定

是丸爲世界最新流行之大補品中西人士莫不奉爲至寶蓋功效神速性質和平早爲中西醫士所推許一再證明：（中外各種流行品經醫士出證書者能有幾種閱者注意）：是丸精美毫無燥烈猛毒之品價值異常足見此藥之非平常之可比也且醫藥一層無論中外人士皆以日新月異之品最爲注目蓋千奇百怪之病日出不窮而醫士亦隨之研究良方

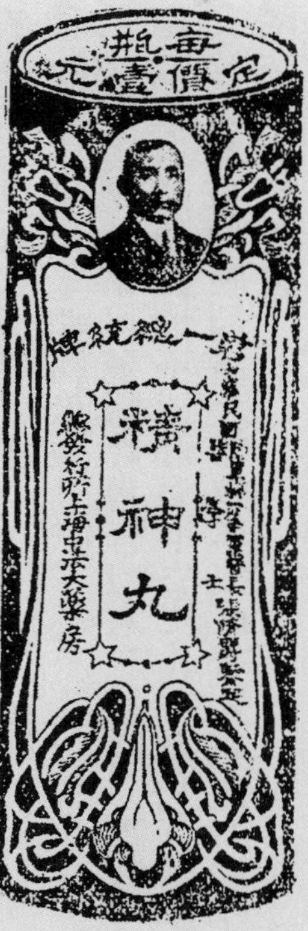

與新藥日有增進故發現一種新藥立一種良方非經數千百次實驗改良亦不能爲世界所推許歐美人士注意於新藥亦如科學界中之注意於新學說同一理也此丸皆最新良藥經名醫鑒定製造而成凡有精神虧耗血虛胸悶腦力衰敗病後失調夜夢不安房勞過度婦女痛經等症按單照服無不藥到病除較他種舊有流行之品實功倍而靈快也

◉總發行所上海三馬路中法大藥房

定價

大瓶五元每打五十元
中瓶一元每打十元
小瓶二角每打二元

購大瓶贈送小瓶半打

發明麻瘋症微菌最有名譽之醫生邦臣士之力爲多又該國去年已舉行婦女選舉權當時女界運動爲備選國會員已有數名外國政事如此以吾國人之眼觀之亦可謂奇矣

散會後各代表員均到麻瘋院遊覽。其地方之廣大。房舍之潔淨。管理之得宜。用意之周到。殊可稱也。查該城之麻瘋院。共有兩所。患者共八十餘名。又查那威全國患瘋人數亦不過千名此數在歐人眼內已視爲可詫之事不知其比諸吾國之一省其相去已遠甚矣抑予更有感者外國瘋人僅有此數而其政府則不吝鉅貲以設廣大瘋院及凡有關係麻瘋之事無不百方注意及開萬國之醫會醫家則犧牲精神終日研究以期消除此患爲目的反觀我國瘋人橫行道路無論國家社會從無干涉之舉其所謂關於瘋人之律令更無有也雖間有一二瘋院亦多帶慈善性質并非爲防範傳染而設又不聘請醫學中人主持防範及醫治之事雖有若無耳所望各界志士仁人極力提倡或集義捐或撥公款建瘋院以居之或劃海島以棲之更望醫界諸君極力研究其治療及預防之法俾大患早絕豈不懿歟

初六日。與各代表離白爾根城。越二日。乃到哥巴鞋見埠。卽典麥國之京都也。此國地

方雖小。而街道潔淨。政治有方。乃到各處遊覽。及至一監獄。廣大。非常。足容犯人。逾千。叩其管理員。以現有犯人若干。則答以十名。驟聞之。不勝詫異。再詢該埠有無別監。則言未有。細查其原因。始知前時犯人極多。自從工藝大興。人民均有工業。可靠。絕無游民。既無游民。則犯法者寡。此實自然不易之理。我國監獄無數。法律峻嚴。不特不能使民改惡從善。而盜賊愈多。其故豈有他乎。亦由工藝之不興耳。夫工藝之興衰。與國民。德育之關係如此。願我國民。其留意於斯。

哥埠醫院。其最有名譽者。爲吩臣醫院。此院不特居該國之第一。其電療學一科。全球亦當推爲巨擘也。吩臣者。典麥國之著名醫學博士。即發明以日光治療皮膚結核症之元祖也。氏醫道極深。又精於光學。因發明日光內含有三種光線。其一種紫色光線。又名化學光線。於皮膚治療法上最有功效。氏初時造一新機。能吸日光內之紫色光線。以治療皮膚症。並將原理條陳政府。請准在官立醫院舉行試驗。當時舉國醫界。莫不反對其說。且目之爲狂士。後再三懇求。始准在官立醫院後邊建小房一所。式類馬房。俾伊試驗。蓋輕視之也。惟氏富於涵養。不以爲恥。始終悉心研究。不數年大效已成。名震環宇。彼國仁人志士。復捐助鉅款。於官立醫院之旁。建一完全醫院。以表彰其功。

由是吩臣醫院之名。遂轟傳天下。而昔日所建馬房式之試驗小房。仍然介立於兩院之間。該院主人且曲爲保全俾遊人觀覽、以示紀念之意。予到該院。與院長暢談。據云昔日典麥及鄰國之人民。患皮膚結核症甚多。然均由本院治愈。今鄰近之境。此患殆絕。而此間求醫者。皆來自遠方云云。嘻。當吩臣初發。明日光。療症之時。代受政府之辱待。醫界之嘲笑。亦可謂苦矣。然有志竟成。爲患者造無窮之幸福。厥功之偉。已可槪見我國。醫道。雖已漸爲發達。而發明新理之事。尙寂無所聞。安得同道諸君。發大宏願。以發明醫理。爲志。追踪吩臣。使吩臣。不得專美。於前。爲蒼生之救主。醫界之功臣。吾知諸君。他日必有以報也。

連日遊覽該處之學堂、醫院、博物院、公園等處。皆甚美備。可觀者不勝之多。然最足令人注意者。則爲地和利公園。此園界乎商場之中。極爲廣大幽靜之所。則有葱鬱之樹木。清奇之水景。熱鬧之地。則有戲院數座。酒館十數間。遊戲場所。遍地皆是。日夜遊人以數萬計。其埠上官民公餘之暇。罔不藉此以爲休憩行樂之所。其所以陶淑人民之性情。舒暢人民之體魄。亦可云至矣。回顧我廣州城則何如。地方如是其廣。人民如是其衆。欲求一小公園而不可得。嗚呼。其謂吾民無此思想耶。是厚誣也。謂吾民有此思

赴那威國白爾根城萬國消除痳瘋會紀略

想耶。則重建廣州城隍廟之捐款。可十餘萬。胡爲乎不附設一大公園於其間也。噫。我國中人口最多之商埠。風氣最開之人民。竟致如此。亦可爲吾民之羞矣。

初九日。起程赴柏林。翌朝抵步。

吾嘗聞之。凡欲覘一國之强弱。可就其衞生行政之優劣以定其標準焉。吾一到柏林。僉信此言之不謬。歐美諸邦。其政治學術。各有所長。惟衞生行政一端。不得不首推德國。而德國中。尤以柏林爲最美備。蓋柏林者。實爲環球上第一潔淨之地也。該城於十八世紀之半。尚有城基圍繞。與他處古城無異。一千八百零八年。法普之戰。普國大敗。該城爲法所據。至一千八百十五年。和議成立以來。普國君民。乃勵精圖治。凡百庶政。極力改良。不一世紀。竟爲天下第一等强國。今該城已非昔比。幅員約二十五方英里。人口約三百萬。已爲環球第三繁盛之埠。至於街道之清潔。轉運之靈通。公園之稠密。與及萬事萬物之整齊劃一。非他埠之所可能。此苟欲詳寫情形。非長篇累幅。不能紀其萬一。僅就其關於醫學者畧詳之。

一醫院之特色　德國之醫學。久爲世界所推重。蓋醫界之發明家。多出於彼國。此固由德人好學。視學問爲第一生命所致。而其政府。不吝鉅資。建築完全醫院。以備學者。

之研究其中如官立傳染病院年且給以數十萬之鉅欵德政府之維持醫務如此其醫學之發達蓋有由矣

官立傳染病院者以研究傳染病原、及療法、預防傳染法爲目的也入其門見其房舍之潔淨管理之得法防範傳染之嚴厲治療病者之得宜與及試驗動物考求新法之勤苦洵足法也其院長爲古弗醫學博士卽微菌學之泰斗也結核症之微菌及血清治療法爲古氏所發見世界醫學之翹咸宗仰之今也年近古稀尚終日研究微菌學之新理未嘗稍懈其對於結核症尤爲始終不倦予見其人欽敬不已嘻、如古氏者可謂醫界之偉人矣

近日醫界之最新發明者爲栢林大學敎習庇亞士之治炎治癰等症之新法卽以綳帶綑纒其發炎之部使其血充滿其白血輪由管外出而抵抗發炎之微菌者是也自此天然治療法發明以來環球醫界已認爲極有效之事予曾到其院參觀見其所用各法確有大效惟關於身體之部分、及時間如何、與及綑纒方法其理由甚繁非悉心研究不可予當於日後另詳譯之

民立醫院則以費爾勛氏之醫院爲最大查其院地共六百三十五嗑架卽我國三百

餘畝。院所五十七間。每容病者二千名。建築費十九兆馬克。即約我國九兆元。院內房舍之廣大。飲食之得宜。毋論矣。其電燈、電話、自來水、洗衣機、造雪機、均無不自備。其他事業之完全。儼如城市。又查其管理部。則有司理二十三名。機器師五十名。工人二百三十五名。醫務部則有監督二名。醫長十名。醫生七十二名。化學師。微菌師八名。男女看護人三百三十五名。此外尚有名譽醫員甚多。年中經費以兆數計。除其取於病人極少之費外。其餘悉捐自國民。亦可見其國民公益心之發達矣。

一醫科博物院之特色　歐美諸國。尋常博物院。幾於無埠不有。惟醫科博物院。則祗見於柏林一地而已。該院建於柏林之西。爲前皇后撥欵所創辦。其院雖不甚廣大。然內容佈置甚雅。搜羅極富。所有古今醫科器具。存備極多。數千年醫學之歷史。可藉此鏡其大概。醫家遊歷者。實不可不到其地也。

一郊外學堂之特色　德國自舉行强迫教育以來。其教育之事業。可謂盛矣。然究不免有體力孱弱之孩童。不克就學。實爲憾事。故德國之教育衛生家。發起設立一種學堂於山林之中。以教孱弱之子弟。其講堂則蓋以帆布。每日各學童由家乘車而來。及晚散學而返。孩童乘車往返。既受清氣之益。即在堂時。其空氣比諸設於城市者。亦有

論徒恃三指按脈不足以知病

簡爵勳

吾國之醫師有獨以三指按其左右手腕而妄開方藥者更有不詰病者之形狀以示其學術之精者縱病者告以所苦則曰我可由脈而知無庸告我也噫嘻何狂妄若此試攷我國舊日之診斷學亦有所謂望聞問切者今日醫士用盡四法搜病猶恐未足以斷症則更用別法助之謹慎極矣乃不獨不以別法助之卽望聞問切四者竟棄其三而獨以三指按其手腕而斷之豈此遂足以盡知其病源耶抑除用三指外無別法可以審察其病源耶倘用三指一按而可得病源則今日醫士又何爲用打診聽診觸診視診諸法以搜病而耗費時候也吾實目擊近日之醫者以三指殺人於無形目不忍覩耳不忍聞姑將吾所知徒恃三指診脈不足以知病之鐵證以告吾同胞夫血來自心故有謂心乃一身之水池血管乃一身之水喉者心之爲物重約九安士或十安士（約六兩至七兩左右）血由心而出遊行全身後復入於心是故心有循環之名也

論徒恃三指按脈不足以知病　二

心分爲四格。曰右上房、右下房、左上房、左下房。血由心之左下房出。入總脈管。總脈管分爲上截下截。總脈管上截分支於頭及手。下截則分支於臟腑及足。愈分愈細。復由此等細管愈合愈大而成迴血管。迴血管者。血遊行全身後復回心之道也。頭及手之血。則由上總迴血管以入心右上房。臟腑及足之血。則由下總迴血管以入心右上房。由右上房入右下房。由右下房有一脈管通過肺。過肺時。肺將血中濁氣。呼出吸入之。鮮氣。與血化合。復成清血。則又由管以入心左上房。由左上房入左下房。由左下房入總脈管。由總脈管分支衆小脈管以養全身。復由迴血管入心右上房也。

觀此。當知心爲一身之水池。肺爲一身之濾器。血管爲一身之水喉。迴血管爲血脈回心之路也。脈管與迴血管。大有殊別。蓋脈管深藏不可見。迴血管則有在皮下者。人畧可見之。然脈管有跳動力。迴血管則否。今一般醫者每在左右手腕按脈。不過因該處之脈淺而便於按耳。非獨手腕有脈。凡人身上覺有跳動力者。卽脈之所在也。由此而觀。可知獨用三指一按。的確的確不足以知病也。蓋病之種類不一。有自覺之病。有人覺之病有限於一處之病有通體之病病之稱類旣多則又烏可徒恃三指以定之哉。夫全體器官。可畧分爲九脉者不過全體中之一血運器耳。謂診一器官。而可知全體之病未之有也。

按徒恃診脉不足以知病。古人亦有言者。今因篇幅有空隙。特彙錄之。以證斯言之不謬新學不足信古說宜若可信也吾深冀篤信診脉知病者之有所覺悟也（援公）

素問徵四失論。診病不問其始憂患飲食之失節起居之過度或傷於毒不先言此猝持寸口何病能中妄言作名爲麤所窮此治之四失也。

寇宗奭曰。醫人止據脉供藥其可得乎如此言之焉能盡其術也此醫家之公患。

王海藏曰。病人拱默惟令切脉試其知否夫熱則脉數寒則脉遲實則有力虛則無力可以脉知也若得病之由及所傷之物豈能以脉知乎故醫者不可不問其由病者不可不說其故。

診家正眼曰。近世醫者。既自附於知脈。而病家。亦欲試其本領。遂絕口不言。惟伸手。一就。診。而醫者。遂強爲揣摩。若揣摩偶合。則信爲神奇。而揣摩不合。則薄爲愚昧。噫嘻。此內經所謂妄言作名。爲麤所窮也。如是而欲其拯危起殆。何異欲入室而反閉門耶。

焦氏筆乘述東坡曰。士大夫多秘所患。以驗醫能否。使索病於冥漠之中。吾生平求醫。必盡告以所患。然後診之。故雖中醫。治吾疾常愈。吾求疾愈而已。豈以困醫爲事哉。

徐靈胎診脈決死生論曰。病之名。有萬。而脈之象。不過數十種。且一病。而數十種之脈。無不可見。何能診脈。而即知其爲何病。此皆推測。偶中。以此欺人。也。

王勳臣曰。診脈。斷死生。易。知病。難。

論自然療能

盧謙

宇宙之萬有。無一不在自然之制裁下。雖吾人一舉手一投足。亦皆出於自然而表現者也。在醫學上認爲自然而出一新機軸者。希臘醫聖希伯苦拉垤斯也。其言曰。自然者醫也。醫爲自然之臣僕。欲知希氏之貴自然療能。不可不先明其病理說。蓋其病理說根據於哲學者之萬有四元論。以水火地風之四元素爲構成宇宙萬有。以血液、粘液、黃膽液黑膽液之四礎液爲構成人體。此等體液之配合。互相調和則健康。否則釀成疾病。故醫療之目的。在調和其體液。又羅馬之名醫加連氏亦主倡自然療能。曰、自然者。疾病之醫士也。順其自然則生。不然則死。希氏之病理說。至今雖不可信。而其自然療能之說。則實千古不易之原則也。

十九世紀之中葉。烏氏之細胞病理說。吾人益信自然療能爲可恃。蓋形成人體之細胞。爲一獨立的生活物。有害其生活者則避之。而取有益者以全其營養繁殖及動作之妙能。故若害物來則細胞起反應而抵抗之。生一種之變態。是爲疾病。蓋疾病者。卽

論自然療能 二

害物與細胞戰鬬之現象也。若細胞之抵抗力甚强大而敗其外敵。則疾病自然消散。是所謂天愈而自然之力。能制害物之侵襲也。吾人就傳染病可說明此理。蓋傳染病之發熱者。破壞黴菌。黴菌毒之現象也。卽白血球吞食黴菌。豫防傳染。或細胞產出抗毒素制止菌毒。輕減病症。或白血球自健康組織驅逐黴菌毒於炎症部分。皆天巧妙機自然之作用也。

試再就人體之生理及病理論之。包被體表之皮膚。能防外物之侵入。非自然之裝置乎。胃粘膜之分泌胃液。能殺滅黴菌。非巧妙之天產物乎。嚴寒凍冷之候。體溫一定不變。而健康者。非因皮膚之血管攣縮。調節體溫之放散乎。吾人攝取大量之飲料。而利尿所以亢盛者。非因排泄過盛之水分。維持血量之定限乎。以勞役使用筋肉。則心動旺盛。促進新陳代謝。食物時則胃腸粘膜充血。分泌消化液。調節機之妙。可謂至矣。其他異物侵入體內。則有排除之機能。如塵埃入喉頭。忽發咳嗽。而排斥之。或白血球包攝色素顆粒而運搬於他處。皆是也。

以此等之作用。對外界之變動。故能保生活健康。然自然之妙機。有一定之限界。若外界之變化甚强劇。則此等之妙機無力。生活機轉直絕滅而陷於死亡。若外界變化之度在中等。則身體起解剖的變化。生活之機轉。雖呈異常。而尙能生存。是卽所謂疾病也。若自然之抵抗力恢復。則得克制病因。而復於健康狀態。故曰。起。疾。病。者。細。胞。治之。者。亦。細。胞。醫。療。者。惟增。細。胞。之。抵。抗。性。或預。防。病。因。而。排。斥。之。而。已。

吾人之治病也。無不以爲醫療之效者。其實自然治愈耳。創傷。之。癒。合。者。結。締。織。細。胞。及。血。管。之。新。生。之。結。果。也。炎。症。之。治。愈。者。因其。滲。出。物。自淋。巴。管。血。管。吸。收。也。貧。血。之。恢。復。者。因組。織。液。之。補。給。水。分。造血。臟。器。之。再。生。血。球。也。剔出。一。腎。則他。腎。肥。大。而代。其。機。能。心。臟。瓣。膜。生。病。變。則筋。質。肥。大。而調。節。血。行。熱。者。所。以。破。壞。菌。毒。也。下痢。者。所以。排。出。害。物。於。外。也。結核。空。洞。之。壁。結。締。織。增。息。而防。其。侵。蝕。壞。疽。竈。之。周。圍。惹。起。分。界。炎。而與。健。康。部。判。然。限。劃。豈非。自。然。之。療。能。乎。然則醫療果何故也。曰去。自。然。療。能。之。過。或補。其。所。不。及。以。短。縮。疾。病。之。經。過。使早。就。治。而。已。

何謂去自然療能之過。曰熱者。固自然之妙機也。然若達四十度以上之高度。或則起心筋之溷濁腫脹。或腦症狀劇甚。或有流產早產之處等。是所謂自然療能之過也。於是處一定之藥劑。減退其熱而消散之。是卽醫療也。其他以止瀉劑制高度之下痢。以鎭咳劑抑止劇烈之咳嗽。皆此類也。

何謂補自然療能之所不及。夫病有自然治愈之傾向。然若任其自然。則其經過永久。恐易續發他病。於是加以醫療。除其侵襲之病因。恢復細胞之抵抗力。使早就自然之治愈。如施按摩法促滲出物之吸收。以消毒藥觸接創面殺滅化膿菌。催肉芽之發生。或投利尿劑排泄水分。或處袪痰劑咯出臭痰。或投下劑泄出病毒。皆此類也。然疾病之治愈。固自然之療能也。醫療不過補助之耳。若自然之療能已失。則雖醫療亦無如之何。故曰醫病者。非醫自然也。希伯苦拉埞斯基於此理。以隨機應變。爲醫之天職。其巧拙之分。卽視此手段之如何。可謂千古不刊之卓說。而病理學實立於此目的之上者也。

十八　燐酸古垤乙涅 Codeinum phosphoricum　鎭咳、治氣喘、亦有特效。鎭痛不及鹽莫。用量每回用○、○二至○、○五。

處方五　吐根丁幾　四、○至六、○

安母尼亞茴香精　四、○至六、○

杏仁水　一○、○

歇魯因十分散　○、二至○、三

水　二○○、○

右一日三次。二日分服。食後。開水化服。

注意一　此方治咳嗽最效。配藥亦極簡便。無論外感咳嗽。內傷咳嗽。均可用之。

注意二　若用吐根浸、遠志根浸。其效亦佳。惟臨時配製。則費時過多。預先浸好。則容易變壞。故不若用吐根丁幾之簡便耳。

注意三　病人若咳嗽而兼發熱、鼻塞、外感等。則此方內可以加入撒曹三、○至六、○。作兩日分服。

注意四　病人如係多年之老咳嗽。方內宜加入沃剝一、○。

注意五　患者如爲女人或老年人。則歇魯因十分散。宜用少量。否則有頭暈或嘔吐之副作用。

瀉藥類

十九　甘汞 Calomel (一)赤痢腸窒扶斯初起時。頓服大量。有頓挫之效。(二)驅徽藥。遺傳徽毒用之最宜。(三)緩下劑。能制腸胃之發酵。各種腸胃病皆可用之。(四)止酵劑。小兒夏日下痢用之最能有效。(五)肝臟病膽石疝用之有卓效。用量。大人一日數回。每回○、○二乃至○、○六。下劑。每回○、一乃至○、二。小兒用量。一歲以內每回服○、○○七五。一歲至二歲。每回服○、○二。三歲。每回服○、○二五。五歲每回服○、○三五。八歲每回服○、○四五。十二歲。每回服○、○六。一日可服三回。

處方六　甘汞　按照小兒年紀

乳糖　○、五

右分六包。一日三包。二日分服。

注意一　此方治小兒一切胃腸病。均有良效。小兒之病。以胃腸病爲最多。胃腸病以用甘汞爲最效。故此方幾可爲小兒病之萬應散。

注意二　此方治小兒黴毒有良效。宜久服。

注意三　小兒有胃腸病時。宜絕食。

處方七　甘汞　〇、五至〇、九

乳糖　〇、五

右爲一包。作一次服。

注意一　凡痢疾均宜先服此方。停一點鐘之後。再服蓖麻子油。

注意二　凡腸窒扶斯初起時宜服此方。

二十　蓖麻子油 Oleum Ricini　此藥爲緩和下劑。服後至三四點鐘。方能見效。食爛菓腐肉及不潔之物。服此最妙。故腸加答兒、赤痢初起時。服甘汞後用之最宜。用量大人一食匙乃至二食匙。小兒一茶匙乃至二茶匙。

處方八　蓖麻子油　二〇、〇至三〇、〇

右作一次頓服。俟暢瀉後再服收歛劑。

注意一 凡各種痢疾。均宜服此方。以二〇、〇爲最少量。或服二五、〇。或服三〇、〇。

注意二 服此方得暢瀉後。即服收斂劑。然過一二日。痢疾又不爽快者。宜再服此方。往往重症赤痢此方與收斂劑相間而用有用至三五回者。

注意三 凡咯血時。宜通利其大便。則此方尤宜每日可服一五、〇。得瀉後即行停服。

注意四 凡孕婦將產時。宜服此油。瀉去積糞。可爲分娩之輔助。

二十一 人工加爾兒斯泉鹽 Sal Carolinum factitium 能亢進胃腸之運動。將胃內容物送入於腸、胃液膽汁分泌增加。粘液溶化。酸類中和。故凡慢性胃加答兒、胃擴張、胃潰瘍、十二指腸加答兒、膽石肝充血等用之皆獲奇效。用量四、〇至一五、〇。空腹時頓服。或一日三回分服。連用每日三、〇乃至五、〇。

處方九 人工加爾兒斯泉鹽 二五、〇

右分二包。每早起服一包。化於開水一大碗內服之。

注意一 此方治胃痛慢性胃病等均有良效。

注意二　此方治黃疸病亦佳。每日宜服一五、〇〇分三次服亦可。

注意三　人工加爾兒斯泉鹽一五、〇〇分爲三包。一日三次分服。治脚氣亦佳。宜連服。

人工加爾兒斯泉鹽對於胃痛之成績

李君玉甫患胃病幾二十年。食後稍久。胃部疼痛而壓迫。消化力減少。全身倦怠。惡心噯氣。時吐酸水。有時吐出紫血。若猝然吐血。則其色鮮紅。吐血時之大便。則爲黑色。有時便秘。以手重按胃部。則發劇痛。乞御醫某診治數月。無效。換某名醫治之。亦無效。乞德醫英醫法醫治之。當時能止痛。以後則復發如故。二十年中所換之醫生。幾百餘人。迄今則病勢日重。故乞余診治。

余曰此症名胃潰瘍。其潰瘍部在何處。大抵可以食物後發痛之遲速測定之。食後發痛甚遲者。其潰瘍在幽門。其發痛較此爲速者。其潰瘍在胃後壁。一食卽痛者。其潰瘍在賁門。此食後稍久而疼痛者。豈胃後壁有潰瘍歟。總之無論潰瘍之在何處。皆因食物後。由胃之蠕動。使食物與潰瘍相接觸而發疼痛也。

治法。先嚴禁固形食物。每日飲牛乳六次。或與牛肉汁相間食之。連服兩週。

處方

(一)人工加爾兒斯泉鹽　二五、〇

右分二包。每日早起。將一包化於開水一大碗內服之。

(二)重曹　八、〇

次硝蒼　六、〇

非沃斯越　〇、五

右分六包。一日三包。食前服。

(三)鹽莫　〇、〇〇五

乳糖　〇、二

右爲一包。與以六包。凡痛時服一包。若不痛則不服。

越二日。李君來。謂胃痛已去十分之八。余仍用第一第二兩方。

又越二日。胃痛已除。余仍用第一方。李君曰。何以連服人工加爾兒斯泉鹽。答之曰。此藥能防胃液之鹽酸過多。又能除胃粘膜上之粘液。又有通利大便之效。可連服一月。

又用第二方。而除去非沃斯越。蓋胃已不痛。不必用痲醉藥也。牛乳在胃中容易釀酸。

故食前服重曹。潰瘍面宜以藥被覆之。以發生其肉芽。而速成其瘢痕。故連服次硝蒼。李君連服人工加爾兒斯泉鹽一月。餘胃病果全除。至今已三年。不復發。

二十二 硫苦 Magnesium sulfuricum 爲鹽類瀉劑之最普通者。瀉時不腹痛。不害消化。用量一〇、〇至一五、〇至二〇、〇至三〇、〇。

處方十

硫苦	三〇、〇
稀鹽酸	二、〇
苦丁	四、〇
餾水	二〇〇、〇

右一日三次。二日分服。

注意 此方治脚氣有特效。令患者靜臥。連服此方多日。

處方十一

硫苦	三〇、〇
醋剝	六、〇
單舍	二〇、〇
餾水	二〇〇、〇

右一日三次。二日分服。

注意一 此方治急性腎臟炎有良效。宜連服多日。每日暢瀉五六次。令患者靜臥。專飲牛乳半月。

注意二 凡患者之面目四肢浮腫。腎囊或腫大。均宜檢查患者之尿有無蛋白。有無尿圓柱。若見有蛋白或尿圓柱。可診定其爲急性腎臟炎。宜多服此方。

注意三 余遇小兒之急性腎臟炎者。亦重用硫苦。每日使之暢瀉五六次。一劑而病勢稍減。再劑而腎囊腫退。三劑而面目腫退。四劑而四肢腫退。惟此時尚宜連服硫苦。不可間斷。尿中之蛋白尚多。

二十三 加斯加拉流動越幾斯 Extractum Cascarae sagradae fluidum 此藥可用爲輕瀉劑。若大便乾結而無他症者。服此最妙。既無惹腸之患。且有補腸之功。不似別種瀉藥之有習慣性也。用量每晚服〇、六至一、三。若用一、三無效。宜用二、〇。若仍無效。則其量不可加。

二十四 加斯加拉錠 Cascara sagrada 此錠每三粒爲一、〇。每次服一粒至三粒。其分量亦有較此爲小者。

淋及他療法以此淮科欽併用其利益不可勝言也

淋菌淮科欽對於淋病之療法

（醫學博士田中友治）

著者先以關於淋菌淮科欽對於淋病之療法（實能働性淋菌免疫療法）列舉歐美諸家之事業成績而綜括之要之淋菌淮科欽及抗淋菌血清其於尿道淋其效不確實或殆無效而於幼兒之陰門膣炎及淋性全身疾患即攝護腺炎、副睾丸炎、僂麻質斯、喇叭管炎并卵巢炎等皆能著效。次述自製之淋菌淮科欽之製法。

此次以淮科欽液用於淋菌諸疾患者之三十症例其應用之結果及淋菌淮科欽療法之效力作用則如阿而子而呑氏夫而克氏司爲布阿而氏等所稱爲淋菌淮科欽注射皮下則中和於淋毒其物質即於抗體或雙攝體之血清中增加而來可制止淋毒之動作然淋性尿道炎及女子膣炎等有多分之淋菌潛匿尿道及膣之皺襞中不蒙直接之血清作用則淋菌淮科欽液乃增加雙攝體之勢力範圍外而發育及淮科欽作用減少則淋菌再侵入尿道或膣之粘膜組織而繁殖此蓋其不能奏效者也雖然此療法於淋病全身疾患則創一新紀元其爲必要不待言矣

余於淋菌淮科欽液已完全製成其於尿道淋一般患者以淮科欽液注射皮下同時

施行尿道膣孔內局處療法則不發合併症而使其治愈此實可信者也

既往一年間淋菌淮科欽療法之成績　（億川攝三）

余曾報告本問題於本年四月第三回日本醫學會第十二部皮膚科學會總會今得更合其後例報告於此

去年二月以來以至今日在大阪府立高等醫學校於淋病施行淮科欽注射療法患者一百五十七人表示其成績如左

一　急性淋患者九十人其中使用尿道注入藥（プロタルゴールジルゴール）等者六十六人中由淮科欽注射症狀頓輕快（放尿時之疼痛腫漏減少）者四十六人無效者十一人成績不明者九人不使用尿道藥僅用淮科欽者二十四人其中症狀輕快者十八人無效者二人不明者四人

一　慢性淋二十三人中用淮科欽有效者五人無效者十三人成績不明者五人

一　淋毒性副睾丸炎三十五人中有著效者三十一人成績不明者四人

一　急性攝護腺炎五人皆著效驗

一　淋毒性關節炎三人中二人注射後疼痛不著且見輕快

余常於敎室或用大阪血清藥院製造之淋菌接種液。

(用量)普通一回〇、五(二分之一白金耳)

(場所)皮下及肩胛間部。

(時間)不可每日以二日或三日間爲宜。

(副作用)　(一)發熱則與用量爲正比例〇、四以下則殆不見〇、五則時時見三十七度五分以下之輕熱達三十八度者甚稀一、〇注射殆常見發熱三十八度乃至三十九度以上

(二)注射局部之疼痛及發熱腫脹殆與發熱相伴〇、四以下時僅見壓痛及注射部之發赤〇、五以上則常見注射部周圍有丹毒狀之發赤有輕度之炎症症狀

(過敏反應)　余曾以百分之一白金耳以下注射於某見來四十度以上之發熱此必其有特異之素因故有如是之過敏反應耳。

結論

一淋菌淮科欽者乃於淋病及其合併症攝護腺炎、副睪丸炎、關節炎甚見奏效夫而克氏稱於尿道炎有功效余於急性淋以七〇、%以上注射之翌日則疼痛及濃漏

頓減慢性淋則無效

二尿道淋僅用淮科欽則俄洛可開(ゴノコッゲン)不能絕滅雖然依淋菌淮科欽之效力非可否定也淋菌淮科欽存在於尿道之組織外不能殺淋菌然於淋菌毒素之中毒症狀則可著效緩解此余依實驗而明也例之彼實扶的里亞血清注射由全身症狀消散後實扶的里亞菌尙有多數生存於咽頭之義膜中以此而起實扶的里亞血清之偉大效驗以爲否定能乎不能乎

三於尿道淋以淮科欽與局處療法伍用爲宜注射淮科欽以去疼痛之刺戟狀後使用(ブルタルゴール)(シルゴール)等之尿道注入藥可稱最得當云

四美人阿羅司達母(アロンスターム)氏稱淋菌淮科欽如賚佩爾苦林有診斷的價値余由淮科欽注射以來如此銳敏不可不信也

淋疾之淮科欽療法實驗

(鴛淵英雄)

關於本療法之概要及自製淮科欽之造法並注射法茲詳述之余以淮科欽在本縣倡妓醫院分離數回乃至數十回移植一菌種使其二十四時間於血清寒天斜面培養之以一賢才(エーゼ)之菌種使其浮游於一立方糎之生理的食鹽水中三十分

間。加熱至攝氏六十度。用以滅菌。初注射於皮下組織內。以〇、三立方糎。次隔五日。以〇、三立方糎。更每隔五日各以〇、五立方糎注射之。其反應於局處及全身者。甚多。但輕微。不足介意。著者更進得其良效有二。一於副睾丸炎兼淋毒性患者一。於尿道淋子宮淋淋毒性關節炎患者。且實驗於急性淋患者五人。慢性淋患者十五人。此淮科欽療法。實對於淋毒性合併症最爲有效。若併用尿道淋局所療法。則急性刺戟症狀。往往見其消退云。

女子淋疾之淮科欽療法

（濱川照人）

著者以從來淮科欽療法。詳記於後。對於二十二名之女子試驗。得最後之效果如左。

一淋菌淮科欽。對於女子急性淋毒性尿道炎。奏效確實。

二淋菌淮科欽。對於急性子宮頸管淋。亦有效。

三淋菌淮科欽。對於白帶下。又慢性子宮頸管淋。其效價不甚確實。

四於斯開內（スケチー）氏腺拔氏腺炎。效價亦如之。

五對於淋毒性橫痃。則自覺症狀減退。且有使其消失之效。及消失腫脹之力。

六淋菌淮科欽爲診斷淋毒性關節炎。或應用之。

七淋菌淮科欽於注射之際而來副作用。不足懸念。

對於淋菌全身感染用淮科欽卓效之一例（石井徹顯）

淋菌淮科欽之效價既有定評無待喋喋矣雖然余得認爲應用全身感染疾患者得收意外之卓效茲述大畧如下淋菌感染後約三星期間突然惡寒戰慄次則發熱四肢各關節疼痛耳下腺亦見腫脹發赤（耳下腺則爲淋菌之證明）疼痛爲甚體溫四十度二分尿道則出多量之膿以大阪血清藥院製造之淋菌淮科欽三立方仙迷一回注射二十四時間以內體溫三十八度下降疼痛見輕減膿之分泌減少再用一、五立方仙迷注射之疼痛殆消散膿之分泌全止患者遂能從事其常業此對於淋菌全身感染認爲用淮科欽之效價也。

錫桓按淋病向無特效藥自發明淋菌淮科欽後據泰東西各醫家再三研究製法考察使用其成績之報告日趨優美其用於尿道淋宜與局處療法併用則奏效尤速猶患實扶的里亞者注射佩琳氏血清後含漱塗布等之局處療法不可廢也至用於淋病之併發症則本品誠爲無上妙品余雖使用僅十餘例然泰東西各醫之成績報告不勝搜載茲於大阪血清藥院所編者述其尤要於右異日容當續報。

(丙)井之深淺

(戊)人力掘井法

(己)井中污染及能生傳染病之理

(庚)現今用井之改良

多量用水

多量用水之來源

(甲)井之圈欄

(乙)雨水之屯集

(丙)多數之井及井水會集處

(丁)人造泉

(戊)渠水

(己)池水

(庚)湖水

(辛)江河水

安設水管取水之法

(甲)吸水管

(乙)於井中吸水之法

(丙)吸引水機及抽吸具

(丁)貯水池

(戊)水管水道之制度

(己)起水機及公共之放水筒

(庚)水管在房屋內之連接法

(辛)水表

(壬)房屋內之放水筒

含有雜質水之使用法及宜注意者

(甲)水中含有鉛質者

(乙)使水時經過水管而帶有水管上之鐵銹者

(丙)含有石灰鐵錳白鉛粉硫酸等質者
(丁)水內含有雜質可使水渾濁變色及有臭味者
(戊)動植物之生殖及微生物之發生於水之理
(己)水中含有毒性物及能發生疾病者

清濾及蒸汽水之法
使水澄清之法
(甲)加用化學材料者
(乙)不加用化學材料者
過濾法
(甲)多量之過濾法

(乙)過濾法之要件
(丙)各種過濾器與方法
(丁)緩過濾法
(戊)速過濾法
(己)天然過濾法
(庚)少量過濾法
(辛)家常用及簡單之過濾法

去水中臭養之法
沸水使成蒸汽水之法
(甲)分多量與少量
化學蒸水之法
管理供給用水之宜注意者
(甲)人烟稠密之處
(乙)自來水之四周近鄰有無妨礙

處

（丙）全廠之管理法及通水管之制度

（丁）水之量數及其性質

搜集關於用水之標本

歷年日用及用化學理學考驗所得之效果

七消除穢水及穢物之法

穢物之分類及其總數

（甲）尿糞及一切排泄物

（乙）陰雨積水及溝中流出之水

（丙）肉內之殘廢物獸腸及一切拉圾物

（丁）工業上用剩之殘敗渣滓

去排泄物穢物之法

（甲）官立厠所

（乙）去排泄物之乾淨法（如用管或深坑或用灰質及泥土蓋之或利用其排泄物而去其穢性）

（丙）其餘各種方法（如用水沖厠所）

（丁）陰溝注水法

（戊）建造官立明暗溝之法及其應用材料

（己）修明暗溝之制度有分道排泄者有數溝相通連而公共出一道者

使溝水注城外之法

引穢水入江河之法
(甲)不清濾卽放入江河者
(乙)注放穢水入江河而江河水被汚穢之事一放穢水入江河而待其自清者澄淸穢水後再放入江河者
(丙)以器械排去穢水之方法及其價值功效
(丁)以化學法使穢水澄淸之方法及其價值功效
(戊)以電力使穢水澄淸之方法及其價值功效
查驗穢水及江河被汚之方法
去除工業中用餘穢水之方法

肉食之殘廢物獸腸及一切拉圾物
(甲)除去之法或設法毀滅之或利用之
(乙)或街道上拉圾不毀滅而用之者可移至曠野處
獸骨體骨屠宰場及其餘工業用餘殘剩物之除去法
(甲)剝獸皮店之管理法
關於以上種種之法律章程
八殯歛等事
(甲)人死後之檢驗
(乙)停屍場
(丙)屍未葬前種種之危險
(丁)墳塚地佈置法

每日入浴者。不可屢用石鹼。恐有害。勞動者或不常入浴者。可用石鹼。入浴後宜充分以乾布拭全身。不可使有餘瀝。

海水浴　海水浴者。由含有鹽類之冷水刺戟。能興奮皮膚及神經系統之官能。促器官中血液之配布。進組織中之化學的作用。且能吸入混有鹽分之大氣。故營養不良、貧血及虛弱之人。其他皮膚弱而易感冒者。由身體或精神之勞動而衰弱者、胃弱者、呼吸器病者等。每夏均宜行海水浴。則能減輕其病。或全愈也。

鑛泉浴　鑛泉有冷泉、有溫泉。由其含有之成分而有種種之目的。例如炭酸泉則適於爲胃病患者之飲料。某鹽類泉則可用爲下劑。此爲入浴之外。有效用者。其可用爲入浴之目的。則在能刺戟皮膚。旺盛神經機能及新陳代謝作用。且直接可治皮膚之疾病。或能癒外科的患部。其有病理的效能者。因其涌出地多在山間幽邃之所。大氣新鮮。飲水純良。草木繁茂。土地高燥等故也。

第七章　職業及運動

西諺有曰。一日二十四時間。宜三分之。八時務業。八時休息。八時睡眠。然通常人之勞動時間。自八時至十時。睡眠自六時至八時。其他則爲休息之時。蓋人由習慣之勞動。

一定時間之後。必感疲勞。謂之作業機能之定限。其定限依各人之習慣體質而不同。以八時至十時爲適當。人既感疲勞。則休息或睡眠。卽可恢復。蓋此時由勞動所生之新陳代謝之廢物。全被除去。更取身體勞動必要之營養質。平均血液之循環。且培養體內必要之酸素。以爲機關動作之資本。至翌朝。則心神爽快。身體活潑。卽可再行就業矣。故勞動時間與休息時間。宜分配適當。使睡眠時間充分。節制作業之程度不超作業機能之定限。則可保健康而永續勞動矣。

又有宜注意者。卽伴各種之職業之性質。有害之事務也。如製作物品之細末塵埃。有害身體。吸入壞瓦斯、體有害呼吸器。或工場之構造不良。大氣之不流通。光線之不射入。或身體之位置不正。而生畸形等。如此之類。雖千差萬狀。皆有一定之原因。急宜研究以除其害可也。

以上所論者。主爲勞動身體之職業。尙有勞動精神。安逸身體者。卽精神作業也。此等之人。若使用其腦過劇。或焦心苦慮。以勞精神。則漸次感頭痛、不眠、失記憶力。起精神病。或平常身體安逸。終至虛弱而生疾病。其最多者。爲消化機能之衰弱。西諺曰。多思考之人。其消化最不良。故精神的作業時間。亦宜如勞動時間。自八時至十時。爲最適當。其他除去睡眠時。於休息之時間中。更宜時爲充分之運動。食易消化之物。嚴守一切生活上之衛生。

故運動者。精神作業之人所必不可離者也。其目的在順正血液之循環。增進消化之機能。旺盛新陳代謝之作用等。故能使精神爽快。身體活潑也。

運動可分爲體操、步行、遊戲之三種。列擧加左。

體操　體操者。由身體生理的作用之原理而定之方法也。能使軀幹四肢。全得屈伸運動。發育機能。平等旺進。不關年齡之長幼天禀之强弱。不論天之晴雨時之寒暖。及場所之如何。皆可行之。蓋運動法中最進步者也。通常以一時間爲適當。至發汗爲止。

步行　步行者。運動與愉快。併有之良法也。不用練習及器械。無論何人。皆可直行之。故又名自然運動法。每日一小時。宜在大氣新鮮之郊外。步行一里乃至二里可也。

遊戲　其類甚多。如野球、艑艇、狩獵、漁獵、乘馬、水練、劍術、柔術、弓術、唱歌等。於衛生上雖不盡合宜。而於精神上大有可樂者。亦運動法之適當者也。就中最易實行者。爲唱歌法。次則弓術。能擴張胸部。使肺臟大而强壯。

第八章　生殖衛生

本邦人民之體格。比泰西諸國之國民。較爲矮小。且皮膚蒼白。乏忍耐勉强之氣力。實堪慨歎者也。其原因雖由營養質之不足。生活狀態之不良等。而生殖衛生之不講。亦其一焉。茲先自婚姻論之。凡男子生殖機能之發動徵候。音聲之變化。髭鬚之萌生。筋骨之强大等。始於十六歲至十八歲之間。女子之生殖機能發動之徵候。月經之初來。乳房及骨盤之膨大等。始於十五歲左右。故帝國民法。男子非十七歲。女子非十五歲以上。不許婚姻。然此等之年齡。不過示其最早期者。僅漸開生殖機能之端緒。決非體格精神共成熟之時期也。故泰西諸國之學者。謂女子二十歲男子二十五歲相配偶者。則以適當之年齡。保持相互之健康。鮮有受病者。其所生之兒童。亦健全成長。反之早婚者。則不止害夫婦之健康。其產兒虛弱。艱於生長。且易愚暗。或有未滿一歲而即死者。是皆早婚之害也。

次宜注意者。爲血族結婚。帝國民法。直系血族間。或三等親族內之親族間。不許婚姻。然自分之兩親子孫。與兄弟姊妹。及姪、伯父、叔父、姑甥之外。有行從兄弟從姊妹間之婚姻者。如此近親之血族結婚。恐生衛生上之惡果。蓋人類之諸器官。必有一局部不充分之點。若血族相近者。則其不充分之部略同。故其兒童更不充分。例如男子之肺臟弱者。其血族女子之肺臟亦弱。必致易生肺病之兒童。又如腺病質精神病等之血族結婚。其所產之兒童亦生該病。此自然之理也。血族結婚之害。由許多之統計。已確實證明。茲不必細論。諸君試訪盲啞院。則由六等乃至七等親者最多。其害概可知矣。

重婚者。爲帝國民法之所不許。蓋一夫一婦。乃文明國民之風習。適於天理者也。然有謂婦人因月經懷胎等。停止交合機能。故以一夫多妻爲正當者。此謬論也。彼蓄妾狎妓者。不但爲亂倫之行。且起交合過度之害。故不可不守正妻。抑制獸慾也。

交合過度之害。全身衰弱。貧血顏面蒼白。元氣沈銷。而無活氣。心情不穩。神經過敏。易於忿怒。身體精神。共乏忍耐力。難勝外界之刺戟。疾病叢生。成陰痿或遺精。

交合度數。關於夫婦兩人之健康如何。而不能一定。歐洲魯垤兒氏之訓戒。以一週二回爲適當。然夫婦若極健康。則一週三回或四回亦可。交合之翌日。身體精神。均比前日活潑。則爲無害。若感不快。即爲過度。

前述正當之婚姻。男子須在二十五歲。女子須在二十歲以上者。因男子婚姻之後。必須養其妻而育其兒。是不特爲生理上之必要。亦於生計上之基礎有關係者也。

然男子之生殖機能。自十六歲即已發動。則此八九年間。有不能抑制情慾。而私通野合。或嫖娼狎妓者矣。私通野合。則不免私生墮胎。敗壞風俗。嫖娼狎妓。則爲傳染淋病黴毒之淵源。淋病之害。雖不過一時。而黴毒之害。則及於子孫。不可不切戒之也。獨身者比有妻者因生活上之規律不正。有不能長保其生命者。然自生殖機能之發動至婚姻期之數年間。能抑制其情慾。則不但無害。且比不能抑制其情慾者可保健康而得強壯之兒。

總之凡早婚、重婚、血族結婚、交合過度、私通嫖妓等。不但皆於衛生上有害。亦於個人之品行。國家之風紀。均有妨礙者也。

第九章　育兒法

出產後滿一年間之幼兒。其發育最爲困難。在全國死亡數之百人中三十人者。皆一歲以內之幼兒也。其原因雖由婚姻之不善。天禀之虛弱。亦多由於兩親之生活困難。不能嚴守小兒完全養育也。又不但貧者如此。雖富貴之人。其幼兒之死亡亦多。以其雖如何嚴行看守。注意養育。而以大人之想像。難律幼兒之情況。不免與衛生之理相反。誤其主要點故也。茲述其原因及關係於育兒之要點如左。

最初之一年。易罹消化器病、呼吸器病、營養不良病者。因營養質之不良。房室之不適及觸寒冷之氣也。其因營養不良患消化器病而死者。有三分之一。因呼吸器病而死者次之。至次年則較多。

故育兒法之主要點。第一宜與完全之營養質。使不起營養不良症及消化器病。第二注意房室之大氣溫度及其他之諸件。不使起呼吸器病。

若與不良之營養質。則必起慢性之腸胃加答兒。發頑固之惡性下痢。其營養質因不能消化吸收。因遂腐敗而被排泄。常催嘔吐。故幼兒迫於飢餓。衰瘦甚速。僅存皮骨。其皮膚生如老人之皺。無脂肪分。呈乾燥之狀。幼兒日夜苦惱。終致成心臟病。血液失循環力。加以營養之不給。遂起種種之病狀而死。然則先以如何之物質。始爲完全之營養品乎。無他。惟一母乳耳。以母乳養育幼兒之時。名曰哺乳期。

於哺乳期最宜注意者。第一定哺乳時間。第二使有一定之分量是也。在本邦小兒啼泣時有直與乳之惡習。最宜忌之。恐害消化器也。與幼兒一日間之乳量。以其體重之六分一爲適當。初三個月間。每日平均二時與乳一次。每次自五勺至一合。其後每日五回充分與之。與乳之頃。宜令安靜平臥。以防嘔吐。夫以如此之時間分量。使小兒習慣。決非難事。世之爲母者宜改其惡習也。

哺乳中止時。無一定之限界。多以齒牙發生。能咀嚼固形物時爲中止之期。然發生有遲速。故宜加斟酌。欲止授乳時。初則與以生卵、粥等。次第移於普通食物可也。

如以上所述。則母乳既足。幼兒之幸福甚大。然因種種之情狀。有難哺以母乳者。例如母乳之不足。乳房之發育不良。肺病、精神病、熱性病。或懷胎前三月曾染黴毒。或乳房起外傷炎症等。則不可不雇乳母或與他之營養質

乳母宜性情慈善。體質健全。無黴毒肺病之傳染病者。則哺乳幼兒。可得其益。然此等之乳母甚難得也。故不如以他之營養質代之。如牛乳是也。與以牛乳時。宜清潔哺乳器。清拭吸口。將吸口納入兒口內吸之。初三月間。牛乳一合。加水三合。煮沸微溫而與之。三月後。牛乳及水。宜混和同量與之。五六月後。始與以普通之牛乳。又有煉乳者。行於無牛乳之地。比之生乳。含多量之糖分。故甚劣也。通常一分。溶於十五分之湯內與之。

大氣之不流通。或含塵埃者。易起呼吸器病。又寒冷之氣。屢致感冒。如此則體質虛弱。終身多病。終起腺病或肺病。故幼兒之房內。宜溫暖清潔。使大氣流通。

幼兒之皮膚柔軟者。宜每日連續沐浴。使全體清潔。其浴湯宜在三十七度內外。大約

九月後可與大人同浴。浴後宜充分拭乾。以保溫暖而防感冒。於搖籃或鈞床內。不可搖動小兒。蓋大人尚有眩暈催嘔吐者。而况於薄弱之小兒乎。

幼兒滿一年後。漸漸步行。宜扶助之。但不可使其過度。蓋以軟弱之下部。强支上部之重量。於發育上甚有害也。

衣服宜清潔而乾燥者。肌衣宜毛布之柔軟者。均宜寬闊。不可過緊。恐妨其手足之運動也。

產後於春夏三週間。秋冬六週間之後。可於戶外運動。但宜懷抱而不可負之。此時宜大氣新鮮而無塵埃爲佳。

剃髮斷不可行。恐傷其腦也。宜常被以柔軟之頭巾。防外氣之刺戟。

小兒之兩便。大有關係。不可不注意也。卽大便一日二回乃至六回。呈卵黃色。小便頻催如清水。是爲無病之徵。若反之而呈異狀。則必有疾病。宜速請醫診之。

第十章　傳染病豫防法

國家衛生之普及。於國民之衛生有重大之關係。如傳染病流行時。則必由國家衛生之力以撲滅之。例如虎列拉病(卽霍亂)自一人及數人。更及一村一郡。或流行於全國。失數萬之生命。耗許多之費用。其毒害之劇甚。有不忍言者。故各人皆宜協力以豫防之。

傳染病者。由小有機體傳達於體內。遂繁殖而逞其病毒之謂也。其數甚多。法律上所規定者。虎列拉、腸窒扶斯、赤痢、實布垤里亞、發疹窒扶斯、痘瘡等六病是也。此外尚有百斯篤、病肺結核、黴毒等。亦衛生上最宜注意者也。

傳染病之豫防法。雖甚複雜。而其大端不過各人注意衛生與撲滅病毒之二法。

人體之器官中。有充分抵抗病毒之作用。各人能守衛生。身體健全。則可免傳染。反之若非常勞動。或食不消化及腐敗之物。以妨害消化器。使身體衰弱。則受病毒之侵襲最甚。如饑饉之歲。或軍隊之戰役中。則發疹窒扶斯乘之而起。大酒暴食。或用腐敗物則起急性之腸胃加答兒。(即虎列拉)其他精神生非常之感動。或罹感冒時。則爲傳染病之原因。故各人宜特別注意而行攝生。使身體完全健康。能充分抵抗病毒。是爲豫防傳染病最主要之方法也。

如前所述。傳染病既由小有機體之傳達而起。則撲滅其小有機體之生活力時。決不能逞其病毒。其撲滅之方法。名曰消毒法。此等之小有機體與種種之物體相混。或附

撒汞丸

驅黴劑之最佳者。用以治第二期黴毒。有特效。舉凡黴毒性頭痛、骨痛、喉痛、薔薇疹等。服此丸數天即愈。

用量 一日三回每回自一丸起可增至一日所服之丸數含撒汞量〇、〇六止

沃剝

功用頗多。已見前此次用以驅第三期黴毒。有卓效。

用量 見前

[illegible]按沃剝一藥。各人之感受性不同。有一日用〇、五即起極重之鼻加答兒者。有一日用一〇、〇至一五、〇不中毒者。腎臟有炎症。排泄障礙時。最易中毒。沃剝急性中毒症狀。起鼻加答兒、發疹、下利、便血等。不久即死。慢性中毒症狀。起鼻加答兒、不眠、心悸亢進、脈數、頭痛等。醫者於服沃剝後。見有此等症狀。即宜停服。

沃度那篤僧謨

功用與沃剝同。且不害消化。故較沃剝為優。

用量　同沃剝

第七類

此類之藥。大半患肺結核病者用之。有結核劑。止血劑。止盜汗劑。甯睡劑等。

結麗阿曹篤丸

結核劑。肺結核、結核性肋膜炎、腹膜炎。此外各種結核。皆可用之。

用量　一日三回每食後一粒漸次增量至十粒一回之極量〇、五（卽十粒）一日之極量二、五（卽三十粒）

炭酸卡野古羅（卽炭酸グワヤコール）

本品入腸內卽分解爲グワヤコール與炭酸。故不害胃。且無味。爲最良之結核劑。能增食慾營養減咳嗽等。

用量　一日三回每回〇、二乃至〇、五

知阿克兒（チオコール）

結核劑。有左之功用。

(一)較結麗阿曹篤與炭酸グワヤコール。腐蝕力少。
(二)能溶解於水。頗便利。
(三)用大量亦無害。
(四)吸收易。
本品內加橙皮丁與單舍。則成希洛林(シロリン)味尤佳。
用量　一日三四回每回〇、五乃至一、〇

橙皮丁幾

芳香健胃劑。
用量　一日數回二、〇乃至六、〇

鹽化亞特來那林(鹽化アドリナリン)

最新之止血劑。頗效。惟價頗貴。
用量　內用千倍液一日數回每回五滴乃至三十滴

麥角越

止血劑。各種咯血。吐血。各處內臟出血。用之皆有效。又爲子宮收縮藥。婦科產科多用之。

用量　一日二三回每回〇、〇五乃至〇、一皮下注射每回〇、一極量一回〇、二一日〇、六

稀鹽酸。杏仁水。功用俱見前七七方中。所以加稀鹽酸者。固有助胃之功用也。加杏仁水者。因咯血衆有咳嗽也。

斯爾仿那兒（卽スルフオナール）

最佳之甯睡藥。無副作用。肺結核症患者不眠時。服之最宜。且有止盜汗之作用。此外各種症不眠時亦俱用之。

用量　一回〇、五乃至一、〇極量一回二、〇一日四、〇

硫酸亞篤羅必涅（卽硫酸アトロピン）

功用頗多。爲減少分泌藥。鎭痛藥。鎭痙藥。瞳孔散大藥。此處用以止盜汗。

用量　一日二回乃至三回每回〇、〇〇〇五乃至〇、〇〇一一日之極量〇、〇〇三皮下注射每回〇、〇〇〇三乃至〇、〇〇一クレーフエ氏點眼水用本藥〇、〇五溶解餾水一〇、〇

肝油(卽魚肝油)

結核患者服之。能增進營養生長脂肪。結核性腹膜炎。常與卡野古羅配伍。塗布腹部。

用量　隨便

卡野古羅(グワヤコール)

與炭酸グワヤコール同。惟有刺戟性。內用總以炭酸グワヤコール爲宜。

用量　一日三回每回〇.〇二乃至〇、二一回之極量〇、三一日之極量一、〇

賚佩爾苦林(卽古弗氏舊賚佩爾苦林)

以結核菌培養基製成。供結核早期診斷之用。

無蛋白質賚佩爾苦林

最近發明之賚佩爾苦林。以結核菌製成。用以治療結核者。係細菌學的結核特殊療法。有特效。

賚佩爾苦林診斷法。及無蛋白質賚佩爾苦林注射法。此處限於篇幅。不及備載。欲知詳細。請閱新撰虛癆講義。今已出版。

第八類

實用經驗良方詳解

此類之藥。耳、鼻、眼部有疾患時。供外用。

硼酸

緩和防腐劑。爲普通之洗眼水。又可供新創面、皮膚病。及別種之用。

用量　中耳炎鵝口瘡臭鼻等吸入一乃至五%之溶液含漱料二乃至四%膀胱洗滌料一乃至三%洗眼料二%

古加乙涅

止痛劑。九〇方中用此者。因有痛也。

用量　點眼用二乃至十%之溶液皮下注射用五乃至十%之溶液內服一日數回每回〇、〇一乃至〇、〇三極量一回〇、〇五一日〇、一五

硫酸亞鉛

功用頗多。內服外用均可。此處用爲收歛葯以治結膜炎。

用量　極量一、〇淋病點眼用〇、五乃至一%之溶液

石炭酸

最佳之防腐消毒劑。

用量　一回之極量〇、一一日之極量〇、三

鹽化亞度列那林（卽鹽化アドレナリン）

最佳之止血劑。九七、九八兩方治鼻出血。

用量　外用五滴乃至三十滴

蛋白化銀（卽プロタルコール）

解見前。此藥又有收歛消炎作用。粘膜炎症最宜。

用量　急性淋病用〇、二五乃至二一%之溶液又婦人之尿道炎用五乃至一〇%之溶液

第九類

此類之藥。合於婦人之用。

臭剝

（一）沈靜鎭痙藥。左之諸病用之。

癲癇用之。

產婦及小兒之癲癇用之。

外傷性或中毒性之强直症用之。

歇私的里舞踏病用之。

姙婦之嘔吐聲門痙攣神經性嘔吐。舉凡局處痙攣。皆可用之。

(二)沈靜催眠劑左之諸病用之。

神經機能過敏。神經性不眠。及精神病用之。

生殖器之神經性興奮用之。

用量　一回一、〇至二、〇需大量之時三、〇至四、〇至五、〇一日數回漸次增量有達一回五、〇一日一五、〇者癲癇初二、〇至四、〇二週至四週每增〇、五至一、〇至一日一五、〇止

規鐵丸

最佳之强壯補血劑。

用量　每食後服一丸

蘆薈鐵丸

最佳之通經補血劑。

用量　一日二三回每食後一粒乃至五粒

沃丁

功用頗多。此處用以止嘔吐。惡心。妊婦初期最宜。

用量　一日數回每回一滴乃至三滴一回之極量〇、二一日之極量一、〇

蓚酸攝僧謨

止嘔吐頗效。

用量　一日數回〇、〇五至〇、一

依比知阿兒(イヒチオール)

有制腐、收歛、鎮痛、毒殺寄生物之作用故各種皮膚病。殆可統治之。此處用爲子宮及卵巢之消炎鎮痛藥。

用量　婦人科多用一布仙(一布仙即百分之一)

沃度仿謨

最佳之防腐劑。無刺戟性。且能稍使知覺麻痺。用以作膣坐藥頗宜。

用量　一回〇、〇二乃至〇、二極量一回〇、二一日〇、六

第十類

此類之藥全係外用或爲搽劑或爲洗藥或爲罨法料各隨其宜而用之。

重曹

口腔咽喉諸病及有粘稠分泌物之氣管支病用以爲吸收藥最效。

用量　每回〇、五乃至二、〇

依比知阿兒（イヒチオール）

有制腐、收歛、鎭痛、毒殺寄生物之作用左之諸病有特效。糠粃疹、皮脂流溢丹毒鬚瘡第一及第二期之火傷。濕疹、鱗屑疹、痒疹、痛風性疼痛、挫傷潰瘍癤腫等。舉凡皮膚疾患殆皆可用之。

用量　自一布仙至純粹者

薄荷腦

鎭痛。殺菌痒疹蕁麻疹尤宜。

用量　按照成方不效可加至一〇%止

古加乙涅

止痛劑。

用量 外用點眼料二乃一〇至%之溶液皮下注射五乃至一〇%之溶液

ワセリン(即華攝林)

軟膏料。有潤皮緩和作用。

用量 按照成方

亞鉛華

創瘍及潰瘍面用之能減分泌。並稍有防腐作用。故濕疹用之最效。常與澱粉合用。

用量 按照成方

澱粉

緩和劑。與各外用藥配伍。以減刺戟。

用量 按照成方

石炭酸

最良之防腐消毒劑。瘡面。潰瘍面。有寄生物之皮膚病等。皆可用以消毒防腐。

用量 外用三%之溶液

倔利攝林（即グリセリン）

緩和劑。稍有防腐作用。與各外用藥配伍用之。

用量 按照成方

明礬

外用爲收斂消炎藥。咽頭炎。扁桃腺炎。用之頗宜。

用量 百倍至二百倍

沃度丁幾（省曰沃丁）

外用爲消炎劑。能減分泌。能吸收滲出物。

用量 按照成方純粹者亦可用

五倍子丁幾

粘膜之慢性加答兒用之頗宜。

用量 即用純粹者

樟腦丁幾

功用頗多。外用爲刺戟誘導藥。防腐鎮痛藥。殺蟲藥。故弛緩性潰瘍。僂麻質斯性、痛風性、神經性各疼痛。皮膚瘙痒、凍瘡、鼻加答兒及諸般寄生植物性皮膚病。用之皆能有效。

用量　卽用純粹者

硼酸

緩和防腐劑。因無刺戟性。用以洗皮膚諸病皆宜。

用量　二%至四%

鉛糖

收斂消毒劑。能減分泌。止化膿。洗滌罨法均宜。

用量　洗滌料〇、二%至一%之水溶液罨法料〇、五%至二%

昇汞

外用爲極猛之消毒劑。有左之諸功用。

(一)消毒腐蝕劑。凡黴毒性潰瘍。狠瘡。贅肉。用昇汞濃液腐蝕之。

(二)消毒洗滌劑。寄生物性之皮膚病。用之最效。

(三)消毒含漱劑口腔、鼻腔、咽頭、喉頭之黴毒性諸病最宜。

(四)消毒防腐劑外科手術面創傷部潰瘍面施術者之手指患者之局部及製繃帶材料俱用之。

(五)眼科膿漏性、實扶的里性、黴毒性眼炎。用以洗滌及罨法頗宜。

用量　腐蝕十倍之酒精溶液此外用千倍至五千倍之水溶液

白降汞

黴毒性潰瘍寄生物性皮膚病最效。

麟按眼瞼緣炎用○、五至一%白降汞軟膏頗效。

用量　外用○、五至一%之軟膏

赤降汞

黴毒性下疳最效。

用量　外用三%乃至一○%之軟膏

沃度仿謨

解見前。

硼酸

同上

歇貌拉氏軟膏

濕疹表皮剝脫時用之者有保護皮膚之作用。

用量　卽用純粹者

撒里矢爾酸

强烈之制酵防腐劑各種寄生性皮膚病足汗症腋臭蕁麻疹用之頗宜。

用量　按照成方

沃剝

外用能消腺腫能促病的滲出物之吸收。

用量　五%至一〇%

苦利沙羅並(グリサロビン)。

寄生性皮膚病例如糠粃疹、匐行疹等用此有偉效。

用量　可用至二〇%止

依的兒

功用頗多。爲麻醉劑之一。與哥囉仿談大同小異。此處用以溶解外用藥。並有殺菌之作用。

用量 按照成方

木爹兒

防腐劑。寄生性皮膚病用之。能止痒、毒殺寄生物。

用量 卽用純粹者

偘利攝林(卽グリセリン)

解見前。

酒精

功用頗多。此處爲供溶解外用藥之用。並有殺菌之作用。

用量 按照成方

無色沃丁

卽沃度丁幾之無色者。功用見前沃度丁幾。

醫事新聞

某醫生被控之結果　粤垣醫廳批答王小垣云。爾妻產亡。呈稱爲某某兩醫生所誤。本廳當即傳問。核與來呈情詞各執。唯爾妻死後。不即報驗。以致未能證明當時如何致誤。又據爾及兩醫生所述當時情節。係由血毒致死。爾妻臨產。既已先僱穩婆。後請醫生。則血毒不能斷定爲何人所傳染。本廳現已諭令某某兩醫生停業接生及理外科兩星期。以杜傳染。至執媽（即穩婆）住址姓名。應由王小垣查報來廳。飭令停業。俟將醫學產科取締章程核定。再行通告遵守可也。此批。

按分娩後產婦之死亡。多由產蓐熱。蓋產婦產出小兒後。其外陰部及子宮等處粘膜剝離。細菌易由此侵入。故醫師或產婆之手及收生鉗子宮鏡。與其他衣服綿紗等物。如未消毒。則病原菌藉其媒介。得入產婦之生殖器內。營其作用。生出一種的毒素。被血液等吸入。產婦遂發生三十八度五分以上至四十度之高熱。或惡寒戰慄、脉搏疾數、煩渴、頭痛、不眠、下腹疼痛（亦有不痛者）關節痛、全身發膿瘍、流惡臭之惡露、發黃疸、咳嗽、胸痛。如發腹膜炎時。則更起腹部膨滿、劇痛、嘔吐等症。而產婦遂不免於死。故嚴重消毒。實醫師產婆對於產婦絕對的天職也。世人不察。每年斷送產婦小兒生命者。何可勝道。不過此次王某告發。閱者不免詫異耳。實則類此者正數見不鮮。雖然。不能以此責該女醫生。女醫生爲廣州女醫界有數人物。消毒一端。豈尚未知。且其主任之某醫院。現因地方不敷。正大加擴充。則其見重於社會可知。王某此次之稟控。不過無理取鬧。欲藉此以洩恨耳。又烏知彼已先僱穩婆爲催命之符耶。我國社會大都有一種陋俗。平時則不信西醫（指有學識的西醫而言、若今日之毫無學識、只識幾種西藥、即自命爲西醫者、我亦不信他、）及病至垂危。則姑作孤注之一擲。延西醫診視。愈則淡然置之。斃則百口交加。咒罵不已。甚且控告之。余謹告各同志。如爲人診病。須提出十二分精神纔好。再此事致該產婦於死之究竟。未得確知。記者未便將此醫生姓氏宣布。緣我國醫界尚在幼稚時代。故遇事但依正理評論。不敢稍存攻擊。是亦記者隱存扶植醫界之微意。還望該醫生珍重前途可也。（蓮伯）

徙瘋人於海島　粵垣警察廳呈都督。將覓得石龍海島。遷徙瘋人。請察核批示。文云。前因財政司限制瘋院口糧。本廳竹經呈明爲正本清源之計。非將瘋院覓海島遷徙。

不能杜其流毒。茲已覓得東莞縣屬石龍鎮海島。係德國傳道會干拿利醫生所置。現收養瘋人甚多。干醫生已允擔任政府辦理此事。於此島內安置男瘋人。干並由其會內提出款項。再購私有海島。以安置女瘋人。建築費共估計洋三萬圓。除由干醫生自行捐募五千圓外。尚需二萬五千圓。應請即由財政司如數核發。建築之後。分島安置男女瘋人。此後傳染日稀。將來口糧自能逐漸減少。除咨核計院財政司外。合呈察核批准。後再將建築工程細數圖說呈核。此呈。奉都督批。據呈已悉。仰候核計院核明咨司發給可也。此批。

按此所謂瘋。即癩病也。吾國有之已數千年。其餘如日本、九州、印度、瓜哇、波路昆半島、墨西哥、土耳其、西印度、芬蘭等處均有之。說文謂之癘。解之曰惡疾。巢氏病原候論謂之癩。釋之曰惡風。蘇沈良方直謂之大風。今日人猶名之曰癩。而我粵則呼之爲大痲瘋。然無論其爲癘也。癩也。瘋也。歷數千年而仍未能究出其病原與其眞相。(朱震亨本草衍義補遺、發明大風子油療癩病、今世界尚公用之、差足爲中國醫界生色)舉凡白斑病、狼瘡、象皮瘡、寄生性鬚瘡、樹膠腫性黴毒疹、纖維軟腫等之類似瘋病者。吾國醫界均以瘋視之。世俗附和其說。或謂瘋有三十六種。或謂有百三十種。至西歷一八七一年。阿爾馬烏亨存氏。始發見瘋之病原實爲桿菌。迨一八七九年。那衣在爾氏悉心研究該菌性質。爲世界學者所公認。此菌長約四乃至六米庫倫。（一密迷千分之一）闊約一米庫倫。形酷肖結核菌。中央或末端有卵圓或圓形之小體。染色時不着色。常存於瘋病者之皮膚、神經、淋巴腺、肝臟、脾臟、睾丸、粘膜。有時見於瘋病者之細胞內及組織內。故凡患者之鼻分泌液。皮膚潰瘍液。呼吸器排洩液。均有菌存在。其侵入之路。大都由皮膚小創傷口、粘膜剝脫面等。癩病可由其皮膚發現的狀態而別爲三種。一斑紋癩二結節癩。三神經癩。此三者世界各國已認作傳染病。都在法律限制中。凡建設癩病療養所、收容所、救護所。政界慈善界均慨出巨貲。若搆造法、管理法、消毒法、治療法。醫藥界中人。則無不竭力研究。（日本醫學雜誌第四十八號、載明治四十一年日本癩病療養所之建築費豫算、東京十二萬四千元、大阪九萬八千餘元、熊本七萬五千餘元、香川四萬五千餘元、青森四萬餘元、）而吾國則何如。凡士夫婦孺見患癩病者。莫不掩鼻而過。疾趨而避。知此病之能傳染。然詢其何以能傳染。微論人都不知。即詢諸醫生。亦均屬茫然也。（蓮伯）

林萬成年三十六歲廣東番禺縣人清光緒三十年肄業香港光華醫院宣統二年補充陸軍軍藥局司藥生宣統三年十一月調充陸軍第十二混成協砲隊第六標一營軍醫旋隨剿河南府屬土匪出力請奬案內得保軍醫副軍校中華民國元年十月經陸軍部核准現充陸軍第十二混成協砲隊第六標一營軍醫辦事不辭勞瘁

劉榮發年三十一歲廣東三水縣人清光緒三十年肄業廣州博濟醫院三十三年充藥劑師宣統元年補司藥長三年充第十二混成協砲隊第六標一營軍醫長旋隨剿河南府屬土匪出力請奬案內得保軍醫正軍校中華民國元年十月經陸軍部核准現充陸軍第十二混成協砲隊第六團第一營軍醫長黽勉公益頗具熱誠

何清傑號秉如年二十五歲直隸天津縣人清光緒三十一年肄業軍醫學堂宣統元年二月畢業考列上等七月奏補軍醫協軍校十二月補充步隊第十七標第三營軍醫長二年六月調補禁衛軍輜重營軍醫長十一月充京南大紅門一帶疫症檢查所所長三年八月充訓練禁衛軍衛生隊隊長後充天津紅十字會醫員中華民國元年六月充陸軍第十二混成旅軍醫員於醫學頗多經歷

孟緒德號小山年三十八歲浙江錢塘縣人清光緒十七年肄業唐山礦務醫院二十

一年畢業充毅軍醫官二十三年因克復連山關分水嶺等處得保儘先拔補把總並加守備銜二十四年肄業美國匯文大學堂二十六年畢業二十八年充武衛右軍正醫官三十一年改編陸軍充隨營委員兼理醫藥三十二年充陸軍第六鎮砲隊六標副軍醫官宣統二年調赴奉天辦理防疫三年得頭等精勤獎章七月永平府大操充輕氣球隊醫官旋隨剿河南府屬土匪出力請獎案內得保軍醫協參領中華民國元年十月經陸軍部核准現充陸軍砲隊第六團副軍醫官頗著聲望

陳華錦號麗堂年二十五歲廣東南海縣人清光緒二十八年肄業廣東同文大學校醫藥科得優等文憑三十一年肄業北洋官醫院宣統元年二月畢業旋補軍醫副軍校十月充步兵二十三團第二營軍醫二年九月充該營軍醫長十一月充防疫團副檢查長十二月充保定府防疫會醫員三年十月補第十二混成協副軍醫官兼充院長旋隨剿河南府屬土匪得保軍醫協參領並加副參領銜中華民國元年十月經陸軍部核准現充陸軍第十二混成旅副軍醫官學識優長為醫界中巨擘

游士楨江西南城縣人現僑寓福建建陽縣工詩賦文章等學又精醫術行醫多年全活甚衆年來與同志開設藥號以濟人利物

再版

新撰病理學講義預約劵廣告

新撰病理學講義。無錫丁福保譯述。裝訂三巨册。定價大洋四元。初次印二千部。刻已售罄。而遠近各處來購是書者。仍絡繹不絕。恐負購書諸君惠顧之雅。擬再印二千部。前曾登醫報聲明。已將出版。先售預約劵五十部。每部概售大洋兩元。郵費三角。五十部以外。須照原定價目計算。是書之內容。先冠之以緒言。詳述病理學歷史及定義、病源、病因、通性等。次爲疾病論。共分七章。第一章疾病之類別。第二章疾病之名稱。第三章症狀（症候）第四章診斷。第五章豫後。第六章經過。第七章轉歸。並附序論。後共分五篇。第一篇論循環障礙。第一章全身循環障礙。第二章局所循環障礙。第二篇論營養障礙。第三章退行性變化。第四章進行性變化。第三篇論炎症。（焮衝）第一章概論。第二章炎症之種類。第三章炎症之治愈機轉與組織增殖。第四章海莫答機斯或曰海莫德羅必斯謨斯。第五章細胞之貪食作用。第六章巨大細胞形成。第七章炎症之意義。第八章炎症論現代之地位。第九章肉芽性炎症或名傳染性肉芽腫瘍。第四篇論腫瘍。第十章結締織腫瘍。第十一章上皮性腫瘍。第十二章畸形狀腫瘍。或名畸形腫。第十三章腫瘍之診斷。第五篇論一般病源論。第一章序論。第二章酸素輸入之停止或減少。第三章食物缺乏。第四章理學的刺戟。第五章氣候。第六章四季及時候。第七章土地。第八章衣食住。第九章職業及習慣。第十章働作。第十一章化學的刺戟。第十二章寄生物。寄生物分三類。第一類原始動物。第二類內臟蟲。第三類節足動物。終之以植物性寄生物。（細菌）備載分裂菌、發芽菌、絲狀菌等。以是觀之。病理學講義一書。於科學上爲研究疾病所必讀之書。苟能悉心探討。從事研究。則於病理上所有之一切疑難。自能了然於心目間。臨診時不致毫無把握。而苦於不能着手。此可斷言者也。至何者爲病之外因。何者爲病之內因。猶屬研究病理學講義者之餘事耳。敬告各處購書諸君。欲購此書預約劵者。書款須從郵局匯寄。收到即行將書寄上。郵票不收。

上海派克路昌壽里五十八號醫學書局謹啟

再版

醫說續醫說預約劵廣告

醫說十卷。宋張杲撰。是書分四十七門。集自秦至宋之大成。欽定四庫提要謂其取材既富。奇疾險症。頗足以資觸發。而古之專門禁方。亦往往在也。蓋三世之醫。淵源有自。固與道聽塗說者殊矣。此書之所以貴者。以其所引之書。皆唐宋以前古書。其簡要之處。亦皆唐宋以前之古方。語語有實用。字字有來歷。學者讀此可以知吾國宋以前醫學程度之高。續醫說十卷。明俞弁撰。是書集宋以後至明之大成。援據賅博。立論能發前人所未發。二書共二十萬言。外間絕少善本。前印五百部。定價大洋一元四角。郵費在外。刻因售罄。再印五百部。售預約劵五十部減收大洋七角。郵費兩角。郵票不收。須滙現洋。特此布告。

上海派克路昌壽里五十八號醫學書局謹啓

再版

國朝名人書札預約劵廣告

此書係搜集國朝名人百餘家通用手札編輯而成。共分十四類。一、通問類。二、復答類。三、請求類。四、復謝類。五、延請類。六、辭卻類。七、餽贈類。八、祝賀類。九、唁慰類。十、借助類。十一、頌讚類。十二、論述類。十三、規諫類。十四、家書類。每類又分子目數十門。指明其所爲何事。所求何物。全書書札幾及千篇。分訂三巨冊。世界文化日進。人事日繁。韶華轉眼。寸陰可貴。吾國各界。素尚尺牘。一紙虛文。不憚攻究。費有限之精神。耗無窮之腦力。莫此爲甚。何如熟讀此一部成書。而於濡筆揮毫時。可不費思索。能頃刻立就之爲愈也。前印一千部。頃已告罄。原定價目大洋一元五角。郵費在外。今再版售預約劵五十部。減售大洋七角半。郵費兩角。　再有再版尺牘十種。每種各售預約劵五十部。亦減收半價。張嘯山先生尺牘大洋一角。顧亭林先生尺牘大洋一角。朱鼎甫先生尺牘大洋一角。吳穀人先生尺牘大洋一角五分。陳其年尤西堂兩先生尺牘大洋一角。惲子居張廉卿兩先生尺牘大洋一角。洪稚存楊蓉裳兩先生尺牘大洋一角。管異之梅伯言兩先生尺牘大洋一角。芙蓉山館師友王眉叔先生尺牘大洋一角。劉芙初李申耆兩先生尺牘大洋一角。欲購國朝名人書札及十種尺牘預約劵者。均外加郵費。每一種三分。郵票亦一概不收。須由郵局滙兌現洋。耑此奉告。

上海派克路昌壽里五十八號醫學書局謹啓

函授新醫學講習社簡章

報名處在上海新馬路昌壽里五十八號中西醫學研究會

第一條　仿實業函授學校之例。以通函教授法。教授各科淺近普通新醫學。故定名爲函授新醫學講習社。

第二條　函授期限定爲一年。仿嚴有陵先生等發起之師範講習社之例。一年期滿。舉行通信試驗。及格者給予證書。

第三條　學科以解剖學、生理學、病理學、藥物學、內科學、外科學、婦人科學、衛生學爲範圍。所編之講義。凡二十餘種。皆淺近易曉。爲門徑中之門徑。階梯中之階梯。

第四條　寄上之講義。及選定之書籍。倘有疑義。可通函質問。

第五條　西藥實驗談一書。大都皆特效之方。屢試屢驗者。方內所引用之藥品。可由敝處代購寄上。其如何用法服法。均詳載無遺。學者如已有此藥。則不寄。凡毒藥一概不寄。

第六條　無特效藥之疾病及疑難險症。用函授法。殊多隔膜。概從删削。

第七條　程度以漢文清順者爲合格。年齡概不限制。

第八條　學費每月二元。講義費七角。郵費三角。每月合計三元。一律按月先繳。書籍費藥費。臨時按原價照算。

第九條　學者試習一月。或以此法爲不善。或毫無心得。或別有事故。均可隨時退學。

無錫丁福保仲祜謹擬

內務部咨覆江蘇都督請取銷醫醫研究會立案一節並飭停辦學校文 民國元年八月

爲咨覆事。接准來咨。內開醫醫研究會不守研究學術範圍。應即取銷立案。請即查照施行等因到部。查醫醫研究會會員裴國華等。前曾禀奉內務部飭令修改會章准予立案。原以學會宗旨。除研究學術外。別無事事。乃該會竟冒稱南京府府有機關。其對於地方行政官。於衛生事宜。有監督參與之權。查該會原呈中無此條件。何得以本部已准立案爲藉口。遂行私改會章。挾制官長。夫以私人團體研究學術。本爲法律所不禁。而該會竟欲干預地方行政事宜。實屬侵權越法。所請立案一節。應即取銷。至前呈所列各書目。如中西醫史、四字經、中西時病臨床比較書等教科書。實屬創開。且該會時以朦混爲事。斷不能嘉惠後學。應請飭令醫醫學校停辦。以免貽誤子弟。相應咨覆貴都督。希即轉飭遵照可也。此咨。

近有以內務部取銷南京醫醫研究會事。誤傳爲取銷中西醫學研究會者。故特覓內務部咨江蘇都督原文。登錄報端。以供衆覽。而釋羣疑。

編者附識

函授新醫學講習社續招新社員廣告

本社前仿實業函授學校之例。以通函教授法。教授各科淺近普通新醫學。創辦後前次入社諸君。已早屆期滿。旋行通信試驗。其合格者。各給以最優等優等中等畢業證書。本社茲爲普及醫學起見。再行續招新社員。並大加擴充章程。悉照第一次之規定。函授期限。仍定一年。講義仍照第一次之辦法。按月寄呈。學費講義費郵費每月合計大洋三元。一律按月先繳。凡海內有志學醫諸君。請速報名爲幸。

上海派克路昌壽里五十八號函授新醫學講習社謹啟

覆陳也愚書

丁福保

也愚仁兄大人執事。日前奉手簡。獎借逾量。慚戢無已、貴校所用之生理衛生學講義。卽弟曩時在京師大學、任生理學教授時所編之講義也。迄今已七年矣、其學說已舊。故別編生理衛生學教科書。今已發行。執事篤志醫學。欲使弟仿歐美函授例。用通函教授法教授。弟自維資性樸魯。學且不逮。曷敢言教。惟近數年來。在西藥之經驗上。往往有一得之愚。如某某藥、可以退熱。可以安睡。可以止頭痛、胃痛、四肢骨節痛。可以化痰止咳。可以通利大小便。可以止血、止痢、止氣喘、退水腫等。皆各有特效之方。擬將各方及方內之各藥性、編爲講義。用函授之法。每月寄呈一次。尊意以爲何如。凡藥品各處可以購辦、如內地無東洋藥房者。敝處亦可代買。至疑難之症。一因學術譾陋。且非懸揣所能診斷。二慮往復轉多疑誤。有此諸阻礙。姑擬從闕、如爲局外商確集思廣益、弟亦不敢避嫌也。所詢課程先讀何書。次讀何書。及月脩郵費等、弟當另編章程、俟印成後。卽行寄上。來函謂當具受業券。孟氏云、人之患在好爲人師。弟何人斯、敢犯孟氏之戒乎。凡願讀通函教授之講義者。義本切磋。一律以友朋相視。弟曩時曾爲竢實學堂算學教習者三年、又在京師大學、教授算學生理學者亦幾三年。聽講者恒數百人。從未敢以師自居。以弟子視人也、况僅在郵筒往來、而敢儼然以師自居乎。覼縷奉覆、敬候福履、馳企之抱。難以言宣。

函授六便

藉郵筒之便施教授之方直使千里朋友如在一堂晤對就近從學能令不出戶庭而得灌輸西學其便一以公

餘之暇研究學術其便二譯成淺文雖未諳外國文字者皆能了然其便三不限程度年齡俾有志者不至向隅其便四縮短學業期限不必入校肄業而亦有速成之效其便五學費無多不至如措辦出洋資斧者諸多困難其便六有此六便凡所以爲學界計者亦云至矣此李先生平書沈先生信卿創辦函授實業學校之言也余於函授新醫學亦云

函授問答

或問曰，學校教授所以增進人之知識啓發人之思想尤貴耳提面命師弟晤對方可收啓迪之功若函授之法無乃嫌其疎而不切近乎　答曰唯唯否否若以函授之法爲不足尙則世界通行之報紙往來之郵筒皆屬無效焉以報紙爲無效必也每事親訪而後可以郵筒爲無效必也造廬敘談而後可是直謂一切印刷品繕寫品皆可付諸東流矣吾知其必不然也今即以入校諸生而論其所以有進步者豈日對教師之肉體而然乎抑咸受教師之智識而然乎如必晤對教師之肉體何以在校學生雖受教師之約束亦有未見進步者且比比皆然也反是以思自不待辯而明矣故吾函授學校專以智識啓人是由教師編印講義而非由教師口授講義並由學生默誦講義而非由學生聽受講義其法雖殊其獲益則一也況在歐美各國函授學校之盛求學者奚啻數百萬人所以補助國中實業教育之不足至精且備安得以函授爲疎而忽之哉（錄李平書沈信卿兩先生實業函授學校問答語）

寶威大藥行製藥公司廣告

疾病者、爲人生無形勁敵、恒使人惴惴恐怖、與吾人性命相搏擊、欲抵禦之、當以良藥爲最利之器械、然天下良藥、無過寶威大藥行之所製、

自古以來、人之於疾病、專心研究、欲得醫治之藥、逮至今日、而醫學成精美專科、故藥物精奇、終不外乎醫學之發達、寶威大藥行製造各藥、均依科學最近發明妙用、寰球藥品、殆無出其右焉、

近來東西各國、其藥品輸入中華、不勝枚舉、然皆未有如寶威大藥行之良藥、名傳遐邇、亦無能如本行良藥、素蒙世上著名醫士、羣所稱揚樂用者也、

本公司製造藥物、品極純正、權量準確、携帶靈便、雖經寒帶赤道、其性質不稍改變、尤爲特色、非他家所能及也、又本公司良藥適口易服、或備家用、或水陸旅行、隨身携帶、均極利便、且每種藥品、均詳明服法用法、本公司所製品物、曾往近世最大博覽會陳賽、所得奬賞功牌、數逾二百二十餘事、均掄揚本公司所製良藥、有奇特之化學妙工、

倘中外醫學界　諸君、欲索華文仿書、請函致上海四川路四十四號本藥行、當即郵奉、郵資不取、　（祈寫明因閱中西醫學報云云）

中華民國二年二月出版

中西醫學報

第三年第七期

本期之目錄

論說
臨牀病理學緒言 丁福保
醫學與國家之原理 周頌聲
中國加入紅十字會之原致 陳憲鎔
自新醫學校同學錄序 陳邦賢

學說
霍亂實驗談 戴保華
幼兒衛生一夕談 陳邦賢
學校衛生譚 陳邦賢
食鹽與人生之關係(誤入) 陳衍芬
鼻與消化器之關係 張傅霖
鼻與生殖器之關係 張傅霖
乳兒法 蘇若由

譯稿
萬國衛生博覽會章程(續)

叢錄
中國在羅馬萬國衛生博覽會陳列得獎緣起
函授新醫學講習社第一次試驗名單
醫事新聞
中西醫學研究會會員題名錄

本報全年十二冊本埠八角四分外埠九角六分上海派克路昌壽里五十八號無錫丁寓發行

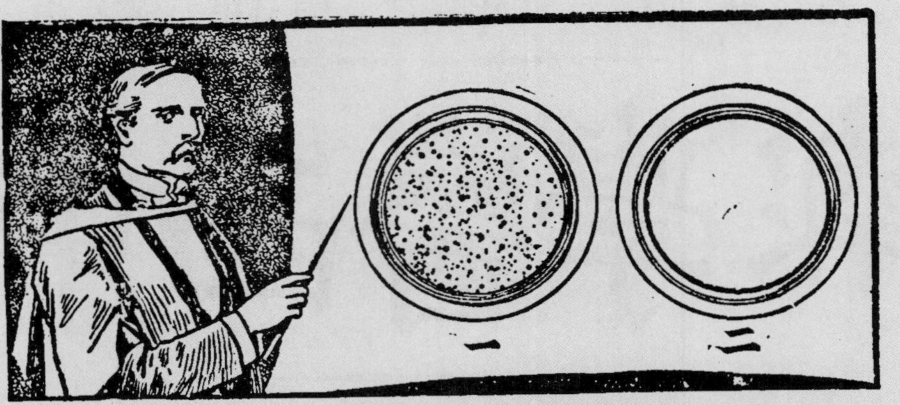

福美明達如何醫治喉痛

喉痛一症、諸醫皆知爲微生蟲之故也、此種微生蟲浮沉於空氣中、最易吸入喉際、故欲療治或欲脫免此症之法、莫要於先殺滅此種微生蟲也、福美明達 Formamint 所有殺滅微生蟲獨步之功能、已常有人爲之作證、即如柏靈最著名之格致家、披阿可司該君、曾惠最新奇之證據、用圖說以表明之、其法以玻璃二片、均塗以微生蟲最蕃盛之物質、其中一片、再塗以福美明達所融化之口津、然後將兩片玻璃露於空氣中、越二日後驗之、見第一片上所有使喉痛及傳染等病之微生蟲、其數倍增、而第二片上之微生蟲、毫無滋生、且所有之微生蟲、盡被福美明達所殺滅、此第二玻片、即表明凡服福美明達者、其口與喉所有之喉痛及他種傳染症之微生蟲、亦若是之消滅殆盡也、然購者務須購買眞正華發大藥行之福美明達 Formamint 蓋天下惟有此藥、有如是之功效、此藥爲倫敦華發大藥行所獨製、每瓶五十片、整瓶出售、並不零賣、

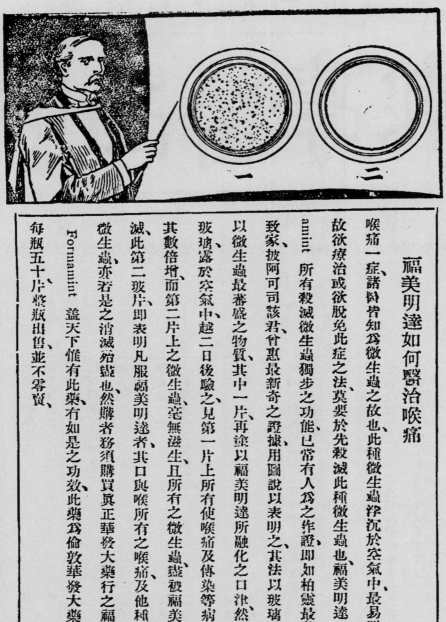

最著之證書

最著之證書

馮雷騰醫學博士、爲栢靈醫學大學堂內、第一醫學講習所之掌教也、

馮雷騰醫學博士、於內科用藥一道、研究最爲專精、故其所致與製造散拿吐瑾延年益壽粉主人之保證書、於閱報諸君覽之、最有裨益焉、其言曰、余在醫院診疾、或出外行醫、常最喜用散拿吐瑾Sanatogen延年益壽粉、與身體軟弱之病人服之所奏功效、非常滿意、

馮雷騰頓首

散拿吐瑾Sanatogen延年益壽粉各藥房均有出售

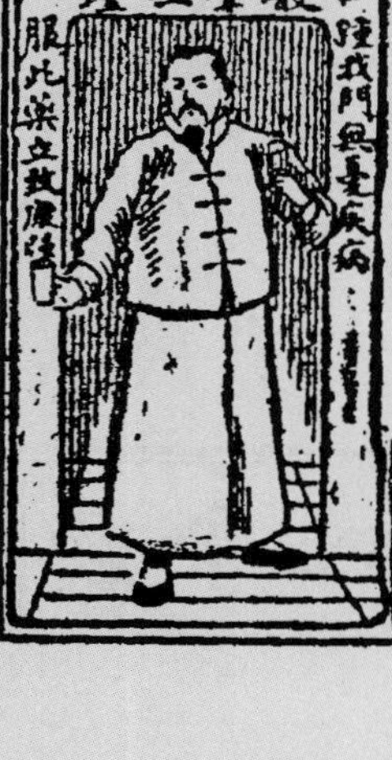

散拿吐瑾延年益壽粉

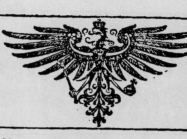

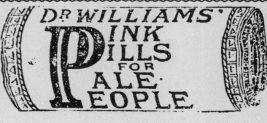

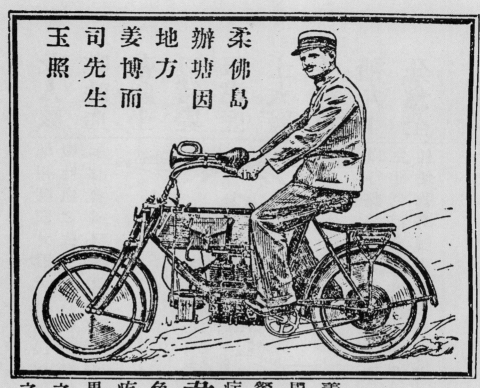

浦東大團
勵志女學校長

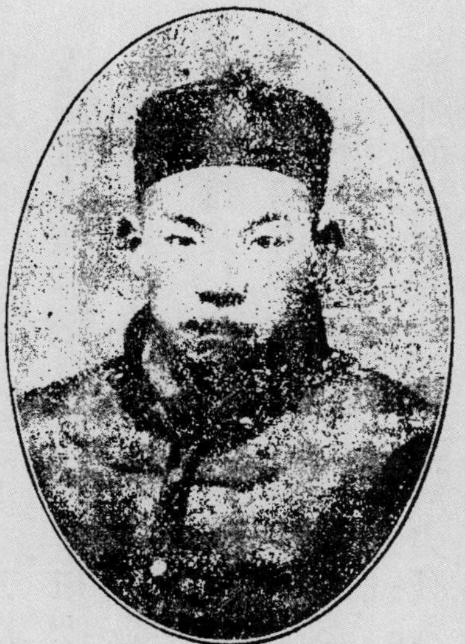

俞劍盦君玉照
服自來血之證書如下

五洲大藥房台鑒鄙人身軀素弱每作事過勞輒氣促異常近膺勵志女學教務愈形困憊夏間舍親冷君由滬上來以
貴藥房之自來血見贈並謂此藥克治百病鄙人從而服之其味甚甘不禁喟然曰古人云良藥苦口此物甚甜必無功效然既蒙親友之惠棄之似不合理姑以服糖湯目之可耳詎意甫服一瓶功效頓見蓋曩時每上一課輒氣喘汗流今則略減矣因連服二瓶而精神倍常爰略述數語以謝　盛德並希抄登各報俾同病者得有所問津焉

浦東大團勵志女學校長俞劍盦額手

上海五洲大藥房抄登

半夏消痰丸

每瓶大洋一元

功效　一治溫痰、寒痰、燥痰、濕痰、以及老年痰多等症。　二治各種痰之不易吐出者。能將氣管內之分泌液化薄。故爲袪痰藥。　三治晨咳、夜咳、燥咳、寒咳、勞咳、以及傷風咳嗽等症。故爲鎭咳藥。　四治呼吸器病之喘息。及心臟病之喘息。故又爲呼吸困難之緩解藥。有此四端。所以咽頭炎、氣管支炎、肺勞病、百日咳、流行性感冒、氣管支喘息、肺炎、肋膜炎、等。皆可治之。

用法　每食後服四粒至五六粒爲止、一日三次、用開水過下、

衛生　房內空氣宜流通。嚴禁煙酒。宜習練深呼吸法。深呼吸者。在日光下。潔淨之。空氣中。挺身直立。緊閉其口。將肺內之濁氣。從鼻孔。盡力。呼出。呼至。不能。再吸。於是。將外面之清空氣。從鼻孔。用力。吸入。吸至。不能。再吸。第一次。行完後。休息片時。再行。第二次。每日朝暮。可作二回。每回可作十餘次。其效果。能使肺臟擴張。肺內之容積。變大。肺葉之尖。因深呼吸之鼓動力。亦能盡其功用。以營其呼吸。預防肺病之法。莫妙於此。

無錫丁氏監製

總發行所上海棋盤街文明書局及各埠文明書局

奉送育兒寶鑑廣告

本公司現印就最有益家用良書。取名育兒寶鑑。是書英文原本。早巳分送。各國均奉之爲至寶。本公司不惜工本。將此書譯成華文。俾中國育兒諸家。同享其益。况中國育嬰一道。甚不講求。屢因兒母乏乳。飼以罐頭牛乳。新鮮牛乳。以及乳糕并各種不適用食品。飼養嬰兒。以補助其不足。不論嬰兒月份多寡。腸胃能否消化。致受病而夭殤者。不知凡幾。間有微恙。兒母閱歷未深。亂投藥石。致病沈重。或有天花紅痧喉風等症。不知預防離隔。致傳染者。亦不知幾許。是書最講求嬰兒一切食品。並治理各種疾病之善法。無不便捷詳明。瞭如指掌。種種不勝登載。如有欲得其詳細者。請於函內附郵費寄至上海北京路郵局對門八號。本公司將此書寄奉。寄費本埠郵票一分。外埠郵票三分。須注明住址爲要。倘親友不見此廣告者。請爲通知。俾可得以問津。本公司所製各種代乳粉。無論中西嬰兒。由初生至長成。均用之與體質脗合。且能强健發育。永保無憂。

總行英京　分行上海　愛蘭漢百利西藥公司謹啓

患風濕之痛苦

上海女子賴韋廉士大醫生紅色補丸而除其痛苦

上海靶子路一百三十六號賴公館女管家阿福姑娘云余自少患風濕骨痛十有三年之久慘苦莫名有時骨痛更甚不克行路指臂腫痛全體皆病心甚憂懼難望告痊各醫束手約三年前余聞趙子君先生曾服韋廉士大醫生紅色補丸而愈其風濕之症余亦試服兩瓶之後足腫全退再服之身痛全止韋廉士大醫生紅色補丸愈我之疾迄今三載從未復發焉

上海女子賴韋廉士大醫生紅色補丸而除其痛苦

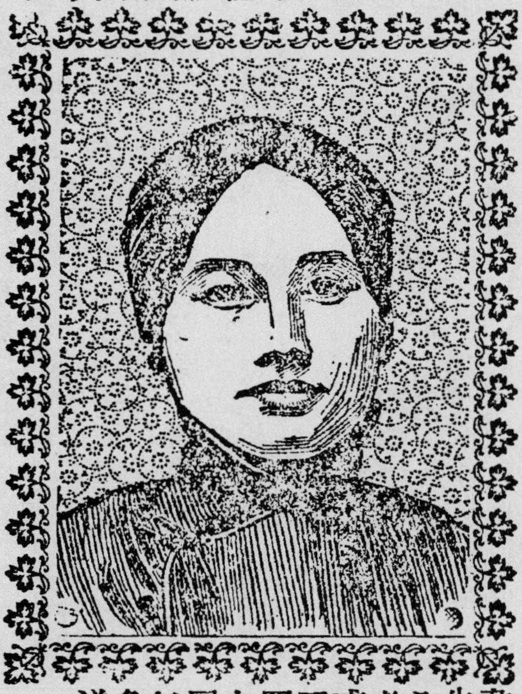

韋廉士大醫生紅色補丸凡經售西藥者均有出售或直向上海四川路八十四號韋廉士大醫生總藥局函購亦可每瓶一元五角每六瓶大洋八元郵費一律在內

認明丸藥眞樣

臨牀病理學緒言

丁福保

一　開端

臨牀病理學。Patholgische Physiologie(Klinische Pathologie)共分十編。曰誘導篇、曰傳染病理、曰自家中毒病理、曰新陳代謝病理、曰血液病理、曰泌尿病理、曰循環病理、曰呼吸病理、曰消化病理、曰神經病理。日本田中祐吉氏原本也。譯既竣。乃略述各國病理學變遷之迹。使學者知西洋古時之病理學說。其支離附會牽强穿鑿之失。亦與吾國略同。特以近百年來彼國醫學之進步。有一日千里之勢。而吾國之醫。不但無進步且退化甚速。於是乎舊醫之與新醫。兩相訾謷齟齬扞格。截然而分爲二。管子曰。民知十已。則尙與之爭。曰不如吾也。百已則疵其道。千已則讐而不信也。吾知是書一出。有與之相爭者。有疵其道者。有讐而不信者。各隨其人之程度。而所見各異矣。然吾國之好學者。讀此書。恍然如寐之方覺。如醉之忽醒。皆翻然思改其所爲者。未嘗無其人也。予日望之矣。

二　中國之病理學說

吾國古無病理學專書。其言病理者。大抵散見於內難傷寒金匱以及後世各醫籍中。每謂疾病有外邪與內生之別。外邪卽風。故以風爲百病之長。其自內而生者。卽七情六慾所釀之疾病是也。又有五運六氣之說。以甲乙土運、乙庚金運、丙辛水運、丁壬木運、戊癸火運爲五運。以少陰君火、少陽相火、太陰臣土、陽明燥金、太陽寒水、厥陰風木爲六氣。又以五臟配五行。本古尚書說。由來舊矣。後世之談病理者。金劉守眞專主瀉火。多用凉劑。張子和以風寒暑濕燥火六門。爲醫學之關鍵。立汗吐下三法、以攻病邪。李東垣力革劉張二氏末流攻伐之弊。以滋補脾胃爲主。元朱丹溪倡陽常有餘、陰常不足之說。先是隋大業中巢元方等。以爲萬病皆生於眞陽衰、寒邪傷之。故學元方者專用溫熱。至劉守眞用凉劑。則元方之說一變矣。李東垣補脾胃。則守眞之說又一變矣。朱丹溪以治痰順氣爲主。則東垣之說又一變矣。清徐大椿之論病理。自岐黃以外。秦越人亦不免詆排。凡劉守眞、李東垣、朱丹溪、皆遭駁詰。清黃元御詆訶歷代名醫。無所不至。以錢乙爲悖謬。以李杲爲昏蒙。以劉完素朱震亨爲罪孽深重。擢髮難數。徐黃二氏。文詞極爲博辯。在醫林中殆猶毛奇齡之說經也。吾國古來之病理學說。其變遷之大畧如此。

三　印度之病理學說

考西曆紀元前千五百年之埃及時代。疾病治療之法。固已昭然於史冊矣。印度醫學。於紀元前五六世紀之際。已達於極點。謂人體由地水火風四元素之混合而成。因其配合之狀態而有寒暖燥濕之不同。疾病則歸諸空氣、膽液、粘液三者混合之變化。由是液體病理學說漸漸發現矣。然當時醫療之職。由僧侶所司。故當時所主張之病理學說。終不出神秘之空論也。

四　醫聖歇撲氏之病理學說

使醫學脫神秘空論之束縛而立於學術的觀察及經驗之上者。實爲歇撲氏 Hippocrates 之力。（歇撲氏者七代相續、其第六代卽大歇撲氏、紀元前四百六十年生於希臘國之考斯、Kos 紀元前三百七十五年、歿於拉里薩、其學派、謂之考斯學派、Koische Schule)歇撲氏之遺書傳於今日者甚多。其病理學說。區爲四主液。卽血液、粘液、黃色膽汁、黑色膽汁是也。身體既由此四液而成。因其混合之變調。而後發各種之疾病。血液者。可由日常所見而知之。粘液者。每日鼻孔流出多量。故以爲成於腦中。黃色膽汁者。因吐物中含有膽汁而名之。惟黑色膽汁。不知何所指而云然。此係嚮壁虛造之說也。或謂脾臟所生云。

五　液體病理學

主唱液體 Humores 之病理學。即後人所謂液體病理學 Humoralpath lcgie 也。歇撲氏以後。又不免稍生變革。下傳於羅馬。至犿賴氏 Galenus (或單稱 Galen) 而始大成。(犿賴氏生於紀元百三十一年、歿於二百零三年、柯謨穆慈斯 Commodus 幼帝之侍醫也、)

犿賴氏因解剖豚、猿等動物體。爲實驗解剖學、生理學、病理學創始之人。主張歇撲氏之學說。據犿賴氏之說。身體自歇撲氏所發明之四主液及固體成分而成。又有一種之元氣(即普內買 Pneuma)支配之。健康與疾病。即關於四主液混合之狀態含量及作用之如何。一一著爲論說。幾及五百編。其造詣之深。可想見也。迨至十六世紀。巴剌塞氏與瀉柴氏出而大加改革。犿賴氏學說漸被排除。然液體病理學。又建設於化學的基礎之化學說 Chemiatrie 至哈斐氏 Harvey 發見血液循環。而血液竟占病理學上重要之位置。及十九世紀之初。葉安氏 Andral (法) 出而提倡血液病理學 Haematopatholcgie 於主要之局所變化。不惟歸諸毛細血管之障礙。且謂基於血液之分析。始發生病的血液學。Pathologische Haematologie 繼而洛氏 Rokitansky（澳）出。於安氏之血液病理學更形進化。其論血液混和狀態之變化也。謂血液成分。（卽纖維素及蛋白質、）在各種之疾病。易起特異之變態。致病的血液混和之物質性態各有不同。而後起諸種之血液變化。又因滲出作用。自血管排出。遂爲局所性。此論風行全歐。頗爲社會之所公認。

六　固體病理學

與液體病理學相對峙者。則有固體病理學。Solidar pathologie 爲稱賴氏以前之亞氏 Asclepiades （紀元前一百二十八年至五十六年）所創設。亞氏爲輸入希臘醫學於羅馬之鼻祖。力排歇撲氏之液體病理學。謂各種疾病之原因。全由於固體成分（卽原子 Atom）之混合異狀。諸種之症候。全由於物質混合之狀及其形態之異動。此學說在當時本無勢力。至稱賴氏之液體病理學發現。而亞氏之名譽全失矣。

七　神本病理學

自液體及固體病理學說之外。尚有巴刺寨氏 Theophrastus Paracelsus 之說。爲最著名。（巴刺寨氏、一千四百九十三年、生於瑞西、一千五百四十一年、歿於澳國、）巴刺塞氏及其後海爾孟氏 Van Hellmont 之學說。使擀賴氏以來之液體病理學說。歸於根本的破滅者也。巴氏研究疾病與靈魂之關係。以疾病爲一種變化之生活機能。假想其對於物質之一種精靈。而名之曰神本。Archaevus 凡身體各部。均有特有之神本。神本麻痺。不能誘導身體內之化學的作用。而排泄其廢物。即惹起種種疾病。此說在當時人人傾向於神秘論時。頗得多數之贊同焉。

八 靈魂病理學

哈爾來大學教授斯氏。Georg Ernst Stahl（一六六〇年至一七三四年）對於神本說。代之以有意識不死不滅之靈魂說。（即,,Anima"）謂靈魂司身體構成及種種之運動。排除其障害治療作用之原力。此學說謂之精魂說。Animismus 繼斯氏之後者。更進而說明健康的及病的生活之區別。以爲各種之生靈。Lebensgaistern 常循環於身體中。而爲作用之先導云。

九 神經病理學

與斯氏同時代之際。荷蘭有卑爾氏 Hermann Boerhaave 者。創設拉伊頓。（荷蘭都會）學派。其影響及於一世紀間。卑氏對於身體各異之機能。而下觀察。務於科學的觀察其器械的關係。其門下哈爾列魯氏。Haller 由生理的實驗。而知筋肉之興奮性。因刺戟而起收縮性。又就對於知覺作用及生活作用之神經之意義而證明之。創設所謂神經病理學。Neuropathologie 因之知生活與身體部分。常密相關聯。實可視其作用並非離身體而別有精靈之存在。是時人皆以爲身體組織常有一種之力。（卽生活力、Lebenskraft）此力與各種物理學不同。但尚以類似之狀態。而與生物相結合。此學說謂之生活力派。Vitalismus 於十九世紀之前半。尚盛行之。

十　寄生說病理學

此外更有不可不舉者。寄生說 Parasitismus 是也。疾病爲寄生物之觀念。由來已久。曩時卽已入於病理學中。如巴刺塞氏以疾病爲生活物中之一生活物。爲一個獨立之有機生體。斯氏 C. W. Stark 亦以疾病爲一寄生物。謂具有生活者之主要性狀之一生活機能。希氏 Schönlein 從事於白癬之顯微鏡的檢查。發見所謂阿古利翁。Achorion Schönleinii, Remark 當時視爲液體疾患之疥癬。亦自一小蟲而起。至是而後以疾病爲寄生性之觀念。益得確實之基礎。然疾病之本態與原因。尚未區別清楚也。

十一 病理學眞確之進步

後代之主張固體病理學者。以解剖爲基礎。與以上之假說的學說。全不相同。濁柴氏 Andreas Vesal （千五百十四年、生於白耳義國、千五百六十四年歿） 特創人體解剖學。注意於內臟解剖的異常。至十八世紀中葉。莫爾氏 Giambattista Morgagni（千六百八十二年、生於意大利、千七百七十一年歿。） 與其師華爾柴兒氏 Valsalva 總括多年蒐集之事項。網羅載籍中之病理解剖。著疾病之局所及原因 ,, du sedibus et causis morborum" 一書。而誘導疾病之物質的變化。其事實得以發現於世界。今日之病理解剖學。此其濫觴也。

皮夏氏 Marie Francois Xavier Bichat（一七七一至一八〇二年） 之巴里學派。於此亦大有進步。蓋皮氏本出於生活力派。就身體各部之生活作用而研究之。知各部組織之差別。平時抱負。常欲令病理學確立於組織學基礎之上。不幸中道而歿。不克實行其志。當時門下之俊才。有靈內氏 Laënnec 就褒氏 Dupuytren 等專論臟器之變化。後人所謂臟器說之一派是也。臟器變化之研究。外又有身體各部變化之研究。由適合於科學學理法之觀察法。而得明病變之經過及結果。此一派至格爾氏 Cruveillier而始全盛。厥後偉人威氏 Virchow 出。創立細胞病理學。Cellularpathologie 謂疾病爲變化之細胞及細胞之集族。此說竟成鐵案。多年之爭論。至是而得一歸束矣。

十二　細胞病理學

細胞病理學者。德國病理學泰斗威氏 Virchow 積多年之研究所發明者也。（千八百五十八年於柏林發表）至二十世紀之今日。遂爲各國醫學界所公認。

考病竈 Sede morbi, Krankheitsherd oa. Sitz der Krankheit 之歷史。古代係部位病理 Regionaere Pathologie 即腹病、頭痛、脚病等。中世係臟器病理。Organ-Pathologie Morgagni 即心臟病、肝臟病、肺病等。近世係組織病理。Histo-Pathologie-Bichat 即自實質組織間質組織爲始。及於他之諸組織。至十九世紀之中代。威氏發明病竈在組織細胞。蓋吾人身體之各部。凡肉眼所不能見之組織內。均有細胞生理的現象之發生。原於各細胞病理的現象。亦何獨不然。細胞起變化。則細胞之數量及官能均異常。是即細胞病理之大概也。

威氏曰。各細胞對於營養的刺戟、Nutritiver Reiz 生形的刺戟 Formativer Reiz 及官能的刺戟。Functicneller 則以營養的機能、Nutritive Thaetigkeit 生形的機能 Formative Thaetigkeit 及固有機能 Specifische Thaetigkeit 以應之。病理的刺戟。亦有營養的、生形的及官能的刺戟之三種。是卽疾病之原因。各細胞對之。其固有生形及營養機能之反應。或亢進。或減弱。或消失也。易言之。細胞受病的刺戟之後。其形態及官能均起變化也。

十九世紀之末葉細菌學勃興之結果。發見血清療法。其後人類及動物之各傳染病。將血清注射於主要之部位。便得治愈。故當日之學者。不用威氏之細胞病理說。而用古代之液體病理 Humoralpathologie 解釋之。然自波氏 Pfeiffer 之溶融現象 Bakteriolys 及曷氏 Ehrlich 之側鎖說 Seitenkettentcorie 發見以來。身體之感染、免疫或抗毒之作用。悉基於血液內細胞之分泌作用。由是而威氏之細胞病理說。益形鞏固矣。

十三　結論

考各國之病理學說。愈古則愈虛誕。愈近則愈確實。蓋以病理學之進步。常隨哲學及萬有學之進化而來。非可墨守舊說而故步自封也。日本明治以前。其病理學說。亦以漢醫爲宗。自西洋病理學說輸入後。漢醫說遂居劣敗之地位而盡歸淘汰。學問無論古今、無論中西。惟求其是而已。吾國之研究病理學者。宜擇最新出之病理書熟讀之。則得之矣。然邇來德國之病理學書。大抵詳於組織臟器之解剖的變化。而略於所以發生症狀之故。究其實不過爲一般之病理解剖學而已。日本之病理總論亦然。田中祐吉氏爲補此缺陷計。故作臨牀病理學。臨牀病理學者。即研究病體之生活現象。猶生理學之研究健康體之生活現象也。故又謂之病理的生理學。夫生理學與解剖學相合。則健康生活之眞相以明。臨牀病理學與病理解剖學相合。則症狀之本性現象以明。故兩者之關係。若唇齒輔車。不可相離、不然。雖知疾病由於細胞之變化。決不能闡明所以發生症狀之原理也。

醫學與國家之原理

周頌聲

今日之以國事爲前提者。動曰中國之所以處劣敗地位者。兵不强也。財不足也。實業未興也。政法未能改良。教育未能普及也。至醫學一門則多視爲方技之末藝。與國家無甚關係。置而不談。間有畧知重視者。亦不過曰人命之重。不可不稍爲注意。至醫學爲國家富强之本。發達文明起點。知其原理者誰哉。夫國家由人民相積而成。積强民而成國。則其爲國也强。積弱民而成國。則其爲國也弱。未有人民不强健而國家能活動者也。亦未有筋骨臟腑不强健而人體能活動者也。是以欲國家活動於世界。必先求人民之無病。欲求人民之無病。必先講醫學以爲去病之本。國家與人體。分而合。合而分。言兵學者。即國家之藥石。言實業者。即國家之衣服飲食。言政治者。即國家之解剖生理。言刑法者。即國家之截除割切。言教育者。即國家之保養衛生。范文正曰。不爲良相。當爲良醫。信哉斯言。誠以相也者。國家存亡所係。醫也者。人之死生所關。而國家之建設。全恃乎人。人死。國家亦不能獨存。即謂爲國家之命脈也可。是以欲治國家者。不得不先重醫也。曠觀今世全球列國。有自命爲文明强國。而不注重醫學者乎。夫世之稱雄者。曰英曰法曰德曰美曰日曰俄。此六國之醫學果何如乎。英自查烈斯一世時代。醫化學首開其先。威廉哈兒之血液循環論。西顛哈姆之內科。威廉智琴魯顛之外科。皆獨成一家言。破人民之迷信。啟國家之文明。厥後名流輩出。醫界之勢力日增。病院學校日日加多。可謂極一時之盛矣。法自安布羅瑟打兒勒、璧兒勒法、郎哥諸名家興。醫學亦蒸蒸日上。可與英並駕齊驅。至美與俄可指屈者。德處里遜、約琴夫、幽烈士荒西瑪那畏是也。而一切衛生事業設備完全者。尤以美爲最。然傾國家財力。崇尙醫學。一般人民亦竭力景仰之者。首推德。次爲日本。德自普魯西王福里德黎第一世大爲提倡。醫學卒業者。在社會中占重要地位。權利在他實業家之上。厥後名醫後先輝映。若的弘巴哈、蘭更伯克、秘魯羅托。尤爲矯矯者。細菌學家。舉霍氏。以曠世逸才。勇往精進。揭造化之秘。斷天下之疑。誠可謂醫界中古今之偉人矣。日本當年醫學全自中國輸入。李東垣朱丹溪之外感內傷說。盛倡一時。自葡人法郎西士沙威爾東來。是爲西醫輸入亞州之始。明治維新以來。設醫務局於文部省。定醫制七十二條。凡關於地方衛生醫家教育之事。無不備具。分科大學。醫學實居首位。近來名醫輩出指不勝屈。其尤著者。則爲發明赤痢菌之加賀氏。發明黑死病菌之北里氏也。大畏伯有言。吾日本之文明。由醫家輸入者。甚多。斯言也。可謂知本矣。夫文明事業。不必以學醫爲主。

體而各種科學非醫學發達無以得其奧蘊各種機關非醫學進步無以求其完全英美德法日俄勢力膨脹乎全球論者謂其兵力足財產富實業發達政法改良教育完備也固矣然兵之强財之富實業之興法政教育之改良全視乎人體之活動醫學者所以保其活動去其不活動之具也大學云有人此有土有土此有財各國之政策與古人實暗相符合東方病夫之誚久已不利於人口故不知重醫非特不合乎新政並不合乎古法試問欲兵力之强而身體不加檢查傳染不知預防作兵者非肺弱心虛卽耳聾眼花慢性傳染若梅毒疥瘡急性傳染若赤痢霍亂一旦普及乎全營呻吟於床上自由行動且不得欲其執干戈以衛社稷也得乎不第此也以多病之身而作工工不能求其精美以多病之身而爲農營商農商亦不能求其進步一旦傳染病興中國卽不自防而外國人防之交通斷絕貨幣虧損財政上大受影響去歲鼠疫流行時其明徵也欲政法改良而衛生行政審判法醫缺不能講將見風俗日流於穢惡刑罰不免於寃枉我國人卽自安之而外國人必不能坐視且將起而干涉矣欲其與我民平等居處收回治外法權也得乎欲教育發達而學校衛生不講入堂不知檢驗身體堂內不知査核疾病講堂之容積與光線動礙於呼吸及眼力執是不變將身體且不

能健康尚望其學問日進全國教育普及乎嗚呼中國不欲振興則已矣中國而苟欲振興醫學豈能緩乎以四萬萬之衆四百萬方里之廣加以生息繁殖之道全球諸國非吾敵也乃地非不良人多病夫衆雖號爲四萬萬婦女去其半老幼去其半病者又去其半由此核之文可以執筆武可以捍國者有幾人哉况中國人口雖居多數以全國地方面積與全國人口比較每方里僅合四人較諸英之每方里三百三十人德之每方里二百六十九人日之每方里二百九十六人者實大相逕庭且每年生產死亡率中國素無確據號爲四萬萬者不過近年來之約計衛生不講疫癘迭生人口實難增殖而列國生齒日加殖民政策駸駸入我門戶倘欲與之爭衡非求全國人强健能活動於世界不可而此政策之措施除尊重醫學而外無他途也當政者苟注意於此吾將爲中國前途慶矣

中國加入紅十字會之原攷

陳憲鎔

中國數年前風氣迫塞江河日下一般士民僅知自謀個人利益而於社會公共道德其不講求也久矣紅十字會原係慈善性質尊重人道久爲世界所歡迎各國聯盟限制濫用徽章以防流弊非有國家代表至瑞士總會加盟締約不得懸掛紅十字旗幟

事綦重也。中國無知愚氓。昧此主義、曾於庚子之變。聯軍入京之際。義和團匪。時有砲擊紅十字會之事。故列國對於斯役。咸謂中國此等舉動其野蠻橫暴至此已極均共恥之。此有心者所以不忍坐視。急起而組織斯會也。

中國紅十字會始於清光緒二十九年冬俄日之戰。其時遼瀋一帶人民死傷甚衆。沈公仲禮與任公逢辛施公子英三人惻然憫之。惟因中國尚未與瑞士紅十字總會締盟。未能懸揭紅十字旗。以施戰地救護之方法。爰商旅滬西人及吾華紳商公同籌議。創設上海萬國紅十字會。派遣醫隊。運帶藥物前往救護。而輪電路局。對於本會亦一律免費。同襄善舉。綜計是役。戰地人民被救出險者十三萬一千一百七十七人。被賑者二十二萬五千一百三十八人。成績優美。中外同稱。甲辰、清國政府始允沈公等之請。遣駐英張使臣德彝至瑞士締盟入會。由是中國始得援用總會條約。設立正式之紅十字會。是年四月初十日。又奉清國慈禧皇太后電旨。前據外務部奏萬國紅十字總會請旨畫押一摺。業經批准。勅諭張德彝畫押。此會醫治戰地受傷軍士。並拯被難人民。實稱善舉。現經中國官紳籌款。前往開辦。深愜朝廷軫恤之懷。着頒發內帑銀十萬兩。以資經費。傳諭該紳員盡心經理。切實籌辦。欽此。十二月十三日復奉電旨奉省兵災。地廣人衆。着周馥轉飭上海紅十字會總辦。多延員紳。速撥鉅款。前往奉省會同地方官廣施賑濟。以全民命。欽此。觀此則知本會爲完全民辦善舉。不過得國家之補助。政府之承認而已。庚戌夏。清政府忽派盛宣懷爲會長。並擬改名爲大清紅十字會。當經沈公仲禮力陳利害。以爲大清紅十字會應歸陸軍部籌辦。如遇戰事。僅止隨本國軍隊救傷。不能兩軍普濟。並不得邀敵國之承認。與瑞士締盟萬國公認之中立紅十字會。宗旨不同。且本會係募中外捐款而成。殊難歸併。此意見已經盛宣懷轉呈清政府在案矣。

中國紅十字會。在上海徐家滙路。建醫院。設學堂。培養人才。並籌辦醫藥器具。已歷年所。並於租界設分醫院。施治貧病。頗著成效。今歲淮北大疫。本會組甲乙丙丁四醫隊。分往救濟。全活者計六萬七千五百八十人。茲値鄂省事起。風雲日緊。兩軍兵士出入於彈煙砲雨之下。死傷極衆。肉薄血飛。同胞健兒。性命呼吸。烽火燭天。干戈滿地。傷心慘目。仁人君子。心竊憂之。此沈公仲禮所以不辭勞瘁。而又爲武漢戰士籌備一切也。

自新醫學校同學錄序

自新醫學校。成立於茲。已二年矣。若解剖學之肺爲五葉肝居於右心有四房腎通尿管胃似囊形腸多迴曲生理學之腦主知覺心主運血肺主呼吸胃主消化腎主泌尿四肢主運動病理內科學之由細菌傳染於人身者曰傳染病由風土發生於某地者曰風土病由營某業而致某病者曰職業病由父母而傳及子孫者曰遺傳病由氣候影響於病機者曰氣候病某病某器官現某病之徵候某器官因某病發炎或浸潤或滲出或沈着或變性或軟化或萎縮或水腫或代償或障礙或分利或渙散診斷學之於某病望而知之聞而知之觸而知之或由計熱而知之或由聽打而知之或由檢查而知之藥物學之某藥含有某質某質與某質化合則成某藥或用於神經系而爲痲醉藥或用於循環系而爲興奮藥或用於呼吸系而爲祛痰藥鎮咳藥或用於泌尿系而爲利尿藥或有退熱作用消化作用瀉利作用收歛作用殺蟲作用刺戟作用某某爲毒藥劇藥常藥某爲粉劑水劑浸劑錠劑丸劑丁幾劑洗滌劑塗布劑含漱劑等我同學久已印入腦筋矣吾竊怪世之同創世業者始則同志同心繼則同志不同心終則不同志不同心惟吾諸同學朝雖同習夕雖同居午雖同餐晚雖同宿而生非同宗處非同地歲非同年質非同等竟能同志同心同德同情此同學錄之所由刊也昔者仲尼講學於齊魯程朱闡性理於關閩文翁倡教於蜀胡瑗興學於湖丁仲祜先生瓶

設函授新醫學講習社於滬上。比之我自新醫學校。似同非同。同而不同。實同其所同。不同而同者也。余不文。兹值學年之終。刊同學錄之始。聊誌數言。以爲紀念云爾。

大中華民國元年十二月十六日陳邦賢冶愚序於鎮江自新醫學校管理室

霍亂實驗談

湖南常德廣濟醫院醫士戴保華起草　鮑爲良校正

嗚呼。吾湘西一帶。頻年淪於水者數載。人民生活程度。因之日趨日下。加以民智不開。衛生不講。故發現世界最劇烈最恐怖之霍亂症也。死亡纖道。哀聲震天。慘喪之狀。較陽夏之戰禍爲尤甚。敝院有鑒於此。心焉憂之。遂作臨時之準備。停治尋常之病患。專從事於此門。其始也。於通衢大道。廣貼告白。一面又命人舉牌鳴鑼。遍發傳單。以忠告此症簡易之預防方法。其繼也。乘國慶提燈會之勝。特製牌燈一座。上云要免霍亂疾。生水切莫吃。菜蔬須煑熟。吃之方受益。不幸發生者。救診務速急。尾諸諸燈之後。俾衆週知。得收觸目驚心之效。風聲所播。遐邇咸知。故來者爭先恐後。而醫者幾廢寢忘餐。由是西醫於本地之信用。頗大有進步矣。不彌月間。得慶生全者約六百有奇。兹將關於此症於此次之所心得者。作實驗談。

症原　查此症之起。確爲本症之桿狀菌所致。(或名霍亂桿稚)用顯微鏡驗以病者染就之糞便知每年於夏暮秋初染之最甚因此時之氣候。與菌之發育最宜。加以久旱不雨。水源停涸不流而患者之糞尿。亦無地不有且多有傾棄河內者是以此次沉水一帶無一縣不受其災。其爲害豈淺鮮哉再則因吃腐敗之魚肉爛壞之菓實半生半熟之菜蔬。或飲生水。或食宿物生水既已染汚。煑之方可無害。宿物若不與蒼蠅斷絕交通。亦不宜食但此數者。久爲社會所習慣故此次染之最多者。爲下等社會之勞働家耳幸而冬令將交異常凍冷。病勢始爲之殺。

症狀　其狀頗兇病勢强者。七八句鐘既足以斃命。初僅畏寒。腹覺烈痛上吐下瀉其瀉者先乃糞後乃色白如米汁之稀水也。口渴心煩四肢抽筋小腿部尤甚。身則輾轉不靈。顯短促之呼吸。尿閉。(或僅量減)眼球凹陷脉搏數弱。手足厥冷皮膚皺裂。手指陷落更顯。由肛門檢身之溫度。多有不及常熱者。有昇至華氏表百零二三者。終則因腦虛脫而死。

治療　因時期短促。衆以吐瀉不止。恐難收藥劑之效遂實行鹽水注射法以維持之。早治而病輕者。內服哥羅顛。Chlordyne　亦有奇效茲將關於注射之種種手續。

詳誌於後。

一 注射時週身之檢查。即令病者仰臥於臺。由肛門查其體溫。以便備鹽水之冷熱。驗其臂股有否土醫之針挑傷。四肢冷否。腿轉筋否。眼球與手指陷落否。脈搏如何。尿量如何。吐瀉能否自主。病起若干時等畧一問之。

二 注射局所之檢查。最要者。即擇其靜脈較顯者爲便。宜於臂前。(或曰肘節前處)蓋此處之靜脈顯而易見。交通繁密。注射後血運能藉旁運之力。可無閉絕之虞。若是處被土醫刺壞。或因病者過於肥胖。或年齡太幼。難以尋得。即宜另擇他處。如踝或大腿上段內側四份分之一。(或名股三角處之下角)倘病勢尚輕。或小兒太幼。可行皮下注射法。此法又當以乳之下外半寸。或腹旁爲宜。因此等處組織甚鬆。較爲易散。惟用此法。又當隨射隨揉。以免組織腐化。

三 器械之揀擇及消毒法。手術器械。乃鋒利之刀。與尖頭之解剖鑷。快剪。及導引針。(又名銀針)注射器械。乃玻璃漏斗。橡皮輸水管。注射靜脈之鈍頭針。另備注射皮下之鋒利針。輸水管須長四五英尺。彼端與漏斗之尖接續。此端與鈍頭針之底接續。以上各器須嚴密消毒。能煮者煮之。否則以藥水浸之。或以酒精與來所

Lysol調和者浸之更妙。倘鈍頭針一時無着。可以細小之滴藥器代之。甚合時宜。且易潔治。

四　注射時之排除空氣法。初將鹽水儲入漏斗時。難免無空氣竄入之患。若不愼爲排盡。恐借空氣爲栓塞(或曰漂團)堵塞血路。則爲害匪淺。其排法。卽將漏斗內滿儲鹽水。候水由針嘴噴出少許。再則一手將針端漸漸高舉。較漏斗尤上。一手將漏斗徐徐下降。作上下相映合之狀。使管中未出盡之空氣由漏斗內之水面作沸騰狀而出焉。後卽以一助手。令將漏斗上升。穩托於支持柱之上。針嘴端之管口則揑閉。漸次下降。就於醫者之割口。惟降時針嘴仍宜向上。須待針端有水射出。方可插入靜脉割口中。

五　注射局所之處置法。注射局所既已擇定。則飽塗以沃度丁幾。隨以酒精退其色。上下包裹消毒手巾。如局所之靜脉仍不顯明。可以一手緊握其上。(或以帶緊繫其上。俟注射針插入方解)靜脉之血遂暫停不進。又由下向上推擠。血因靜脉瓣之抵抗。必更淸顯。此法施之於小兒。無不應手而得。

六　手術時之注意。以上等等槪行準備妥貼後。卽實行剖割。最易割之靜脉莫若中頭靜脈。中貴要靜脈。(或曰肘節外盂肘節內盂)有時此處被土醫刺壞。畧上之頭靜脈。貴要靜脈(或曰肱外盂肱內盂)亦可惟貴要靜脈(即肱內盂)有皮神精(或曰肘內皮系)同行。觸之奇痛。須細心分開。割時左手緊握手術域之上。右手執刀照靜脈墳起處酌量割之。皮膜既開。即在此邊以銀針或尖鑷。置於靜脈之下。用勢抵至彼邊。在針頭或鑷頭上畧割。即成一口再則分開繞靜脈壁組織。令四壁空懸。即可免誤紮神精。繼以消毒之蠶線兩根。分配於靜脈之下。上下各一。彼此相距半英寸。先固紮其下端之線。絕其血之來源。再以尖鑷鑷取靜脈壁圍徑之半。即以剪或刀。由下前。斜向上後。作一斜口。割畢即以前備妥之注射鈍頭針。徐徐循口而入。待進入半寸。則將上端之線。與靜脈壁。同紮于針筒。以免水由空隙返出。漏斗內儲之水。隨減隨增。頻頻注入。事畢。將割口縫合。口小不縫亦可。

七

注射時之注意。注射法雖節節小心。究有時仍顯不平常之常態者。如水之輸入太緩。即宜將漏斗高舉。仍不進。則恐針嘴有凝結之血堵塞。或因靜脈太微。或針送入時悞將靜脈之內壁推入。充塞其口。致水不流。倘無此等情弊。而水仍不流者。須於他處尋大靜脉割之。脉搏弱者。可於鹽水內加毛地黃酒。(卽實芰答里斯丁幾)英名 Inict Digitalis 五至十滴。若尿量減少。或呼吸短促者。顯係腎功不足。可加腎上棚精。(日名或卽副腎素未詳英名 adrenalin)千分之一。或五千分之一者。五至十滴。若仍無尿者。或行氣蒸法。或對內腎處放血。以火杯吸之。口渴者。可以鋏鑷上礬。(卽過滿俺酸加個謨)五釐。化二十英兩水者飲之。

甲　注射量之多寡。以病勢之強弱。與來治時之緩急。爲加減。常量約五十兩之上下。(小兒照減)如病勢強。或來治時遲。宜酌加。有射至七八十兩。吐瀉仍不止者。須繼續行之。增至百餘兩。病勢方殺。(大半注射一次轉筋卽止)

乙　注射水之冷熱。亦以體溫爲絕對之反比例。如體溫高至華氏表百零二三者。卽宜用冷鹽水。低至常熱之下者。宜用熱鹽水。(約華氏表百二三十度)常熱以上者。用溫鹽水。如此方可謂爲合生理的療法也。

丙　注射時之久暫。由始至終。以四十五分鐘爲定例。初射兩磅。爲時可二十分鐘。繼射兩磅。須二十五分鐘。倘水輸進太快。宜箝制之。以免心力突增。致起恐慌。輸入快者。雖脉象頓佳。不久仍如現狀。按上定時間行之。雖頓時無何等效力。惟可望漸入佳境。亦能持久不變。此試之有數者也。

丁　注射後之變動。每注射後。而身覺劇烈之寒戰者。此與症狀之安危無關。因鹽水注入後與血質混合所受之影響也。可勿慮焉。如注射一次無效。仍宜次第進行。倘三四次尙未奏效者。則生人之望絕也。

八　鹽水之配製。乃用蒸餾水。與純潔之食鹽及鉀綠鹽(或名格魯兒石灰)所製也。其製法分濃淡兩種。濃者專注射於病重者之靜脉用之。約每二十英兩水內加食鹽百二十英釐。鉀綠鹽五釐。淡者注射皮下及病輕者之靜脉用之。每二十英兩水內加食鹽六十釐。鉀綠鹽三釐。配就無論濃淡。宜置於氣爐乾蒸。候計熱針指十五度。歷三十分鐘之久。方可取去應用。

九　汽水之易得。因臨時病勢猛烈。來者絡繹不絕。而蒸餾水雖日夜加工。仍有應接不暇之勢。遂仿華人取酒之法。易木罇爲洋鐵。且易潔治。日可得水二百餘磅。

十　未病者之預防。最要者乃用水內含本症之秘極多。故飲水預宜十分煑沸。再則與水接近之菜蔬果實。亦須十分煑熟。方彌患於無形。如蒼蠅等類。乃爲傳染此症之媒介。其害較新式之戰利品爲尤甚。凡食物須藏匿之。斷絕其交通。始無後患。清潔居室。疏通溝渠。厠所陰溝。日以消毒藥水灑洗一次。

十一 已病者之預防。凡家中不幸發現此症者。須速舁至醫院。其與病人之接觸物。健康人不可通用。且宜時以消毒水浸洗。病者之吐瀉物。更須浸以較濃之藥水。後掩埋於土。房內之器具。常用藥水揩拭。如此方足殺其病勢。

十二 消毒藥水之配製。種數甚繁。惟愛灑 Sgal 之用稍廣。蓋其價頗廉。倘一時購備不及。石灰水亦可。

幼兒衛生一夕談

(甲)營養裝置之衛生

幼兒之身體。當與以必要之營養物。

母之乳汁。於幼兒第一年。爲最良之食物。此時決不可與以複雜之食。至生齒時期。然後可與以一般之食物。兒童所嫌忌之食物。不可强使食之。

食物之分量。當與身體之需要。及消化器之勢力。相應。

小兒之食事。其度數。不可不較大人多。而每度之分量。不可不少。

於兒童之食事。當立一定之規律。

食之前後。不可使其身心活動。

飲食之節制。乃一種之道德。不可不養成之。

兒童所吸之空氣。必以新鮮爲宜。故當流通室內之空氣。

空氣過煖。則使身體柔弱。故學校教室內之溫度。以法倫表六十度上下爲宜。又不可急遽變其溫度。當屢使爲呼吸。又當有秩序之運動。以練習呼吸。

當使洗拭身體。淸潔皮膚。無使血氣之活動停滯。

（乙）運動裝置之衛生

欲使筋肉增其勢力。且爲心意之僕隸時。不可不十分活動。

運動之分量及運動與休息之交代。必須適當。

各筋肉不可不悉運動。卽手腕身足之筋肉。依遊戲體操及全體之運動。手之筋肉。依圖畫習字手工等。發聲筋肉。依說話唱歌等而練習之。

（丙）神經裝置之衛生

覺官之剌戟。不可過弱。亦不可過強。例如強烈而神速之光線。與朦朧之光線。皆有害。

於眠也

覺官當使清潔

使用覺官不可過久過久則有使之疵鈍之慮

欲多面領受外界之事物當練習一切覺官

心意之活動卽腦之使用當由漸而多

心意之活動必間以適當之回復時間卽於教授時間中當插以休息時間

睡眠之分量當依年齡而斟酌之卽年少者比年老者宜多眠

已就眠之兒童不可亟呼之使起急遽則恐擾亂神經之作用

就眠之前不可爲身心上激烈之活動不然則使睡眠不安

晝間當使兒童十分活動則夜間自能酣睡

學校衛生譚

陳邦賢冶愚

學校衛生教師當注意者頗多然其主要者爲採光換氣整煖清潔等與關兒童之飲食姿勢疾病是也茲畧述之

學校衛生譚　十八

教室之光線。以自兒童左側來爲善。其分量無過不足。而不勞兒童之眼。使得服業。日光不宜自兒童正面射入或直照机椅及身體若不注意。不但害童目。且致頭痛催睡眠等患。

防日光之透玻璃窗。而直射室內。以施簾爲普通方法。而較此尤便易者。乃塗玻璃以白本克。而以綿包綿花輕打之。如磨玻璃。然但於教授時間外光線之射入室內。於兒童之衛生上。却有益者也。

不潔空氣之害。不待言矣。而教室換氣法。爲學校衛生上之一大要件。吾人若遽觸不潔空氣時。皆感不快而思避之。然漸次變敗時。則不能感覺。故往往生不測之害。蘭頓氏曰。於密閉之室內作事若干時。恰如徐謀自殺。又曰。心動搖不安。頭痛而不活潑。欲睡不能凝集注意。總由空氣變敗時。不能感覺之故。往往生不測之害。爲教師者。可片時不注意於換氣哉。

教室內空氣變敗。由在室中之人。消費空氣中之養氣。而失養與淡氣之適當比例。且自其皮膚及肺臟排泄炭養。並有害之機物。故也。冬期用火爐時。由自燃燒所至之炭養二外。更速此等之變敗者也。凡欲勉求室內空氣清潔。一則輕其召變敗之原因。即於室內與各兒童以相當之空氣之容積是也一務使室內空氣與外氣之淸潔者交換但外氣之淸潔與否在校地之選擇如何爲敎師者可不注意於選擇校地哉

助換氣者爲風之壓力體氣之交流作用於室之內外溫度之差異等是也其通路爲普通之窗及回轉窗氣孔等凡除酷寒風雨之外宜勉開窗之一部或其全部放課時間當出兒童於室外盡開窗戶於溫度中和之春秋二季怠於窗之開閉爲一切通弊宜注意也

使室內溫度寒煖得宜亦爲必要而攝氏十六度至十九度（卽華氏六十度至六十六度）稱健康溫度於敎室最適當則宜勉求近此溫度以夏日炎熱之候務使空氣流通淸冷之冬日寒冷之候設煖室法而暖空氣以兒童在過於寒冷之室則有害兒童之身體不少也

於暖室法必須注意之件使室內溫煖平等於一定時間中其溫度無大差不使自燃燒所生之炭養二等飛散室內又宜不多費用且少失火之患等是也目下日本所行之暖室法於右要件最合格者爲引鐵管於室內通以熱湯或蒸汽之法是也次之者爲普通煖爐再次則火鉢也甲之設備須多費僅行於高等學校乙廣行於中等學校

丙於小學校多用之。於普通學校則多用煖爐爲善。然不得已而用火鉢時。宜於其上蓋鐵網。不使兒童觸手於火。宜於室外燃燒而攜入室內。且最須注意於換氣。又空氣不但欲清潔。若常不含相當之水蒸汽。則亦有害衛生。故寒冷之候。空氣乾燥。當於煖室上常置水壺。於火鉢掛土瓶。以防空氣乾燥。

學校人多易流於不潔。尤當注意掃除。以清潔爲最要。塵埃飛散於學校最多。爲教師者當留意也。蓋塵埃飛於室內之原因。在兒童之靴鞋等之不潔。勉使清潔之。此尤爲要中之要也。至於食物宜緩須十分咀嚼。徐徐嚥下。食後不宜爲激烈之運動。兒童飲酒吸煙。斷不可許。而於目下之狀況。吸煙一事。教師尤須注意。飲料水必先行濾過或煮沸而供用焉。

姿勢不正。不但使脊柱彎曲。眼成近視等。且大妨肺之動力。生身體之大害。故教師當兒童姿勢之正否。其責任頗大。而姿勢最易亂者。在點寫算術等課業。此際尤宜注意。務令端正。且不便久爲書寫等事。而變化課業之種類爲要。

教師當注意於兒童身體。苟見其異狀。或自爲處理。或使受醫師診察。使停學於家中療養。於學校最可恐之疾病。爲傳染性者。如厠上等處之公用品。當注意預防之。萬一有傳染病者。則停其入校。而於消毒法。亦宜注意。

學校當注意之傳染病如左。

一亞細亞霍亂　出痘　發疹　假痘　水痘

二傳染性眼炎　疥癬　百日咳　傳染性耳下腺炎

家內有傳染病者之兒童。亦宜停其入校。故平常於此際。設自家宅調查之方法。又近視重聽等兒童。宜使坐於級之前列。以保護之。

於學校備置救急所須之藥品器械等。以供不時須用。其品目及用法如左。

一　二十倍及五十倍之石炭酸水。又千倍之昇汞水。

五十倍之石炭酸水。供洗負傷之局所之用。二十倍者。供吐瀉物及其他有傳染之處。以便不潔物之消毒。用石炭酸以溫湯得溶解。千倍之昇汞水。其值廉而消毒防腐之效。遙勝於石炭酸。然此爲劇毒之藥品。務宜注意。

二　百倍石炭酸橄欖油

右火傷時。先以冷水洗傷部。暫冷後。塗此油。覆以油紙。紮以繃帶。

三　生石灰。

右以三十倍之水溶解供吐瀉物咯痰等消毒之用。

四　英吉利斯絆創膏。

右生擦傷時先防腐貼其局部。

五　曬木綿。

右半段長者。爲四裂五裂。又八裂。用爲繃帶。用爲三角繃帶亦可。

六　脫脂綿紗。

右五寸至一尺。以五十倍之石炭酸水瓷之。宜常貯置。臨用時絞而當創傷部。覆以油紙。其上纏繃帶。千倍昇汞水製者亦同。

七　曬綿花。

右於創傷施繃帶時。用以包被其局部。

八　亞麻仁油紙

右以覆創傷部之上。或石炭酸綿紗等之上。

九　粗護謨管。

右大出血之際。供壓迫上部之大血管。爲止血之用。

食鹽與人生之關係

陳衍芬

生老病死人莫能免以人身之體質與生力二者計之固應有窮盡之一日然自古迄今未有不故之人實事亦已天然證之世代愈古生活簡易而人壽愈長世運愈新生活繁苦而人壽愈促昔者有名醫曾以世界人之壽數均計每人僅得三十三齡是則顏子之享壽三十二固非不幸短命之人無如好生惡死人之天性或得富貴而留戀虛華或歷世深而世味淡薄每起長生不死之幻想張良之辟穀秦始皇之求不死術迨人情歟近代衛生家多有研究長生之術有以飲食撙節起居有常而享高壽者有戒絕肉食而專賴蔬果穀食以攝生者各執一說咸有理在前駐美欽使伍廷芳素講衛生聞於飲食起居調攝之外復不食鹽又未知其何所見乎因據人體生理學剖論食鹽之關係人身與世之研究衛生者一談

夫彼持不食鹽之說者聞因食鹽屬土質食之將積於體內令體質變硬失其柔軟之性爲老弱之原故惡之孰不思每日所用食鹽僅小數耳猶以植物之品爲最多而植物中含土質又不少若因忌土質致不食鹽而又食五穀蔬果者祇計其小端而忘其大端者耳仍計有未全試思粵省每年鹽餉以千百萬計則所食去之鹽之數可知使

鹽而果可免食也。每年節省甚鉅。何樂而不爲。所以不能免者。抑有故。人但知食鹽之用能調味。爲飲食不可少之物。而不知食鹽於人身大有相助。果有不可少之道在焉。査食肉之獸。與全賴肉食之蠻族。間不食鹽。惟於一切食植物類之生物。食鹽實爲食品中之一。若所食之植物。含有鉀質多者。則更然。故食草之獸。常跋涉遠方而尋鹽井者有之。食植物之蠻族。爲爭鹽井而戰鬥者有之。蓋食鹽與人體相依。不食鹽則體力爲之衰弱。而血薄水腫等病狀亦隨之。法國當未除免鹽稅之前。缺乏食鹽之種種病狀在所常見者。

究其原理。食鹽者。卽化學名所謂鈉綠也。血質內多含之。血中所含金質强礬類。以鈉綠爲最多。居其百分之六十至九十之間。故其味鹹。鹽在血中。有激動血輪之力。有助體質消長之功。苟欲驗血輪之如何運動變形。應刺指取血一點。與淡鹽水少許相和。則運動之勢更顯。卽此故也。或者謂食鹽固於血有益。惟血中既有食鹽在。奚假多食爲。然而昔者賓治氏曾釋此理。謂血中固多含鈉綠。而植物食品又多含鉀質强礬。此質一入至血之時。卽取血內鈉綠之綠。而成鉀綠。鈉綠既失其綠。又奪鉀强礬所原有之强酸。而別成一質。二者俱隨溺由內腎排洩而出。而血於是失去其鈉綠。有不能不望得食品中之食鹽而彌補之。此人之所以有食鹽之切想而不自覺者也。不第此食鹽含有益於血與能補每日所失者之外。更能助消化。緣胃之所以消化者。在有胃液也。胃液所以有消化力者。輕綠酸之功居其一焉。輕綠酸何以生。生於食鹽。當人飲食之時。血多聚於胃。於是胃上端之生液核腺能擇取血與津中之鹵綠等強礬。變化而成輕綠酸。流歸核穴。由管而導出於胃焉。其變化之法。學說甚多。以馬利氏之說爲最確。謂由於鹵綠與鹵雙輕燐強礬相化合。而成雙鹵輕燐強礬與輕綠酸。其方程卽（一鹵輕二燐養四十鹵綠＝鹵二輕燐養四十輕綠）是也。據上諸理。食鹽與人身生理之關係有如此。其不宜戒食也亦顯矣。然而食鹽更有治病之功。又請兼詳之。治病之功。最大而最顯者。爲注射鹽水入血法。凡人因失血或神傷而眩暈將死。或因嘔吐瀉洩過甚而至血之流質減少。可以食鹽九十西厘。或二地廉。冲經沸之水廿安士。較至法倫表一百度熱。注射入迴管。或皮下。或肛內。約射二十安士或四十安士之多。厥功甚偉。較勝於多等提壯之藥品。近日人多用之。更有用此法以治糖尿症之昏迷不醒者。取其能和淡血中之毒質而甦醒片時也。且鹽入胃腸。能由胃腸之泗膜吸取流液。故服至一湯匙許或更多。可作吐劑與瀉劑。若以之化水節入直腸。能殺直腸內之線蟲又鹹海水浴法能行血氣健皮膚却退傷風舊病人多知之固由於冷水之觸發力亦由於鹽質提壯之功也以濃厚而熱之鹽水浴法而治風濕舊病與尻大腦筋痛者亦有之凡此皆食鹽治病之功也由是觀之食鹽固爲人生之要物歟有不能因其賤與習見習用而忽之

鼻與消化器之關係

張傳霖

鼻與消化器有密切之關係見於一千八百九十年波亞斯氏之報告其說曰胃炎一症多由咽喉發炎而來咽喉發炎又多由鼻疾而起因是知鼻之與胃有直接聯絡之道一有疾患卽互相侵犯矣更試以他種實驗如注香水於杯水內開鼻而以口吸嗅之但知其有酒味而不覺其香洌誤認爲酒可也口鼻並用乃能斷爲香水而不堪飲又呼吸健全之人必藉鼻以營呼吸否則賴藉其口以口營呼吸者嚼肌疲倦食物不能細嚼致起胃不消化幼兒睡眠之時呼吸必以鼻偶有鼻疾或捻閉之則哽咽悲啼甚至惹動腸胃而起抽搐狀之呼吸又歷驗用口呼吸之人不獨易起咽喉各症且牙齒變爛傷風鼻塞之時往往艱於咀嚼且起食不消化乳兒鼻塞不能哺乳同一理也他如鼻與喉部有疾膿汁流入於胃卽起嘔吐及反射性胃疾患其膿帶有黴菌與釀

酵質者尤易令其洇膜發炎鹽酸減失。而生種種障礙。

鼻與生殖器之關係

張傳霖

鼻與生殖器有直接之關係。生殖器苟有變動。必反射而刺戟於鼻洇膜。此乃布烈氏所唱道。該氏考得女子之月經當行流於生殖器之時。能惹動於鼻內有二處。甲爲上卷骨之前端。乙爲鼻中竅此二局部。當月經至時。常現暗靑色。且有血液微滲出。外試以探針挑撥之。卽覺疼痛。有種婦女經行時。腰腹均痛。用百分二十之曲見水滴入鼻內數分鐘後。其痛立止。是爲鼻性月經困難。此等症候。欲其永不復發。可用三綠錯酸腐蝕之。或施以電氣分析法。可以治愈。

日本淺葉氏嘗經驗此症五例。其療治之法。初用百分一食鹽水淸拭患者鼻孔。次以百分五曲見水綵球浸塞鼻之腫脹處。經五分至十分鐘拔出。更以左之軟膏棉球蘸塞如前。三十分鐘之後取出。量其症之輕重而用之。成績多佳良也。

處方一　鹽强曲見　十五釐　安太批倫　三十釐　花士玲　半安士

處方二　海碘綠　十五釐　爹爾馬疏　廿四釐　花士玲　半安士

乳兒法

蘇若由

一　母乳之必要

母乳實爲生初生兒之自然的營養物。生母有授乳育養之義務。亦係自然指定。乳兒遂因此得以生長成童。且授乳以來。母體具有抗毒素。以免種種之疾病。又有素患他病。得兒哺乳而病愈者。乃我國富裕之家。每以哺兒爲憾事。習染成風。另僱乳媼。不知兒之本質。合乳媼否。遂致生母現出種種之疾病。因此而起乳癰乳炎。甚且身體轉而消瘦。可不慨哉。

初生兒最初之哺乳。分娩睡後約一時間授之。分娩後所出之乳曰初乳。乳色清稀。稍黃。具有瀉力。兒哺之。不假藥物。胎糞自出。哺乳運動。又爲母體上良好之影響。足以催促子宮收縮。及增加乳腺之分泌機能。

二　授乳之禁忌

然有等生母。宜僱乳媼者。如乳房發育不全。生來泌乳缺乏。不堪乳兒營育者。例如乳腺炎。罹乳腺器質的疾患者。其他分娩時出血過多。依母體而衰弱。如產褥熱。及乳頭破裂劇痛者。

乳母罹肺結核。及著明遺傳性的神經素質。重證腺病。高度貧血。心瓣膜病。癲癇。舞蹈病歇斯的里(臟躁不安)急性傳染病及風濕腳氣等皆不合乳兒。授乳期中發生重證熱病重症急性傳染病亦宜禁斷之或轉換乳媼或行人工營養法。又如腸窒扶斯患婦授乳乳兒亦足感染經某氏再三之實驗又喉病患婦授乳須大爲注意。因乳兒可因此繼生鼻實扶的里曾見之佈告中。

三乳汁良否之鑑定

際於理學的性狀即乳色及乳球之大小與數量及化學的成分等或生理的關係於小兒之成育即體重增加及呈一般佳良之狀態。

佳良婦乳平均比重有一零三二。乳糖四至六%脂肪二、五—四、五%蛋白三—三、五%鹽類〇點二五—一%水九零%然亦因乳婦含料營養有差。

分娩後兩日間婦乳含有多量蛋白鹽類及含少許糖是爲初乳迨後糖分逐漸增加蛋白及鹽類含量反漸減少至第十月最顯明脂肪末期比初期較少多產婦及二十至三十歲婦人之乳汁比初產婦及老婦脂肪含量更富。

四授乳之度數

小兒授乳之時間必要規定最宜每三時間攝取一回隨時授乳之惡弊切要嚴行禁

止因頻頻授乳爲小兒纖弱之誘因其輕便的勵行法日每隔三時間俟鳴鐘後喚起乳兒哺之以養成其習慣

最合授乳之度數初期九回二星期後八回第一月末期七回迨後定以六回例如午前六時九時十二時午後三時六時九時及朝六時間爲就哺之期最初一週間頗爲困難以後徹夜可就安眠准此以談一日間僅七回授乳足矣

人工營養兒度數尤當規定無論授各等乳第一月三五至七五瓦飼以八九回第二月一二零至一六零瓦日七回以後一八零至二二零瓦此爲通例然亦關兒童之體質而有少變更

衣服狹隘緊束或襁褓衣襟涎巾等濕潤以致乳兒不安而泣啼者極多然俗間屢歸之乳兒肌餓頻頻授乳殆爲一般之惡習慣吾人宜有以矯正之

五 斷哺

斷哺即戒奶不可行於暑期因此時小兒腸胃疾患最多秋季以後晚春之間最好大約出世後九個月爲宜不可過一年蓋此時乳汁性質漸漸變化加以齒牙發生固性營養可能攝取小兒六齒發生亦合斷哺時期

斷哺之法　九至十月間。或變換食餌。成純淨牛乳調養。斷哺不可急速行之。最宜漸徐而戒。四至六週全然斷之。最爲安全。蓋急速行之。離乳後。屢有下痢之繼起。有授乳至二三年者。最爲非宜。乳過一年。清薄不能養身。小兒哺之。則面白身瘦。肌肉軟弱。成吐瀉。或尿量不佳。肚腹漲大。易怒易哭。夜臥不安。因此體漸弱。病漸多。乳母一年後。若不斷乳。便起胃不消化。漸而精神困倦。便秘。頭痛。胸痛。腰痛。咳嗽。心跳。面白。及脚腫。眼發青光等病。

六乳媼之選擇

若生母因障礙不能授乳。止得選擇適良乳媼。代爲育養。乳媼以與生母同時期分娩者。最宜二十歲以下三十歲以上。其皮色髮澤類似生母。齒牙健全美麗。又乳媼自已之健康狀態。既往病症。勿論。最要者。乳媼所初生兒之健康如何。

乳媼選擇。欲就圓滿之處。關乎本人生活狀態。既往所罹之疾病。兩親同胞之健否。又應調查其死因。次如皮膚及外觀。肌肉及骨之發育。現存色素斑點瘢痕。與及齒牙之外觀。舌唇之缺裂。口臭鼻臭及腋臭等之檢索。生殖器之檢診。亦爲必要。然欲實行檢查之美滿者亦難也。

惟胸前之檢診聽診。腹部之觸診。鼠蹊腺之腫脹與否。實爲最要之檢查。

乳媼生兒之健康强壯。遺傳花柳病毒、腺病、瘦削、徵候之有無。亦當檢查。

凡乳母稟賦之孱薄。性情之緩急。德行之善惡。兒食其乳。能肖之。緣漸染既久。識性皆同。猶園丁之接木造花。不可不擇。

乳媼之乳房。察其外觀及重量。足徵泌乳之豐富。皮膚緊漲。且放光澤。靜脈網擴張。皮下透見。乳頭又易勃起。如突出破裂。或裂瘡等。均不可輕忽。

外觀上發育豐富。則乳腺組織佳良。富乳乳房之模型。以圓錐狀爲上。貧乳之乳房通常不滿如半球形。或如放線狀。此二種乳房關係乳兒體力之强弱不少。均宜選擇採用。

乳媼之食物。關於從來的習慣。飲食物忌急劇變換。又可因他之既往生活。而以合宜營養物與之。至於乳媼之時。而變換均足起乳兒消化之障害。不可不察。

（戊）運尸法
（己）埋葬法
（庚）火葬法
（辛）關於以上之法律章程

第三類　養身術及食物料

一養身術
人身精力之消耗
（甲）關於人身生命上種種之機關
（如人身飢寒溫飽之度數）
（乙）關於勞動工作者
物質之培養力
（甲）培養身體之最要食料（如脂肪炭質等及其變化之性質並其與人身化合後所生之精力及其相等之功用
（乙）各種培養食料需用之要素
（若水與鹽）
人身必需培養之理
（甲）因保存生命
（乙）因操作工業
食料
（甲）食物之吸收力及其消化力
（乙）食物之種數
（丙）食物之量數
（丁）食物之溫寒度
（戊）米麥食料
（己）雜質之食料及各種可食動物性及植物性之食料等

（庚）食物料之預備法
（辛）食物料中之有戟刺性者
公共之養身法
食物料之價值

二動物食物料
肉食
（甲）各種肉食之來源性質價值及各種肉食如何烹宰（如牛羊等獵品家禽（鷄鴨鵝等）魚介貝之水族等）
用肉食時應留意害健康之處
（甲）禽獸類之病可遺傳於人者
（乙）凡寄生物於衛生甚有礙且能發生傳染病

（丙）腐敗肉食之害
（丁）臨時忽變壞或被外界汚染之肉食物最宜注意
損害健康之預防
（甲）管理屠宰法
（乙）屠獸之預先查驗及屠宰後肉之查驗
（丙）檢查肉內微生物之法
（丁）管理肉品進口法
（戊）管理屠宰以後肉品處置之法
（此係近今特別肉品管理法）
（巳）管理獵品市之法
（庚）管理鷄鴨市之法
（辛）管理魚介市之法

(壬)去不合用之肉品法
(癸)使已傷之肉品變爲有用品之法
下等動物品及被污肉品售賣之章程
屠宰場
(甲)屠宰場之計劃房舍及場內之佈置
(乙)屠獸場之有關於公安者
(丙)私家屠獸所之取締法
肉食品之預備及貯藏法
(甲)碎塊肉食物
(乙)臘腸
(丙)各種罐藏肉食物之方法及其材料

(丁)各種貯藏肉食法如醃爊法水蒸法風乾法
(戊)獸肉脂肪及一切含有蛋白質物之保護法
(已)貯藏肉品羹汁法
(庚)國家取締貯藏肉食物之法令
蛋
(甲)貯藏鷄蛋等使常保新鮮之法
牛奶
(甲)牛之種數不一故所產之奶亦不同
(乙)有因氣候不同而異其成分者
(丙)有因乳牛飼養不同而異其成分者

（丁）有因種族強弱不同而異其成分者

（戊）因發乳及期而其奶得最優之結果者

牛奶製作及牛奶販賣之宜注意者

（甲）和雜質之牛奶

（乙）牛奶漸壞之理及其含有損害衛生之物

（丙）成分不足之牛奶

（丁）被汚之牛奶如和水或提去乳中之要素（若乳皮等）

（戊）含有微生物者

（巳）牛奶在獸身內時之原料爲何等物及其成乳後功效若何

（庚）一切管理法

（辛）監察牛棚牛奶房之事及取締販賣牛奶之章程

查驗牛奶法及審驗其中有無含有損害衛生之物

（甲）用理學法之試驗

（乙）用化學法之試驗

（丙）用顯微鏡之試驗

（丁）牛奶之類別

貯藏牛奶法及其宜注意者

（甲）家常用牛奶之保護法

（乙）加熱保護法

（丙）參雜別品而貯藏之者

（丁）試驗貯藏牛奶之可用與否

(戊)貯藏牛奶之販賣
(己)罐中和糖質之牛奶及各種牛奶粉
(庚)保存牛奶不失其主成分
牛奶之製造
牛奶酪
牛乳油
(甲)乳油之製造法
(乙)乳油之被汚者(如生有微生物等)
(丙)乳油之有異味者
(丁)檢驗乳油之法
(戊)牛乳油之替代物(若動植物之脂肪)

牛乳餅
(甲)牛乳餅
(乙)牛乳餅製造法
(丙)凡關於以上之一切章程法令
蜂蜜
(甲)蜂蜜之種類
(乙)蜂蜜腐敗之理
(丙)檢驗蜂蜜之法
三凡關於植物之菜蔬食物料
菜蔬食物料與肉食物料成分之比較
(甲)米糧稻珍珠米黍三角麥
(乙)以上各物之種類
(丙)以上各物構造成粒之理
粉

（甲）各種粉類成分之優劣
（乙）粉之等級
（丙）磨坊所出之物
（丁）防粉中含有不潔品及能發生疾病者種種之危害
（戊）凡被汚穢之粉宜注意

麵包

（甲）製造麵包法
（乙）麵包之種類及其成分
（丙）麵包能養身之成分
（丁）麵包之售賣
（戊）發傳染症及有害性之麵包或被外物汚穢及含有微生物或有雜質可使人發生疾病者

其餘米麥粉之預備法
荳芋菜蔬等及一切罐製品
新鮮及罐製之菓品及菓汁
植物性製造品

糖

（甲）糖之種類
（乙）糖之養身成分
（丙）糖之製造法
（丁）糖之被外界所汚者

糖菓鋪

管理糖菓鋪之章程及法令
植物之脂肪

附錄

凡關於以上各種之人力製造品

四飲料及調和品

飲料及調和品乃衛生天然要素及滋養要素

食物輔助品宜含有硷性者

(甲)茶咖啡嘎哮等

(乙)茶咖啡嘎哮等之構造成分

(丙)出產地

(丁)功效

(戊)有害性

(己)僞造品及能替代之物

附錄煙葉及阿片煙等

調和品

(甲)凡被外物汚穢者最宜注意

酒精類之飲料

(甲)酒精之原料

(乙)酒精能發病及有礙衛生之處

(酒精病附)

皮酒

(甲)皮酒之製造

(乙)皮酒中之參雜品

(丙)皮酒之種類

(丁)皮酒之貯藏法及皮酒營業

(戊)管理皮酒營業者之法及其他章程法令

酒

(甲)酒之製造法

(乙)酒之種類

(丙)酒之貯藏法

(丁)酒之參雜品

(戊)僞造之酒

(已)管理酒之營業法令

酒精

(甲)酒精之成分

(乙)酒精之原料及其釀成法

(丙)酒精中之參雜品

(丁)被汚之酒精

(戊)管理酒精營業法令

(已)酒精所含之害性

其他種種酒精類之飲料

其他種種非酒精類之飲料

醋酸

五食物飲料及調和物品之檢察

用化學法之檢察

(甲)檢驗水淡氣脂肪炭輕酸等之成分

用理學法之檢察

(甲)檢察其原重力融點汽蒸微隙沮滯力及燃燒力光線凝結力成色及傳電性等

用顯微鏡之檢察

(附錄)常用物品之檢察法照一八七九年五月十四號德意志食物檢察例(如器皿鍋杓及盛裝食物之器及各種油漆器玩具)

第四類　人身之衣服及保護法

中國在羅馬萬國衞生博覽會陳列得奬緣起

羅馬萬國衞生博覽會開幕於去臘。閉會於今年六月。中國以曾接駐京義使正式邀請由前清民政部咨明駐德之薩克遜國特雷斯謄城辦會監督升任章廳丞宗祥、醫科博士林君文慶即以已在德會陳列之賽品就近移至羅馬預賽。適民國光復後章林二君先後被召回華。分膺要職。當以會務移交鄙人派員經理。遂飭駐法商務隨員前清工科翰林吳匡時、本署額外通譯生周傳謀兩人、經理我國會院。租地一百二十餘平方邁當其中布置井然。觀者稱譽。迨審查員評定賽品等第時。我國得奬計三十有二。除咨內務部發登政府公報外。茲再以得奬人名開列於後。惟德會賽品移交時。未將我國預賽人之華文姓名見示。故或據英文賽品目錄按音譯出。或以陳列品上牌號爲準。其中錯誤在所不免。惟在預賽者自行指認耳。因見各日報中曾以此會誤作德會用表而出之如右。　中華民國駐義代表吳宗濂識

義國羅馬一千九百十二年萬國衞生博覽會中華民國出品人得奬全單

最優奬十一種

北京內務部　僑居上海無錫丁福保醫士丁氏醫學叢書　上海廣學會譯本醫書

中國在羅馬萬國衛生博覽會陳列得獎緣起　二

巴黎醫學大校杭州夏循垍治癆書　北京自來水公司布置圖片　益興公司優祿牌紅茶　北京協和醫學堂隔離傳染病舍圖　上海唐乃安醫士藥料　上海中英藥房藥料　上海羅威藥房劉銘之醫士紅色輪補藥膠　厦門醫院中解剖圖

優獎一種

奉天王醫士防治鼠疫及肺炎圖

金牌獎六種

吉林高等學堂體操圖　北京官立醫院治病圖　天津防疫醫院治病圖　大沽防疫醫院圖　南京醫學堂中解剖圖　江南陸軍紅十字會救治圖

銀牌獎十一種

吉林學堂衛生圖　吉林初級學堂體操圖　吉林中級學堂體操圖　鄭堯外科集珍　王醫士外科法　葉君秘法　馮君秘法　許君外科集珍　湖北營帳圖　湖北陸軍醫院圖　江南陸軍醫院圖

銅牌獎三種

王有成保存食物法　王錫森飲食譜　江震商會五穀樣（其名從陳列品上尋出）

函授新醫學講習社第一次試驗名單

按本社簡章。社員原定一年卒業。今本社開辦已屆三年。第一次之卒業。始得以告竣者。其原因頗爲複雜。社員報名。月月有之。本社寄發講義。遂不能不分先後。若依一年卒業之定章。其結果必至每月舉辦卒業一次。未免過於煩數。故不得不屈先進之社員。以待後進之社員。讀畢講義。會合試驗。一也。社員讀講義三四月或五六月之後。常有不通音問至數月之久。始再行續讀者。此又不得不屈讀畢講義之社員。耐待其卒讀。二也。社員讀完講義。未必其盡可卒業。不得不延緩試驗數月。使其溫習前課。以爲試驗之預備。三也。試驗之時。有多數社員。因他故不能如期繳納答案。不得不延緩揭曉之日以待之。四也。有此種種原因。從中作梗。而歲月如流。倏已三載。本社一年卒業之定章。遂不可據。諸社員專心致志。惟醫學之是求。諒不以濡滯見責。本社之幸也。此次諸社員繳到之答案。大都無誤。且多心得語。憑學說分甲乙不易。勉就國文分爲三等。諸社員涵養有素。諒不以名次之先後爲榮辱也。

最優等

程朝鋒　陳錫桓　秦本仁　余元浩　葛錦川　羅文杰

函授新醫學講習社第一次試驗名單　二

甯爾信　趙瑞麟　余嘯巖　梁香仙　李宗陶　徐樹棨
張德威　莫振魁　陳邦賢　胡超霈　陳寶書　周燮鼎
陳宗亮　沈詠霓　王　桐　汪　蜀　顧　鏞　馬文田
殷振元　郭以安　胡蓮伯　史庭蕙　于溶源　孫戎卿
歐陽鏡湖　王則棠　龔慶善　黃占巽　張樹銘　韓　溥
汪　由　侯誠孚　呂思勉　姜振采　邵振華　朱天民
馬國英　余　鴻　葉祖章　金作霖　錢青萬　陳恭藻
張景熙　章　鎬　程國祥　舒紹熙　章　鐙　戚夢齡
朱言颸　徐紹陵　許育璜　施恩第　黃瓊珠　鍾朗山
金志雄　唐顯庭

優等

許應明　徐文海　姜潤泉　林中容　毛承詩　夏少棠　榮桂森
許敏文　丁玉泉　顏錦傳　楊吉德　郭先荆　任燊鈞　張祖訢

中等以下不錄

醫事新聞

新醫學報出現　天津新醫學報。爲盧預甫君所創辦。內容豐富。學說新穎。足爲改良醫學之助。誠醫界前途之幸也。該報發行所在天津南馬路縣署西新醫學診治所。

廣西活埋瘋人之慘劇　廣西南寧城外西平橋地方。向有瘋人數十名。聚居於茲。儼然一小村落。已百五六十年矣。前數年天主堂羅主教目擊伊等苦楚。大發慈悲。倡議建築瘋院。以免傳染。向各國慈善家募捐。得銀萬元。後因病出缺。事遂延擱。然每月施米送藥。所費已屬不貲。今年劉主教及各教士欲竟羅公之志。繼續進行。因恐款項不敷建築。故刊發傳單。向地方各善士募捐。並由周司鐸面請陸都督榮廷。覓地建築。陸氏陽示贊成。陰則與地方自治團體密議。以野蠻手段對待。一面函告周司鐸。謂已飭府長轉知自治會會同覓地。一面派人在距瘋寮一里之大較場地方。挖一大坑。深約丈餘。表面上仍發放錢米與瘋人。冀得一網打盡。以是人無疑之者。詎料去年十二月十四日早三點鐘。由譚統領浩明飭韋督帶率巡防隊百五六十名。將瘋人男女大小共三十餘名。（原有三十九名、內有三四人出外覓食不回得免、）驅至該坑。先充以松柴。灌以火油。迫令瘋人跳下。繼乃以鎗轟擊。有死者。有傷者。亦有未傷未死者。復加以柴油。縱火焚之。次晨七點鐘。各城門仍緊閉。來往人皆不知有何事故。疑有大變。不一時。通街紛傳今早四更瘋人盡數被殲矣。目下尚有瘋人十餘名寄養各家。譚氏密賞購拿。每名十元。十六早有某煙店之子亦被鎗斃矣。噫、何其慘也。

譚浩明之布告　統領譚浩明爲宣布事。照得痲瘋之害最烈。盡人皆知。而患是症者。轉藉此以擾害鄉民。往往有强姦婦女。嚇詐民財之事。聞之令人髮指。前經稟奉都督密諭。將南寗之患痲瘋者。一併鎗斃。焚燬其屍。以免腐臭之毒。傳染民間各等諭。當經密飭在較場外荒地挖坑。於本月十三號聚而殲之。爲民除害。當亦我父老子弟共表同情。合亟明白宣布。俾衆週知。此布。

教育部定大學規程　頃教育部定大學規程。科學詳備。茲摘錄其第十一條大學醫科之科目如左。

醫學門

一解剖學　二組織學　三生理學　四醫化學　五胎生學　六局部解剖學　七藥物學　八病理學　九病理解剖學　十診斷學　十一內科學　十二外科學

十三眼科學　十四婦科學　十五產科學　十六衛生學　十七皮膚病學及花柳病學　十八耳鼻咽喉科學　十九兒科學　二十精神病學　二十一裁判醫學　二十二解剖學實習　二十三組織學實習　二十四生理學實習　二十五醫化學實習　二十六藥物學實習　二十七病理解剖學實習　二十八病理組織學實習　二十九病理解剖學標本說明　三十繃帶學實習　三十一診斷學實習　三十二內科臨床講義　三十三內科外來病人臨床講義　三十四外科臨床講義　三十五外科外來病人臨床講義　三十六檢眼鏡實習　三十七眼科臨床講義　三十八眼科外來病人臨床講義　三十九產科模型實習　四十產科婦人科臨床講義　四十一產科婦人科外來病人臨床講義　四十二微生物學實習　四十三皮膚病及花柳病臨床講義　四十四皮膚病及花柳病外來病人臨床講義　四十五精神病學臨床講義　四十六外科手術實習　四十七兒科臨床講義　四十八兒科外來病人臨床講義　四十九耳鼻咽喉科臨床講義　五十耳鼻咽喉科外來病人臨床講義　五十一整形外科學臨床講義

藥學門

一無機藥化學　二有機藥化學　三藥用植物學　四植物解剖學　五製藥化學
六衛生化學　七裁判化學　八生藥學　九細菌學　十藥制學　十一藥制比
較學　十二製劑學　十三定性分析化學及實習　十四定量分析化學及實習
十五工業分析及實習　十六植物學實習並顯微鏡用法　十七無機藥化學實習
十八有機藥化學實習　十九製藥化學實習　二十衛生化學實習　二十一裁
判化學實習　二十二生藥學顯微鏡實習　二十三細菌學實習　二十四藥制化
學藥品試驗法實習　二十五藥制生藥藥品試驗法實習　二十六製劑學實習（
以上爲通習科目）二十七植物化學　二十八內國生藥學　二十九外國生藥學
三十粉末生藥學　三十一植物化學實習　三十二內國生藥學實習　三十三
外國生藥學實習　三十四粉末生藥學實習（以上爲修生藥學者之專習科目）
三十五衛生化學　三十六裁判化學　三十七細菌學　三十八衛生化學實習
三十九裁判化學實習　四十細菌學實習（以上爲修衛生裁判化學者之專習科
目）四十一動植物成分研究法講義　四十二動植物成分研究法實習　四十三
元素分析分子量測定法實習　四十四有機體構造研究法實習　四十五新藥合

成法實習(以上爲修藥化學者之專習科目)　四十六藥品工業學　四十七無機性藥品製造法實習　四十八有機性藥品製造法實習　四十九化學工藝品製造法實習　五十藥劑製造法實習　五十一藥品賦形術實習　五十二工場計畫及製圖(以上爲修理工學者之專習科目)

戒煙方　戒煙方多矣。最和平無弊者。莫如林文忠之忌酸丸。然配製不易。價又不廉。又以中有補藥之故。於戒煙期內。或有感冒。卽難照服。其他市井所售。無慮千百。或失之太霸。或失之太平和或中雜以嗎啡。無論有效無效。而皆不如八一一。

八一一者。每兩中以炒米粉八錢。煙膏一錢。生鹽一錢配製。

初時癮三錢者。服此藥亦三錢。一月後可將藥中之煙膏減去一分。而加以炒米粉一分。逐漸遞減。至將煙膏減盡爲度。

此戒煙方有四善焉。鹽米隨處皆有。一也。病時可服。二也。鹽米本平常日用之物。決無氣體不合之弊。三也。價既便宜。無論貧富皆可立辦。四也。余以此藥之便人也如此。敢爲煙界介紹。並願閱者諸君。幸勿漠焉視之。(丁知陋)

戒煙良方　鴉片中含嗎啡。能使血中鐵質運行較速。故初吸時似覺精神興奮。惟是日復一日。血中之鐵質失其進行之能力。必待嗎啡迫之使行。而煙癮成矣。迨吸之既久。雖吸而血中鐵質亦不能行。於是愈吸愈多。而癮愈大矣。諸君子如有以戒煙之後身將更弱爲慮者。此正可無慮也。蓋補身之物甚多。如牛肉汁牛乳鷄蛋等物。皆有進飲食强筋骨却病延年之效。且牛肉汁一物。亦可長服。鄙人身體素弱。自服牛肉汁以來。向之日診十餘人而已覺疲乏者。今則雖日診二十餘人而亦不覺其勞。鄙人既親試而親驗之矣。故不敢不告於諸君子之前。戒煙非難事。祇須有經驗良方。并持之以決心。行之以毅力。自可不旬日而煙癮頓除。將來頂天立地之偉大事業。非異人任也。爰將親友等所已經試驗之方。彙錄於後。以備諸君子之採擇焉。（沈紹基）

林文忠公四物飲　生甘草一斤　赤沙糖一斤　川貝母八錢　煙灰三錢（癮重者用四錢）

上四物以清水十餘碗。入鍋內熬取三四碗。（愈濃愈妙）去渣取汁。貯瓶內。置靜室行步不震動處。每早起及夜臥之前。各以開水燉溫服一杯。癮即斷。癮極重者。取已煎之渣。而重煎之。十杯煎取一杯。照前再服必效。近人有加大棗一斤。紹酒斤半者。服之斷癮。（餘方登第八期報內）

趙毓崧字松巖號楠蓀年三十七歲江蘇丹徒縣人寄籍揚州爲張受謙先生之高足精痘疹兒科辛丑歲充鎭江誠仁堂醫員癸卯歲接充衛生醫院醫員已酉以縣主簿指分湖北次年充襄陽災賑醫官沙市同濟醫院院長歷游荆楚去年光復後回揚充揚州育嬰堂醫員現仍充衛生醫院醫員於痘科兒科之學固屬優長又能兼擅西醫每歲全活嬰孩多至不可以數計咸推爲兒科之冠

張祖森字威卿號炳南年三十三歲江蘇泰興縣人家傳醫學已歷四世精內外科爲人治病能應手奏效斷非尋常業醫者所能望其項背尤喜博覽醫籍孜孜不倦充泰興醫學研究會會員壬子夏充官醫局施醫局醫生悉心診視全活者指不勝屈洵醫界中傑出材也

丁同善字與人年二十八歲江蘇泰興縣人研究內難仲景之學頗多心得療人疾病時其診斷之精確奏效之神速尤非他醫所能及充泰興醫學研究會會員壬子夏充施醫局醫生昕夕診視不辭勞瘁名譽鵲起幾於有口皆碑求諸近今醫界中誠不可多得

何秉衡字雨田年三十歲江蘇泰興縣人工古文辭前肄業泰興法政講習所後得優

等畢業於算學理化等各種科學靡不通曉近復研究中西醫學不遺餘力

周榮增字筱谷號脩永年三十八歲江蘇泰興縣人肄業泰興師範傳習所及法政講習所均得最優等畢業旋充浙江甯波衛生公會會員南通縣中西醫學研究分會會員近年來喜研究泰東西新醫學銳意講求於各種醫書無所不讀其學術之進步駸駸乎有竿頭日上之勢對於地方一切公益事務尤具熱忱

謝邑南字洪嶷年四十六歲湖南湘鄉縣人前清附貢生研究醫學已逾十稔庚戌秋游瀋陽辦理奉天模範監獄醫務後鼠疫流行出方救治詳登報端一時全活甚衆撰有疫症簡明歌括及藥性參攷各一卷待刊誠醫界中之翹楚也

戴世纓字可簪年三十七歲福建龍溪縣人現住漳州城內研究中西內外各科已二十餘年富於學識爲人療病能着手生春

鍾瀚字貽孫年四十一歲廣東廣州府番禺縣人廣東公立自治研究所畢業員廣東紅十字會醫學傳習所畢業生廣東方便醫院考取一等醫生前充番禺縣自治議事會當選議員番禺縣三十二區各段調查長鹿步鎮自治研究社幹事員現充廣東教育總會會員廣東醫學衛生社社員學問優長經驗尤多

TRADE MARK 'BIVO' 商標

別福 商標

牛汁鐵精酒

BEEF AND IRON WINE

別福牛汁鐵精酒乃按醫藥科學所精製質料純粹氣味甘芳所含各種育質均有構造身體原素故有恢復奮興之功○牛汁鐵精俱是血肉要質佐以滋補要品融以葡萄美酒其功效更爲靈捷完善凡服此酒無不相應如響○人身之有血猶水之有源源竭水涸血枯身衰故血爲生命之要乃最寶貴者也凡臟腑骨骼無不由血構造亦無不由血養育故血足身必强血不足身必弱此不易之理然人無不需血故人無不需補補血最佳之品別福牛汁鐵精酒爲最著名者也○別福牛汁鐵精酒不第補血而已凡體質有所虧損均能補益提壯如服後飲食倍進此胃經工作爲其所奮興也身量漸重此體質爲其補益也既有若此効力其憔悴衰弱虛耗消瘦疲憊種種服之何患不靈柔弱婦女衰頹老人尤當視爲養生至寶購服者務宜認明別福商標是爲至要中國各埠著名西藥房均有發售

英京　上海　寶威大藥行

中華民國二年三月出版

中西醫學報

第三年第八期

本期之目錄

論說
敬告本會會員研究醫學者　晉陵下工
論中西醫學宜求其匯通　嚴國政
近世外科醫術之進步　李慕文
赤十字社之源流　洗吾
西藥不宜於華人疾病辨　陳錫桓

學說
近世醫術　張汝舟
家具改良說（錄進步）　天翼
街市衛生瑣談（錄青年）　獨清
外科學　盧謙
中毒之徵候及處置（續第三年第五期）　汪大頌

譯稿
萬國衛生博覽會章程（續）
普通衛生救急治療法（續）　盧謙

叢錄
記壽媼　彭樾毓
愛廬筆記　胡蓮伯
各國醫師法律　周頌聲
醫事新聞

本報全年十二冊本埠八角四分外埠九角六分上海
派克路昌壽里五十八號無錫丁寓發行

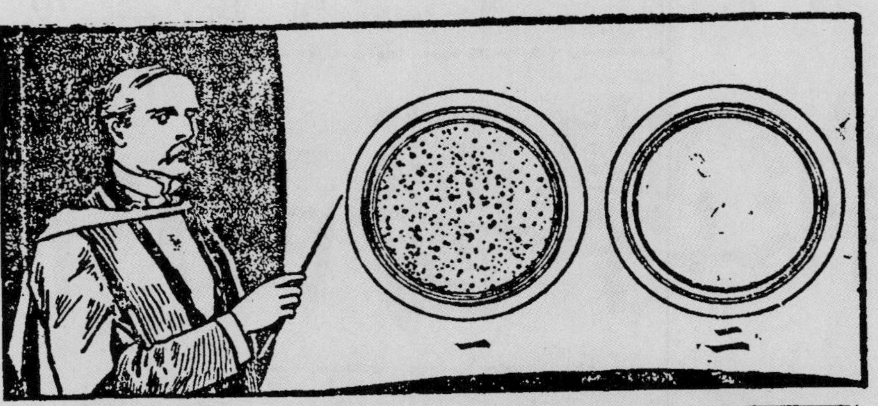

福美明達如何醫治喉痛

喉痛一症、諸醫皆知爲微生蟲之故也、此種微生蟲浮沉於空氣中、最易吸入喉際、故欲療治或欲脫免此症之法、莫要於先殺滅此種微生蟲也、福美明達 Formamint 所有殺滅微生蟲獨步之功能、已常有人爲之作證、即如柏靈最著名之格致家、披阿可司該君、曾惠最新奇之證據、用圖說以表明之、其法以玻璃二片、均塗以微生蟲最蕃盛之物質、其中一片、再塗以福美明達所融化之口津、然後將兩片玻璃露於空氣中、越二日後驗之、見第一片上所有使喉痛及傳染等病之微生蟲、其數倍增、而第二片上之微生蟲、毫無滋生、且所有之微生蟲、盡被福美明達所殺滅、此第二玻片、即表明凡服福美明達者、其口與喉所有之喉痛及他種傳染症之微生蟲、亦若是之消滅殆盡也、然購者務須購買眞正華發大藥行之福美明達 Formamint 蓋天下惟有此藥有如是之功效、此藥爲倫敦華發大藥行所獨製、每瓶五十片、整瓶出售、並不零賣、

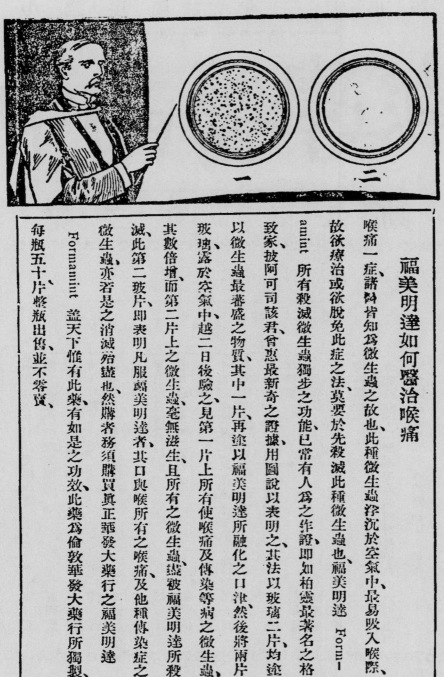

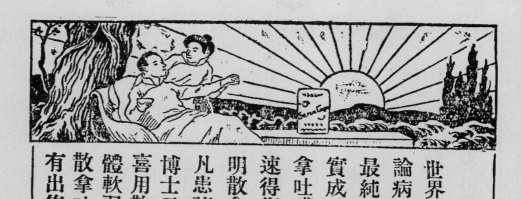

飼養病人

世界名醫皆核定散拿吐瑾Sanatogen延年益壽粉、爲無論病勢輕重、及患病初愈者、無上之食品也、其藥係用最純潔滋補之食物、與最有力滋補之藥料所修合、而實成爲補益腦部、及全體腦筋所必需之質料、所以散拿吐瑾延年益壽粉、有滋補調養之功、而能扶助病人速得復原也、　藍色脫新聞紙云、曾有許多證據、以證明散拿吐瑾延年益壽粉、爲使病人身體復原之食品、凡患諸虛百損等症者、服之更有裨益、　馮雷騰醫學博士云、余在醫院診疾、或出外行醫、常最喜用散拿吐瑾Sanatogen延年益壽粉、與身體軟弱之病人服之、所奏功效、非常滿意、散拿吐瑾Sanatogen延年益壽粉各藥房均有出售、

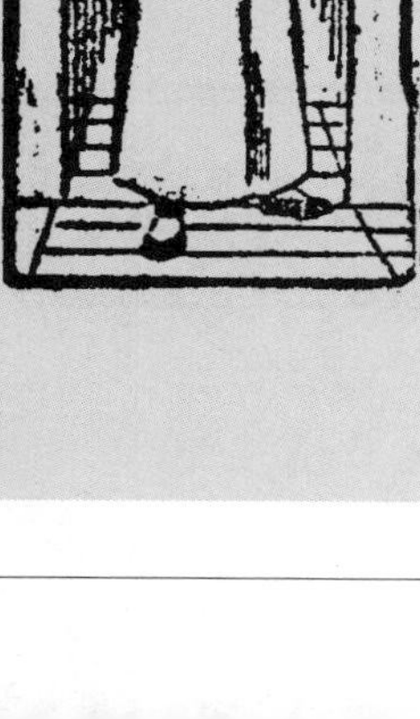

散拿吐瑾延年益壽粉

最著之證書

最著之證書

馮雷騰醫學博士、為栢靈醫學大學堂內、第一醫學講習所之掌教也、

馮雷騰醫學博士、於內科用藥一道、研究最為專精、故其所致與製造散拿吐瑾延年益壽粉主人之保證書、於閱報諸君覽之、最有裨益焉、其言曰、余在醫院診疾、或出外行醫、常最喜用散拿吐瑾 Sanatogen 延年益壽粉、與身體軟弱之病人服之、所奏功效、非常滿意、

馮雷騰頓首

散拿吐瑾Sanatogen延年益壽粉各藥房均有出售

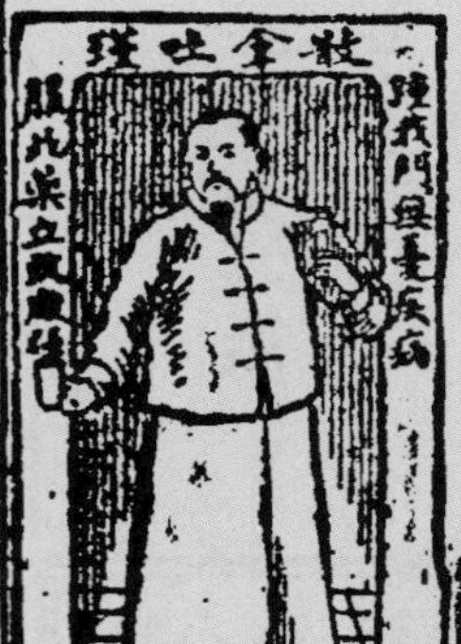

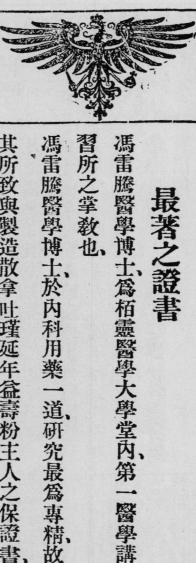

散拿吐瑾延年益壽粉

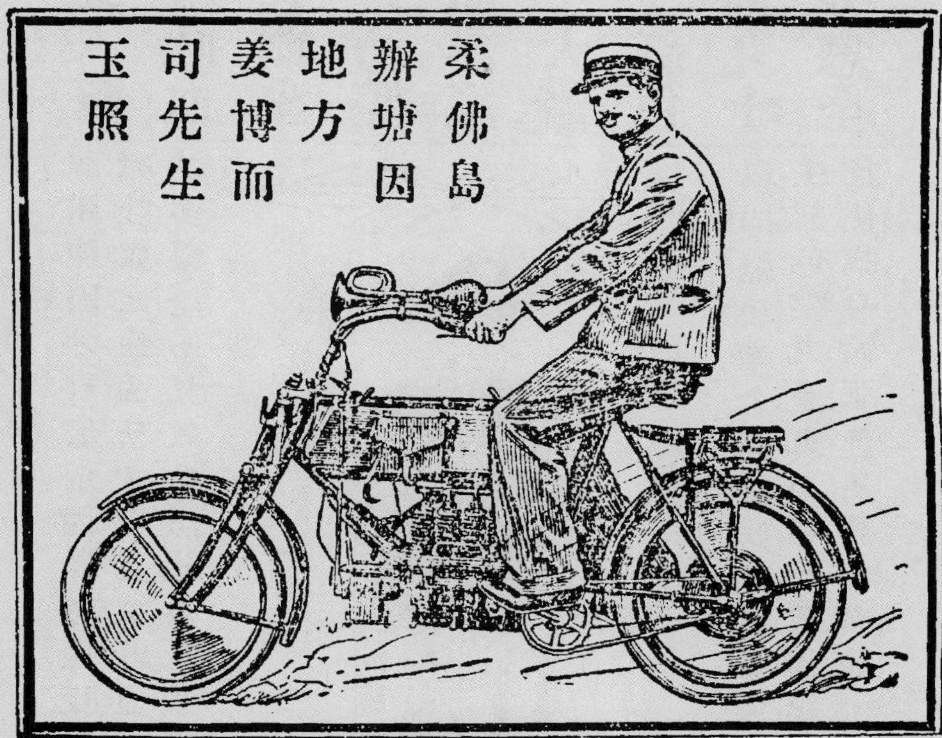

韋廉士大醫生紅色補丸治愈此人胃部失調及背骨疼痛之症

姜博而先生云余曾患胃部失調之症甚劇每餐後殊不爽適如負重病兼受背痛頭暈之累韋廉士大醫生紅色補丸救我脫離此種疾苦總服一瓶即覺病累頓釋故余常勸人人之如患余病者亦試服之

韋廉士大醫生紅色補丸中國各處商店凡經售西藥者均有出售如內地無從購買可逕向上海四川

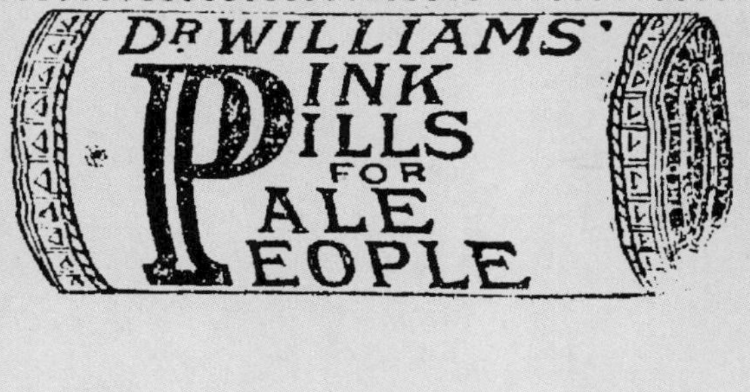

路八十四號韋廉士醫生總藥局函購亦可每一瓶大洋一元五角每六瓶大洋八元郵費一律在內

此人咳嗽吐血甚劇坐以待斃服韋廉士大醫生紅色補丸十分愈全

福州陳國才君云余因操勞過度致患咳嗽吐血之症去秋咳嗽更甚吐血不止嘗試多藥毫不見效自思絕無良策惟有坐以待斃後幸舍弟勸我試服韋廉士大醫生紅色補丸是丸不第治我纏綿夙疾抑且使我身體强健更勝曩昔也

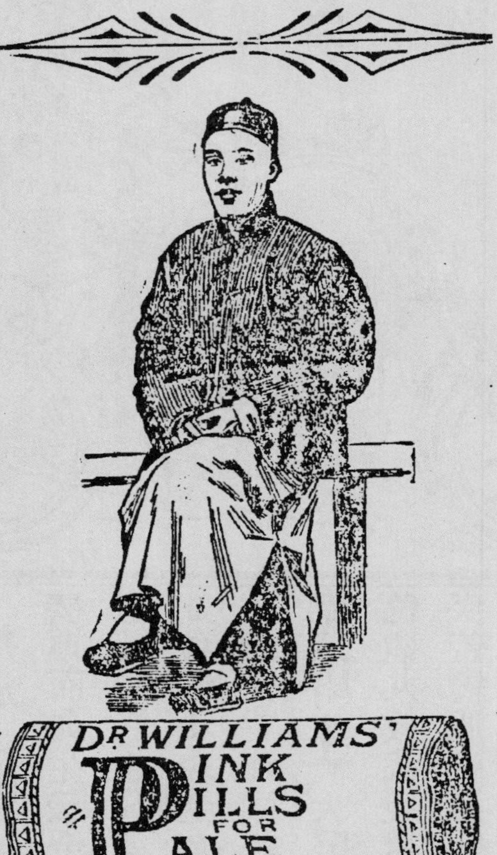

陳國才君服是丸而獲愈

韋廉士大醫生紅色補丸中國各處商店凡經售西藥者均有出售如內地無從購買可逕向上海四川路八十四號韋廉士醫生總藥局函購每一瓶大洋一元五角每六瓶大洋八元郵費一律在內

TRADE MARK 'VAPOROLE' 商標

發帕兒 商標

蝶鞍棚膏

（蝶背鞍棚之液）

PITUITARY (INFUNDIBULAR) EXTRACT

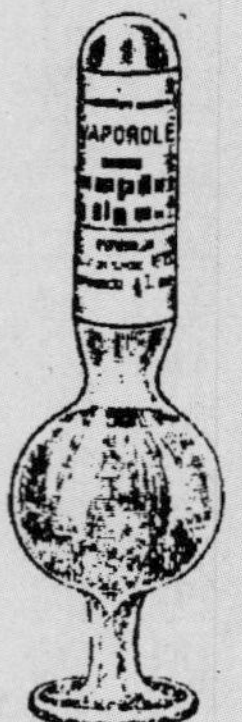

發帕兒蝶鞍棚膏之於腦力猝衰或脫失

此蝶鞍棚膏。用於外科施手術時。或既施後。及產後等所有腦力猝衰。此膏爲最妙反激品。其成效業已久著。能使血壓加增。心擊緩而有勁。其所發生效力。迅速而且堅持。此膏之所以得此美名。實在發帕兒蝶鞍棚膏之有信賴價值。

用法

外科腦力猝衰或腦力脫失。一西西用空針注射肌內。隨後用盃射鹽水術。

心力軟弱。半西西至一西西空針射入肌內。後若需時再射。

⿰子咅流血與⿰子咅弛。一西西空針射入肌內。後若需時再射。

腸輕癱。一西西射入肌內。後若需時再射。

每支渾合玻葫蘆內有〇・五西西與一西西無穫流質。每盒內裝六支。各著名西藥房均有出售。

英京　寶威大藥行監製　上海

患風濕之痛苦

上海女子賴韋廉士大醫生紅色補丸而除其痛苦

上海靶子路一百三十六號賴公館女管家阿福姑娘云余自少患風濕骨痛十有三年之久慘苦莫名有時骨痛更甚不克行路指臂腫痛全體皆病心甚憂懼難望告痊各醫束手約三年前余聞趙子君先生曾服韋廉士大醫生紅色補丸而愈其風濕之症余亦試服兩瓶之後足腫全退再服之身痛全止韋廉士大醫生紅色補丸愈我之疾迄今三載從未復發焉

上海女子賴韋廉士大醫生紅色補丸而除其痛苦

韋廉士大醫生紅色補丸凡經售西藥者均有出售或直向上海四川路八十四號韋廉士大醫生總藥局函購亦可每瓶一元五角每六瓶大洋八元郵費一律在內

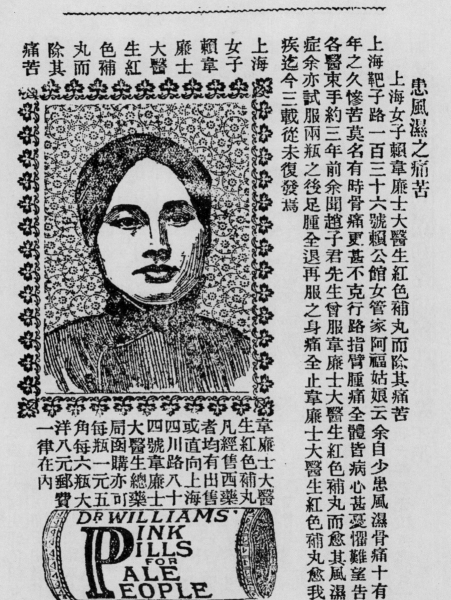

認明丸藥眞樣

"Byno "Glycerophosphates

商(愛蘭百利)標

麥液甘油燐礬汁

愛蘭百利麥液甘油燐礬汁。實爲補腦、强筋、健骨、增血、消食最有能力之補品。味甜適口。性極和平。已經各國醫學家認爲最上等妙劑。蓋甘油燐礬。爲燐質中最易消化之物。且內有麥液鐵鈉鈣錳錯等。益精養血消食諸品。不獨爲補品中放一光明。而且增進人民腦力之作用。其造福於人。誠非淺鮮。凡病後元氣未復。老年精力衰弱。婦女經血不調。壯年腦力不足。以及一切血虧神經疼痛、頭暈目花、遺精夢洩、腸胃乏力、夜睡不寧、心神不定、心悸不安並一切神經虛弱等症。服之無不靈驗也。本公司創設英京倫敦。已將二百年。所製藥料、藥片、粧閣用品、以及醫科新發明器具。醫院所用鐵床割檯。莫不精美絕倫。故歐美各國。均皆爭購樂用。近欲推廣招徠。以便各醫院藥房就近購辦。本公司另有嬰兒之代乳粉。病人之代食粉。以及冬夏各種補品。靡不具備。如有欲得其詳細者。請來函或駕臨至上海北京路郵局對門八號。賜顧者請認明本公司犂耙商標爲記。庶不致誤。〇價洋大瓶二元小瓶一元七角半〇各大藥房均有出售

總行英京　分行上海　愛蘭漢百利西藥公司謹啓

奉送育兒寶鑑廣告

本公司現印就最有益家用良書。取名育兒寶鑑。是書英文原本早已分送。各國均奉之爲至寶。本公司不惜工本。將此書譯成華文。俾中國育兒諸家。同享其益。況中國育嬰一道。甚不講求。屢因兒母乏乳。飼以罐頭牛乳。新鮮牛乳。以及乳糕并各種不適用食品。飼養嬰兒。以補助其不足。不論嬰兒月份多寡。腸胃能否消化。致受病而夭殤者。不知凡幾。間有微恙。兒母閱歷未深。亂投藥石。致病沈重。或有天花紅痧喉風等症。不知預防離隔。致傳染者。亦不知幾許。是書最講求嬰兒一切食品。並治理各種疾病之善法。無不便捷詳明。瞭如指掌。種種不勝登載。如有欲得其詳細者。請於函內附郵費寄至上海北京路郵局對門八號。本公司將此書寄奉。寄費本埠郵票一分。外埠郵票三分。須注明住址爲要。倘親友不見此廣告者。請爲通知。俾可得以問津。本公司所製各種代乳粉。無論中西嬰兒由初生至長成。均用之與體質脗合。且能強健發育。永保無憂。

總行英京　分行上海　愛蘭漢百利西藥公司謹啓

敬告本會會員研究醫學者

晉陵下工

本會自成立以來已三年矣。各省會員以學醫之門徑來質問者頗夥。茲將每學科中選讀之書。列舉左方。以備研究醫學者採擇。爲其用藥之最簡明處方之最緊要者。已詳西藥錄要。學者如依方配藥以治一切普通病。必獲奇效無疑。諒同志諸君所樂聞也。

(一)解剖學生理學衛生學

此三科宜先閱新內經第一集曰新素問、上編論縮短人壽之原理凡十章、一柔弱之教育、二放逸之淫樂、三腦力使用之過度、四疾病及不合理之處置、五不潔之空氣、六飲食之過度、七害人壽之氣質及情慾、八誇大之想像力、九毀壞人體之毒物、十年齡及早老、下編論延長人壽之原理凡十九章、一遺傳上壯健之出生、二合理的身體之教育、三活潑能動的之青年、四慎伉儷以外之肉慾、五幸福之夫妻關係、六睡眠、七身體之運動、八新鮮之空氣與適當之溫度、九田園生活、十旅行、十一淸潔與皮膚之衛生、十二良好之食品、十三精神之平和、十四快適之感覺及刺戟、十五疾病之豫防及療法、十六變死之救助、十七老年之衛生、十八精神及身體之修養、十九因體質氣候及生活法不同之各長壽法、其第二集曰新靈樞經凡二十一章、一細胞、二組織、三骨骼之解剖、四骨骼之生理衛生、五筋肉之解剖、六筋肉之生理衛生、七皮膚之解剖、八皮膚之生理衛生、九消化器之解剖、十消化器之生理衛生、十一循環器之解剖、十二循環器之生理衛生、十三呼吸器之解剖、十四呼吸器之生理衛生、十五排泄器之解剖、十六排泄器之生理衛生、十七神經系之解剖、十八神經系之生理衛生、十九五官器之解剖生理衛生、二十男女生殖器之解剖生理、二十一男女生殖器之衛生、每部一元四角

(二)藥物學

宜先閱普通藥物學教科書共正續二編、凡配藥藏藥處方等法皆言之基詳、而健胃强壯解熱、防腐、收斂、麻醉、驅蟲、變質、吐瀉、利尿、皮膚病等普通藥、及近發明之新藥、亦無不備具、某藥有効、某藥無効、皆據極確實之經驗詳言無隱每部一元六角

西藥實驗談　是書共分十七節、一序言、二退熱劑、三下劑、四利尿劑、五收斂劑、六祛痰劑、七麻醉劑、八與奮劑、九强壯劑、十防腐消毒劑、十一驅蟲劑、十二變質劑、十三清涼劑、十四吐劑、十五刺戟劑、十六緩和劑、十七附錄、共載藥品八十九種每種分形狀應用貯法處方四項、處方少則八九、多則數十、每方之下、復注所治之病、每部一元六角

藥物學一夕談、全書分總論及各論兩編總論分十一節、懸述藥物之作用分量精粗性質、及其用於人體之如何發落等、各論分四大類、第一類爲神經筋肉毒、分嗎囉仿謨亞爾個保兒類、安母尼亞類、珈琲涅類、斯篤里幾尼涅類等十七小類、第二類爲障礙局部榮養之有機化合體、分粘漿劑、矯味藥、茶劑、汗臭神經劑等十二小類、第三類爲無機化合體分水類、食鹽類、芒硝類、亞爾加里類等九小類、第四類爲消化酸酵素並滋養品、分脂肪及消化酸酵素類、含水炭素類、蛋白質類等三小類、卷末復附實驗良方甚多、若按方施治、必能屢奏奇效、每一藥品皆附西文、每部六角

(三)病理學

宜先閱病理學一夕談、第一章疾病之意義、第二章發生疾病之原因、第三章病竈與症狀、第四章、天然療法與人工療法、第五章、死亡與對於死亡之科學的觀念、第六章局部與全身病、

第七章、病變之種類、第八章、漢醫學之病理思想、第九章、關於人體之迷信、學說精邃、文義淺顯、讀者無不瞭解、每部三角

臨牀病理學

共分十編、曰誘導篇、曰傳染病理、曰自家中毒病理、曰新陳代謝病理、曰血液病理、曰泌尿病理、曰循環病理、曰呼吸病理、曰消化病理、曰神經病理、每部二元四角

(四)診斷學

宜先閱初等診斷學教科書、詳論望診法、問診法、檢查體溫法、檢脈法、檢尿法、打診法、聽診法、腹部診查法、小兒診斷法、骨相法、每部定價七角

診斷學一夕談

凡關於望診打診聽診觸診之事件、無不撮要備錄、末附中國診斷學摘要、每部四角、

(五)內科學

宜先閱內科學一夕談、金匱顧鳴盛先生譯、全書分三章、第一章爲治病、凡傳染病、呼吸器病、消化器病、泌尿生殖器病、全身病、神經系病、中毒症、皮膚病、外科、婦人科、眼科、耳科等、無不備、症狀治法無不詳、第二章爲參攷、述皮膚黶黑之治法、自製牙粉法、藥品用量表、尺度比較表等、第三章爲看護法、述病室之佈置、褥瘡之豫防、患者之飲食、脈搏、體溫、看護法大意、消毒藥及用法、看護婦人小兒皮瘀法、外科之救急手術等、每部六角

內科學綱要

共二十八類、曰傳染病篇、曰血行器疾患、曰鼻腔疾患、曰喉頭疾患、曰氣管枝疾患、曰肺臟疾患、曰腹疾患、曰腎臟疾患、曰副腎疾患、曰膀胱疾患、曰生殖器疾患、曰血液疾患、曰脾臟疾患、曰運動器疾患、曰新陳代謝疾患、曰末梢神經疾患、曰脊髓疾患、曰延髓疾患、曰腦髓疾患、曰官能的神經疾患、曰中毒篇、所載之病、都四百四十種、其病名爲吾國所

敬告本會會員研究醫學者　三

敬告本會會員研究醫學者　　四

固有者、則以吾國之舊病名條注而列於下、（如以中消病注糖尿病以中風注腦出血等）、爲古人所未知而於敎會醫院中已譯有定名者、則以舊譯名條注於下、（如以胃生毒瘡注胃癌以傷風時症注流行性感冒等）、設既有譯名復有古名、則古名與譯名、摺拾薈萃而咸列之、（如寶扶的里之下注舊譯作假白皮或白皮瘀或時疫白喉、卽爛喉痧古名脾風喉風馬痺風鎖喉風等）、是書於各種疾病每詳列子目八項、曰原因、言疾病之眞源也、（如結核桿菌爲肺癆之因百斯篤菌爲鼠疫之因）曰潛伏期、言病原隱伏於體內之日數也、（如痘瘡之潛伏期約十日至十四日、爛喉痧之潛伏期約二日至七日）、曰前驅期、言發病以前之先兆也、（如傷寒未發以前其先兆爲食慾不振全身倦怠、頭痛不眠筋肉疼痛、就業厭倦等）曰症候、言患者之病狀也、（如傷寒之第一週爲何種病狀、其第二第三週則爲何種病狀）曰合併症、言患者於本病之外、兼患他種疾病也、（如患傷寒者、兼患氣管枝炎、或肺炎、或心囊炎、或腎盂炎、或脾臟破裂等病）曰轉歸、言疾病之輾轉進行、歸於治愈或死亡或廢疾或畸形之豫料也、（或作豫後舊譯作決病如肺癆病在第一期、可豫決其能愈在第三期、則豫決其必死）曰療法、治病所用之藥品及手術之方法也、（療法中有對症的者、卽言病人患咳症、則對其咳症而治之、患便秘與發熱、則對其便秘發熱而治之）曰類症、言各種類似之病症直抉其異同之點、下精確之斷語、以斷定其病名也、病之無潛伏期前驅期合併症者、則闕之、每部兩元五角

漢譯臨牀醫典

全書分爲三十三門一傳染病二血行器疾患三鼻腔疾患四喉頭疾患五氣管枝疾患六肺臟疾患七肋膜疾患八口腔疾患九食道疾患十胃疾患十一腸疾患十二肝臟疾患十三膵臟疾患十四腹膜疾患十五腎臟及副腎疾患十六膀胱疾患十七生殖

器疾患、十八血液疾患、十九脾臟疾患、二十運動器疾患、二十一新陳代謝疾患、二十二末梢神經疾患、二十三脊髓疾患、二十四腦髓疾患、二十五官能的神經疾患、二十六中毒篇、二十七眼科、二十八耳科、二十九外科、三十皮膚病、三十一婦人科、三十二產科、三十三小兒科、凡各病之原因、症候、診斷、豫後、療法及處方皆詳、

爲每部二元二角

按內科中肺癆病最多、宜先閱肺癆病學一夕談、首論空氣療法、次論安靜及運動、次論皮膚之堅强法、次論飲食、(內有朝食午食夜食一定之食單)次論被服、次論發熱、次論盜汗及不眠、次論咳嗽咯痰及咯血、次論下痢、次論輕快及治愈、次論職業、次論肺病豫防法、每部三角

肺癆病救護法

第一章肺結核之名義、第二章肺結核之原因、第三章肺結核之誘因及其他關係、第四章肺結核之症候第五章肺結核之合併症、第六章肺結核之病理、第七章肺結核之豫後、第八章肺結核之預防法、第九章肺結核之治療法、第十章肺結核治癒後之攝生法、每部六角

癆蟲戰爭記

以日本醫學士廣澤汀波所著結核菌物語爲原本、共四十七節、以稗乘之體裁、談精確之學理、使人讀之樂而忘倦、書中之語託於結核自述、尤足惹起讀者之注意、每部四角

又按內科中以傳染病爲最速最險、吾國人大抵無傳染病普通智識、尤爲危險、宜先閱傳染病之警告、全書分上下二編、上編總論疫之所以起、與人之所以染疫、下編分論各種疫病之病原、症狀、及傳染之路、預防之法、消除之方、每部四角

預防傳染病之大研究

共分八章、一緒言、二傳染病之定義、三傳染病之特色、四病原性微生體之性質、五傳染及流行、六

敬告本會會員研究醫學者

五

敬告本會會員研究醫學者　　六

免疫、七傳染病之預防八各種傳染病預防法每章又各有分目每部五角

（六）外科學

宜先閱外科學一夕談、書分二十四章凡一部分之充血貧血血塞出血、炎症、膿瘍、壞疽、潰瘍、損傷創傷切傷打傷、刺傷、銃傷、電傷、骨折等及種種之症候治法處置法大略已備每部三角

創傷療法

共分十六章凡消毒法繃帶法、縫合法、結紮法、制腐的注射並穿刺法等無不詳備而各種外科器械、消毒器械等插圖及其用法尤爲精詳、每部一元四角

（七）處方學

宜先閱實驗良方一夕談、在新醫學六種內每部五角

實用經驗良方
兒科經驗良方
及詳解

是書將最有經驗之方編輯而成、選用之藥約八十餘種、一切普通病、均已能治方後又加以詳解、說明某方可治某類之病、又某藥之所以加減之原理如能按方施治、無不力奏奇功學者如讀此編、可以免暗中摸索之苦可以收對症療法之效每部四角

又按此八十餘種之普通藥、敝處均可批發定價極廉惟每種買少許者其價稍貴若滿一磅、則比各藥房之定價廉矣、

（八）皮膚病學及花柳病學

宜先閱皮膚病學、共十有二章、首列總論、分原因、症候、診斷、經過轉歸及豫後療法豫防等各門、第一章論寄生動物性皮膚病、詳述疥癬、虱、毛囊蟲、蚤蚊牛蝨、蠅蛆蟲等、第二章論寄生植物性皮膚病詳述癜風紅色陰癬黃癬兒頭截髮病寄生性匐行疹頑癬等、第三章論局處發性傳染病詳述傳染性與尋常性膿泡疹、癤腫癰疽丹毒類丹毒、馬鼻疽、脾脫疽等第四章論慢性傳染性皮膚病詳述尋常性狼瘡皮膚結核、腺病性苔癬、硬結性紅斑、惡液

質性痤瘡、癩病、鼻硬腫、放線菌病、水癌、皮膚壞疽等、第五章論炎症性皮膚病、詳述濕疹、痒疹、蕁麻疹、皮膚水腫、紅斑、紫斑、醫藥疹、乾癬、紅色苔癬、痤瘡、鬚瘡、酒皶鼻、天泡瘡、火傷、凍傷等、第六章論皮膚充血及貧血、詳述皮膚充血、赤色肢痛症、皮膚貧血等、第七章論分泌變常性皮膚病、凡各種汗症、粟粒疹、皮脂漏、靤、粟粒腫、粉瘤等皆備焉、第八章論肥大性皮膚病、凡母斑、雀卵斑、夏日斑、黃斑、疣贅、胼胝、鷄眼、魚鱗癬、鞏皮病、象皮病等皆備焉、第九章論萎縮性皮膚病、凡皮膚色素減乏之症、皮膚萎縮、色素性乾皮病、紅斑性狼瘡等皆備焉、第十章論腫瘍、凡淋巴管腫、血管腫、蟹足腫、纖維腫、黃色腫、脂肪腫、筋腫、腺腫、肉腫、內皮腫、皮癌等皆備焉、第十一章論皮膚神經性變常、凡皮膚瘙痒症、穿足症等皆備焉、第十二章論毛髮及爪甲疾病、凡贅毛症、白髮症、裂毛症、禿髮症、鬼舐頭、爪甲彎曲症、爪甲炎、爪甲萎縮症、爪甲白斑等皆備焉每部一元二角

花柳病療法　七角

先述花柳病學之歷史、次述淋病、次述軟性下疳、次述梅毒、次述花柳病之新藥方、每部

(九)細菌學

宜先閱免疫學一夕談、共分二十章、一誘導論、二先天性菌免疫、三先天性菌免疫之原因、四先天性毒免疫、五後天性毒免疫、六後天性免疫之原因、七抗毒素之作用性質、八抗毒素之發生原因、九菌溶解素、(即抗菌素)十攻擊素、十一凝集素、十二溶菌性酸酵素、十三對於動物細胞成分之免疫質、十四血球溶解素、十五抗血球溶解素、十六血球凝集素及抗血球凝集素、十七細胞毒及抗細胞毒、十八沈降素、十九免疫質之傳播、二十人工免疫法之原理、每部五角

敬告本會會員研究醫學者

敬告本會會員研究醫學者　八

(十)兒科學

宜先閱育兒談、共八章、曰嬰兒之發育及看護者、凡健兒之現象、及身體精神之發達、與夫小兒衣服居處運動之事屬焉、曰嬰兒之母乳養育、言生母之授乳、停乳、乳房之注意、及授乳之時間規則斷乳等皆屬焉、曰乳母、言生母乏乳時、及不能授乳時、辨別乳母之性質、及管理監視之法、曰牛乳、言牛乳之性質、管理法、及稀釋法、曰乳兒榮養法之謬誤、羅列小兒飲食之不良品、及食物調理之法、曰自襁褓時至七歲之養育法、自衣履、沐浴、寢室、以至呼吸器運動器及五官等、言之綦詳、曰病兒看護法、及諸病豫防法、凡普通之疾病、及傳染病之豫防法備焉、曰智育、精神上之教育屬焉、每部四角

新纂兒科學

是書凡四十四章、先論小兒生理解剖、與成人不同之處、次論母乳之組成、及普通檢查法、授乳之規則、產母不得授乳之條件、乳母之選擇及攝生方法、次論用獸乳養兒時當注意之規則、次論代獸乳之普通乳兒營養劑、次論初生兒假死、次論初生兒牙關緊急及破傷風、次論初生兒敗血症、次論初生兒黃疸、次論急性脂肪變性、次論臍疾患、次論乳齒初生時之疾病、次論小兒口腔疾患、次論咽頭後膿瘍、次論食道疾患、次論乳兒消化不良症、次論小兒胃炎、次論小兒虎列拉、次論急慢性腸炎、次論腸管寄生物、次論喉頭疾患、次論氣管枝炎、次論肺炎、次論結核性腦膜炎、次論慢性腦水腫、次論小兒脊髓痲痺、次論小兒急癇、次論小兒舞踏病、次論腎臟炎、次論陰門陰膣炎、次論佝僂病、次論腺病、次論梅毒、次論間歇熱、次論天然痘、次論種痘、次論痲疹、次論猩紅熱、次論實扶的里及血清療法、併發病與續發病、次論流行性風疹、次論流行性脊髓炎、次論流行性感冒、次論百日咳、凡小兒之病、蓋已略誌於此矣、每部一元二角

論中西醫學宜求其匯通

嚴國政

芸芸萬彙生存於第三星球中顧均是人也若者其爲亞細亞人若者其爲歐羅巴人若者其爲澳大利人若者其爲阿非利加人若者其爲美人因其人所生長之地不同而復以人類皮膚之顏色分爲黃種白種紅種黑種棕色種等五者之名目方域攸殊種族自別而語言文字亦遂不能趨於統一於此種事實上固覺其無可如何迺今有極簡單之名詞流行於全國爲一般社會中人所共認此無他即中西二字是已中西二字者立於對待之地位者也對於泰東西各國言之則獨稱吾國爲中對於吾中國以外言之則概稱各國爲西自五大洲交通以來而後有中西二字之名詞發現於世界自中西二字之名詞發現以來而後歐美等國之各種學術時隨太平洋大西洋之潮流灌輸入於亞細亞東南之中國而醫學亦各種學術中之一端也當西醫之學術未行於吾國時固無中西醫學之可言洎西醫之學術盛行於吾國於是遂有中西醫學之派別習中醫者或絀於西醫習西醫者或絀於中醫中醫之與西醫分道揚鑣各行其所謂是無如偏於中醫一方面者則揚中而抑西偏於西醫一方面者則揚西而抑中醫者之於中西醫學兩方面率不見其水乳交融而時爲極端之反對此中西醫

論中西醫學宜求其匯通

學所以不能匯通之一大原因也詎知中醫與西醫之學說就其表面上觀之固截然其判爲兩途論其實際則中西各國之人方域雖殊種族雖別語言文字雖不能趨於統一而林林總總同爲血肉之軀同爲圓顱方趾之倫同爲食味別聲之輩其不發生疾病則亦已耳如發生疾病則卽其發現之病狀與中西醫學家所定之病名而兩相對照頓覺其同而不同不同而同曷言乎其同而不同也以同屬一病中醫所定之病名較諸西醫所定之病名恒不相一致曷言手其不同而同也以同治一病西醫所定之病名核諸中醫所定之病名實暗相脗合由此以觀中西醫者於人所患之疾病必先診察其病狀以施治療頭痛則醫頭脚痛則醫脚醫學卽有中西之分而初無有能逸出此治療法範圍以外何則則以其所不同者要不過僅在患病者名稱上之差別人謂中西醫學於此而欲求其匯通覺甚非易事吾則謂於此而欲求中西醫學之匯通亦不覺其事之難試縷述數例以證之而知中西醫學之宜有可以求其匯通者在也如中醫所名之霍亂西醫名之爲虎列剌中醫所名之傷寒西醫名之爲腸窒扶斯西醫所名之百斯篤吾國舊時有癧子痒子等名西醫所名之痳剌里亞(卽瘧疾)吾國古書有風瘧溫瘧寒瘧溼瘧等名至西醫之所名爲實扶的里於中醫則以白喉稱

之西醫之所名爲腸加答兒於中醫則以泄瀉稱之虛損一節中醫條分縷晰言勞從上損損從下至過胃過脾則不治而如肺癰肺痿肺損肺飲肺炎肺脹肺癆等七症在西醫則概以肺癆二字包括之略舉數端餘可類推終之中西醫之對於人之所患疾病有一病則必有一病之名稱疾病之命名中西縱各各其不同而推其原理求其眞際則適見其不同者歸於同焉不特此也請更述其有進於此者吾國舊醫家之所謂生尅殆卽現今化學家之所謂炭養人類爲萬物之靈長而生活於大氣之中受炭氣〔一名炭酸瓦斯〕多則人之身體因之而孱弱得養氣〔一名酸素〕厚則人之身體因之而强健地球上之動物多吸收養氣而吐出炭氣而至於植物則反是各植物所吐出之養氣足以供給人類之吸收而有餘推此旨也遂有謂炭氣所以生植物而尅動物養氣則所以生動物而尅植物者其中相生相尅之理由相反也而實交相爲用第今而驟與西醫言生尅而西醫則以聞所未聞必茫然而不能對也惟吾國之習岐黃術而曾讀素問內難等書者靡不有生尅二字深印入其腦筋中而有問卽答能歷歷如數家珍※今而驟與中醫言炭養則中醫不諳化學并無新醫學之普通知識類皆不識何者爲炭氣何者爲養氣養氣之何以於人有益炭氣之何以於人有損設以炭養

二字詰中醫鮮有不瞠目撟舌而不能答究其實生尅二字者爲吾國數千年來固有之舊名詞在舊醫界中人無一不耳熟而能詳炭養二字者爲近世紀研究化學上之新名詞欲深悉此炭養兩種之元素斷不能概望諸舊醫界中人然既言吾國舊醫家之所謂生尅即今化學家之所謂炭養其名詞雖覺不同而義理自無或異則是生尅之與炭養眞一而二二而一者也且也中醫之學以理想勝西醫之學以實驗勝能由理想而進於實驗則何難於中西之醫學以相得而益彰雖中醫之學說與西醫之學說兩方面如水火之不相合如枘鑿之不相入如冰炭之不相能而要之中西之醫學各有其長處各有其短處間有西醫所不能治之病經中醫而忽能治愈中醫所不能治之病經西醫而忽能治愈故宜絜其所長所短而定從違愼勿夜郎自大師心自用膠執於一偏之成見業中醫之人而或訾議西醫爲不足恃業西醫之人而或痛斥中醫爲不足道致有乖中西醫學匯通之道敢敬告吾國之醫學家當悉心研究融中西醫學於一爐而冶之淬厲其所本有採補其所本無不偏不倚一致進行久而久之則自能達中西醫學匯通之目的是則吾國醫界前途之幸也竊不禁馨香以祝之拭目以俟之

近世外科醫術之進步

豫南李慕文

外科醫術者。戰時及各種慈善事業之最適用者也。然欲廣收美好效果。有必當注意之二大要點。曰止痛法。曰消毒法。當止痛法未發明以前。外科醫士之手術。猶未爲病家所歡迎。豈以人體學之、未明乎。病理學之不講乎。抑豈以醫術庸劣。而乏膽識乎。皆非也。彼時行醫者。操刀施圭。手腕敏捷。誠如庖丁解牛。洞中肯切。毫無可訾議也。而無如病者得安全也甚難。非因痛極而致戕生。即以震驚過度而入險境。是外科之技術雖精。仍無以收良好之結果。迨一千八百四十六年。有美國牙醫馬爾頓悟。得伊打可以止痛。復有蘇格蘭名醫辛伯森。發明哥羅方。有同一之功用。於是刀鋸割截之時。令病者不覺纖微痛苦。因是而獲痊者。不可勝數。外科醫之不可不用止痛法。遂爲舉世所共認。

雖然。止痛法實行以後。仍不能無憾焉。蓋病者之根結雖除。往往餘渣未淨。因腫腐而致危亡。此由於敷治不得良法。傷處爲毒菌所宅。由是爲祟作梗。隱於左而發於右。洩於此而腫於彼。蔓延四出。無或已時。求其萬全無害者。殆絕無而僅有焉。近今剖割之後。脫然無患。傷處遽爾脗合。不知者驚爲萬一之奇功。殊不知此皆英國名醫李斯德發明消毒原理之效果也。自此消毒法發明以來。舉凡前此筋骨挫折之重症。患者之死率。十人中有六人。今驟減至百分之三。其因剖解時血液染毒而致不救者。殆絕無焉。從此日有進步。始而欲滅空氣中之微生物。僅知以射水器洗濯患處者。繼察知媒介毒菌。不獨空氣。舉凡未經煉製之布絲綿花器械衣服。皆足以致潰腐。因之醫生皆注意滅稑法。用清潔手術。不使傷處稍留間隙。無論可見不可見之塵垢。皆無從竄入。後方不罹於危。

消毒免腐之法既精。又有止痛法以助之。外科醫術。於是突飛邁進。迴非三十年前之醫家所敢夢想。以今例昔。誠哉其爲外科醫界之大進步也。吾人生今之世。雖不幸而有微疾。無難生死肉骨。蓋幸福莫大焉。

赤十字社之源流

洗吾

近世戰爭目的。僅在減少敵國之戰鬭力。故除交戰者之外。不獨對於敵國人民。不得以暴力加之。卽對於敵軍之傷病者。難治者。或死者。亦不得橫加暴力。此赤十字條約之所由生也。粤稽古時戰爭。平和人民。亦得殺戮。故對於疾病死亡。非特不爲哀憐。甚或轉相蹂躪。迄一八五四年。苦里米亞之役。流血成河。積屍遍野。英國女子南奇格爾見而憐之。謂疾病死亡。與敵國戰鬬力毫無關係。不得橫加暴力。並宜設法以救恤之。且偕同志親至軍前以當看護之役。而赤十字條約遂於是胚胎焉。既而一八五九年。意法聯軍與墺人血戰於索希利經十六時之久。死傷尤多。瑞士博愛家安里準南大發惻隱之心。復倡拯救之法。普之愛莫尼爾尤贊成之。相與游說各國。漸得多數國家之認可。遂於一八六三年。會各國於瑞士之日內瓦。經多次協議。翌年而赤十字條約成。於是負傷及罹疾病之軍人。不論屬何國國籍。皆接受看護之。

赤十字之名義。因協約於瑞士。欲藉瑞士一物以為標識。瑞士國旗。其式為紅地白十字。於是因其式而反用之。易為白地赤十字。故名赤十字。社不獨旗章然也。即社中人員均以赤十字為徽章。又其所屬房屋。亦標赤十字於墻壁。即夜間所用之燈。亦有赤十字標記。此等形式。皆因戰時便於區別也。

西藥不宜於華人疾病辨

陳錫桓 子鶴

自我國習西醫用西藥以治療本國人者。寖熾寖昌。自我國人患疾病而受治於西醫者。愈趨愈衆。而一般無知罔識之徒。少見多怪。妄加詆諆。亦且方興而未艾。予哀窮鄉僻壤之地。晦盲閉塞之徒。本未躬覯新醫學術之深且大。乃為信口雌黃者流蠱亂熒惑不幸而罹中國舊醫實難治療之症遂不敢就西醫用西藥而卒致不治者比比皆是也噫嘻命至可重死足可悲爰將其嘗議之處擇其要點如本問題著論申辨以重人道以盡天職至謂予提倡西藥廣開漏巵斥爲不知愛國者則請卒閱是篇或可曉然於作者之本意而原諒之矣

主不宜者之論說率以地理爲前提爲之說曰即我中國而論西北高爽東南卑窪一國之間地土不齊人生秉賦豈無區別北人剛強南人柔軟即我中國藥品使用應亦有異在習岐黃者類能言之況乎重洋遠隔風土兩歧既不同洲又不同種乎若然則請申我說

我國藥品之使用應視南北而有不同此爲晚近漢醫之言不才亦曾習聞其說按之古籍未之前聞夫用量未嘗無輕重之差也亦視乎其人之體質強弱年齡大小疾病輕重及其感受藥性之如何而已果不以人爲標準僅以地爲權衡此鯫生期期以爲不可通者也充乎其量南人當用南藥矣北人當用北藥矣燕趙之呻吟不宜採江漢之藥石境內所調製悉非境外所栽培生於斯長於斯疾病於斯而醫藥必於斯寖假而再小別之府而畫之縣而封之鄉井而溝壘之將毋一榻纏綿舍庭園之藥圃有不

宜出門採藥乎吾知其事有所不能而又理之所不可通者也

且諸君曾亦知中藥之出來乎本非吾中國所自出者蓋亦數見不鮮矣其於名詞上一望而可知者如延胡索破故紙底野茄蓽澄茄羯婆羅訶黎勒末利蘆薈阿魏末藥蒔羅等屬有名無義譯音顯然有觀其名而審知之者如西洋參高麗參安息香巴旦杏婆羅蜜番紅花番木鼈胡黃連胡椒胡葱胡荽胡瓜胡桃胡麻戎鹽等類或著外邦之號或冠胡戎之名有名義相係似非外來者如旋覆花兎絲子白喬子玉蜀黍甘草仙茅青黛藿香益智鬱金厚朴蘇木等種想當繙譯之時舍音取義特造名詞凡此皆具有成蹟班班可考者也惟其初蒞中土之時吾國人對之感情若何現今吾國如上述諸藥皆有產出可知古人未嘗膠滯而不知變也願今人之用西藥者師法古人廣為培殖自行製煉異日者需用西藥不必仰給海外一如甘草藿香之易求是乃作者之本意也

中藥非皆原於中土所產亦既詳言之矣在昔時對於外來之藥未聞拒之而不用斥之為不宜以古例今所謂不宜使用於中人疾病者無庸再為之辨論其不然矣然作者於臨床診斷之際與夫朋儕應接之時屢有所見聞茲擇其於本題之有關係者再

贅言之

有所謂不宜者疑西藥皆熱者也叩其理由彼以爲由於經驗某某患瘧疾服金雞納霜而頓愈設非其藥大熱何能立愈寒疾作者告以該藥有解熱殺菌之功彼乃詫爲奇譚又謂某服市上販賣之鐵質補身品面紅耳熱唇燥便秘作者告以鐵質之生理與醫治之作用既臨目而不解又掉頭而不信此殆所謂愚而好自用賤而好自專者歟

有所謂不宜者疑西藥皆有嗎啡作者於肺癆白喉等症往往注射特效之藥彼指注射器曰此乃近年來發明注射之嗎啡針也阿片癮作一針嗎啡而神采煥發子今治病其收效能若此之神速非卽嗎啡而何揣彼輩人心理謂各種西藥皆嗎啡之化合品嗎啡者乃諸藥所公共含有之特效成分而已見槖駝而謂爲馬背腫我末如之何也已矣

西藥之不宜於華人疾病者既爲之反覆辨論其不然然則其所謂宜者又安在曰此乃通人既已再三詳述於前矣玆爲揭其綱要而一言以蔽之曰提煉精而奏效較確耳

衛生雜誌

近世醫術

張汝舟

諸君須知今日之醫道已不本於經驗而本於學理。曩者醫家用藥知其當然而不知其所以然。今則其中玄妙已多半了解。凡遇病症。微特能識其徵候道其狀態。且能確知其病症之由來。當用何藥以藥之。醫術之所以進步至於今日。蓋有四種原因在。

(一)死後之考驗。

(二)以獸類試驗種種藥性。

(三)徵菌學之進步。

(四)診斷的器具。

此四者相助而成。缺其一則不可。然四者之中以何者爲最要。更是難言。今試畧述其梗概。

英京倫敦之各醫院。其中病死者。死後醫院有剖驗之權。由是醫者得知其內部之狀況。藉得與生時之症候一一比較之。剖驗時不獨恃醫者之目力。兼用顯微鏡察勘各部微細織質之變相。由此徵菌學家遂得查知細菌一物爲百病之根原。

以獸類試驗藥性。可得以實驗證明之。試以青蛙一。取出其大腿之肌肉和其中腨線肌之一端。以釘釘之。於又一端附結一槓。此槓有一尖端。與薰黑之鼓面相接觸。然後以電氣通入其腦筋。其肌肉即收縮。槓桿之尖端。即於鼓面劃作字形。如於肌肉上加珈琲之精若干點。其收縮之力陡增。於此可知珈琲之精可使肌肉增力

又如另以青蛙一。在其頸際剖開其脊骨。而以馬錢子質置其脊髓上。此時如畧抓其前腿。其腿即往返震動。其原因以青蛙前肢之神經總區域在頸際。此處既置馬錢子質則畧抓其腿。即能使其震動。否則一收縮而已。於此可知馬錢子質其力能及於脊髓。

此種實驗。不勝枚舉。玆特言其大略。聽者便可舉一反三。更有進者。有時藥性亦可於人身實驗而得之。昔有二人。自願犧牲其身以驗毒黴菌之性。法以毒黴種入。如種牛痘然。而種入之時。即以水銀擦入。竟得無事。後以猢猻二亦將毒黴種入。惟稍間以時刻。然後以水銀擦入。黴毒竟發。至於黴菌學。亦日有進步。吾人皆知黴菌能致疾。雖各種病原未必皆出於黴菌。而黴菌實爲多半病症之原動力。論及黴菌與病症之關係

卡啓博士曾定規例四則如下

(一)欲知某種黴菌致某種病症必先查知此種病症果含有此種黴菌否

(二)該黴菌必能生活於間接之物體上始能致疾所謂間接之物體即如膳品飲料等物是

(三)該黴菌如入畜類體中必能使該畜搆病

(四)於該畜體中必能復得此種黴菌

黴菌中有多種皆可以上四例括之然癩瘋疔毒或痘毒等之黴菌則又異是或將來亦可查出其有此種性質實未可知然肺癆之黴菌則與以上四例皆合

如醫者遇喉症恐有黴菌則當如何曰當以無毛之絨布拭抹其喉際然後將絨布置顯微鏡下視之即知細菌之有無如仍猶豫則可將其物置豚鼠體中後再於豚鼠體中檢尋此種細菌又如肺癆如醫者聞患者之胸中有異聲即取唾沫少許染以色遂可察出其中有無細菌

細菌學家於醫家大有補助譬之面上之小瘡細菌學家可取其細菌以熱氣炙殺之後以此物注射於患者膚中小瘡即愈

由此種種法門無論爲霍亂爲時疫爲傷寒皆可應手而愈矣

再請言診斷的器具此種器具最要者爲顯微鏡用顯微鏡卽可知人身各部之組織及各液質矣譬如血液如有改變卽有各種病症發現用顯微鏡卽可診斷其病勢今請以血虛一症爲例醫者遇此症所用有照胃鏡等種種器具向者不能察知之部今可一一呈露矣其利便爲何乎如昔時診斷時如在黑暗中現今則口所能言者目亦能見之餘如刀圭亦重要之器具也

多種病症非施刀圭不可而大槩施於割症時不致冒險

總之醫術與衛生相並而行今日各種病症莫不有預防之法蓋預防固勝於療治也

家具改良說（錄進步）

天翼

尙書洪範五福二曰富三曰康寧近世西哲則謂健康卽黃金是合洪範二者爲一以富多從康寧而來也蓋人苟身體脆弱則纏綿病榻不任職業一年所擲之光陰不知凡幾家人侍疾醫士診治一身所耗之貲財又不知凡幾且體衰則心力亦衰所治事業必委靡而無精神失敗而鮮順利推不健康之害恐富者漸轉爲貧而貧者無論矣

說者因謂我國之貧由於我國之弱。我國之弱由於體育之不注重衛生之不講求。豈不然哉。今人競言體育矣衛生矣。而往往陳義太高一概效法歐美非平常中等人家財力所能爲者。而於飲食起居日用瑣碎轉因狃於積習未及振刷實則家庭之間至爲切近不容忽畧。且又最易改變不過一舉手一投足之勞而於體育衛生大有關係此又何所難而不敢於改良乎。著者固陋。聊舉家常器用抉其弊害爲社會告。

一　蚊帳　門帘

衛生以清氣與日光爲至可寶貴之物。日光所照病菌不能生活。故地之高爽向陽者人多健康無病。而陰翳低下之區瘴癘易行此明證也。清氣則爲人身營養呼吸所必需。血液因之清新肌理賴以滋益人於清氣猶魚之於水不可須臾離也。西人於此二者。最爲注意。故宅基必空曠。門窗必洞開使空氣可以流通。日光得以射入凡室中器具有足以阻塞空氣遮隔日光者如門帘等物概屏勿用而無蚊之地則更不用蚊帳非直此也。近益主張戶外生活。或支篷湖濱或設榻廊下以期多受日光與清氣此必確有見地非貿然出此者。我國則不然。室之四周環以高垣絕無隙地窗戶本屬狹小復垂重帷臥榻不問有蚊與否常覆以帳帳料除夏季用葛外恒以綿布綢紗爲之厚不通風一若甚恐清氣之漏入者且洗濯不勤塵垢堆積有礙攝生莫此爲甚國人多患肺結核症(俗名肺癆)良多以此夫房屋之改造固難而器具之改良實易所有窗帘門帷儘可撤除俾免閉塞至帳爲禦蚊計不得已而用之亦以透風之薄紗(如六角紗等)爲宜庶睡時呼吸靈通氣機不滯有受益於不自覺者

二　蘆花帚　雞毛帚

人身之致病由於細菌之寄生近經醫士攷驗極確然爲細菌之羽翼使得飛揚四達侵據人身者則塵埃是也據意國客高是博士云計一格拉姆(約合中國庫秤二分六釐八毫)塵埃中約有細菌五百萬至二千五百萬此種細菌雖非全足以致病其中喉痧及肺結核等菌亦復不少且肺膜極嫩塵埃吸入肺內能割碎肺膜使病菌乘隙而入故塵氛之地養生者當望而卻步西人居室牆壁必期光潔其四隅不爲直角而成弧形至陳設一切又日趨簡單總使塵埃不易容留及掃除時不用帚拂而用眞空吸塵機及電力灑掃機誠法之美者我國習俗壁間多懸字畫室中堆積舊物藏垢納污莫此爲甚每日清晨以蘆花帚掃地並以雞毛帚四處拂拭是惟恐塵埃之不起而攪之使動不知塵埃動時所含細菌較靜時特多其數約六與八十七之比故掃除

一役雖爲家常瑣事。於衞生上實有莫大之關係。苟能仿照西法。不用掃帚。改用吸塵機。或煤油刷固妙。否則未掃以前。亦當先以溼木屑及浸溼碎紙。徧撒地上。然後掃淨。使塵埃粘附木屑碎紙之中。而桌椅等物。則宜以溼布揩抹。不用雞毛帚。此皆一舉手間受用不盡者。蓋塵埃飛起之後。粗者逾二三十分時。細者逾一時半。無不重行落下。去而復來。帚其奈之何哉。

三　公用之杯箸手巾

我國舊例。杯盤盌箸。悉皆通用。非若西俗食必分盤。刀叉不相接觸。不惟清潔。且免傳染疾病也。蓋人之口涎中。多含細菌。嘗經醫士取學校公用玻璃杯。用顯微鏡窺察。於杯口上如鍼尖大之一點內。發見無數口涎之膩汁。脣皮之細胞。各細胞所含病菌。約自十枚至五十枚不等。職是之故。往往一人患病。蔓延全家。因病未發時。其口中之菌。早藉杯盤盌箸。爲傳遞之媒介矣。至杯盌之有裂紋。及碎後補釘復用者。洗滌不淨。更易容留。欲絕其弊。應採西制。各具盤盌。各有肴饌。無論家常宴會時皆然。至於杯箸二者。用之更繁。且常入口。尤當改良。日本創木爲箸。外裹以紙。食後焚去。每次宴客。易以新者。美國於學校等公衆地方。所置茶杯。用噴水法。飲時水能噴射。不必與之接吻。並有鉛質製成之摺疊杯。以便各自攜帶。日本更用紙杯。隨用隨棄。事雖不同。其意一也。他若手巾一物。僅供洗面。當與飲食器具不同。然於目疾及皮膚症之傳染。不可不防。試述一事以資佐證。記者於二年前忽患顆粒性結膜炎。俗名眼痣。互相傳染。徧及家人。初不知其由來。後始憶及曾在友人家盥洗。其家由傭婦傳染。余又在其家傳染。余之家人。更因余而傳染。故家庭之間。所用手巾。應有分別。而酒樓茶肆等公共之地。尤不可輕用。惟我國盥沐習用熱水。雖爲較善。然所含細菌。非經激烈之熱度。歷數時之蒸煑。不能殲滅。卽不能無傳染之處也。可不愼諸。

四　雨水瓨

居家用水。或取之河。或汲之井。而城市中之河水大半淤滯穢濁。色如墨瀋。井則內地所鑿。多係淺水。於是講求飲料者。輒以雨水爲至淸至潔矣。按雨水經過空氣。含有空氣及炭酸氣。凡他水所不能溶解之鈣化炭及鎂等質。雨水均能溶解之。故必經堅硬石層。濾爲淸泉。方較純淨。其經灰石。或經他種易於溶解之石層者。並含有鹽及鎂炭之雜質。此種泉水。於家庭日用。頗不相宜。若今之雨水由屋面流下。而屋面之間。又塵垢堆積。一切腐敗朽爛穢汚之物。無所不有。一一隨之而下。且收儲瓨中。曠日持久。霉蓋不密細菌繁殖至夏令則蚊類遺卵孑孓之滋生特爲淵藪因而傳布瘧症肆毒人類此種雨水一勺入口遂於飲鴆矣西國各城之地方政府於用水最爲注意雖一小鄉鎭間必爲之導引山泉蓄儲池中用化學藥品濾之使淨以應各家之用我國今日雖未及此而砂濾之法則不難倣行(砂濾瓨各處多有出售自製亦易)使所飲之水必以細砂濾淸(砂須常換)濾後加熱使沸俾水中細菌無復生存飲之方不爲害如內地汲水不便必用水瓨存儲則宜將屋面時加掃除以淸來源而水瓨或覆以蓋或覆以細紗使平時則塵埃不入夏季則蚊蟲絕跡向之傳布瘧痢等症者至此始無所施其技已

五　無罩煤油燈

五官中構造最精微體質最柔脆者莫如目顧用目者每於光線之角度晶膜之保養不知加意卽就用燈而論內地向用油盞或蠟燭其光黯淡頗費目力自煤油輸入大率多用煤油燈惟燈製粗陋且多無罩(內地土貨率以洋鐵爲之不加燈罩)一則易蹵火炎二則燈受風煽油質化成黑煙耗油實多三則煙焰薰蒸牆壁屋頂俱作黝色無一淸潔處四則煤氣吸入口鼻毒中肺經有此數害而目之損傷更不待言矣歐美

於煤油一物僅代柴薪之用除窮鄉僻壤尚用燃燈外餘皆改用煤氣燈與電燈於燈之製法配置得宜近時並嫌燈光直射與目光相抵觸因將燈裝置平頂夾層中使光可煥發而燈不顯露尤爲盡善吾國家常日用固不必精美如此但舍無罩之燈改置有罩所費無幾獲益甚大幸勿以爲細事也

以上數者於衛生上至有關係而淺近易行然實爲養生之秘鑰亦即致富之奇方事雖瑣屑願居家者三致意焉

街市衛生瑣談(錄青年)

獨清

居於歐美名都大城徜徉衢路間不啻身游仙境隔絕下界之塵穢非塵穢不至其地也特因其居民皆注意衛生適用最精良之除穢器不使稍有滯積故也然除文明地點之外尚有數處雖歷史有名而其地市政不修行其道汙萊滿目穢氣觸鼻其民相與安之但得天然物爲之洗除或用粗笨之法拂去一部分即已認爲樂土矣試述數則俾知文明世界中尚留缺憾焉

客有遊墨西哥者。見其地屋頂街心。紛集黑色之鷹類。見人至。無驚飛者。或告客曰。此鷹類即本地之義務清道夫也雖不能解人意然頗能爲人盡力故此間禁令有敢傷害一頭者罰鍰以償以是爲酬功之典凡行人遇鷹類翔集之時不得不謹避之也客聞言悚然抑考墨西哥境內溝渠多顯露於地面鷹類環集其間啄食漂泊之穢物亦視爲常事此不獨見之於墨西哥也巴西國之垃圾堆宰畜場亦有鷹類百十成羣就而食之者望之徧地作黑色此外南美各民主國亦有然者

墨西哥等地。亦有用人力清除街道者。其法可笑。乃令十數人列成一行。分執盈把之樹枝。徐徐進行。每一行以警察一人督之。自經若輩掃除之後。居然稱路政之改良矣。更有一法。一人提桶前行。以手撥水溼地。十餘人各持小枝編成之帚隨於後。掃除其地之塵埃。蓋舍此遲鈍之法。他無所知矣。

南美阿根廷之孟得榮城。地當安提斯山之麓。其清道之法。亦殊可怪。乃令童子若干人。各荷長竿。竿之一端。繫一水桶。隨處從河道汲水。徧灑街面。以止塵埃之飛揚。時亦驅遣犯科之人當此苦役以代刑罰

更有半開化之城市。於衛生絕不講究。閭巷積存之穢物。盡以果犬腹者。如土京素以畜犬繁多有名。獰猙成羣。旅客視爲畏途。又皆久餓之犬。專尋生物遺骸而食之。若腐

朽之肉類及他種穢物。搜食無遺。土人習見之。不生嫌惡也。然市禁甚嚴。不准加害。一犬以是通衢小巷。嗷嘈來往。不可計數。爭食鬨鬭。隨處皆見。爲狀極可怖。此種怪象。二年前猶盛行也。迨至去年土政府頒發一令。將犬悉數移置附近一荒島而稍飼以食物。顧因飼料不足。每相搏噬。至演成弱肉強食之犬禍云。

東方民族。性好聚居。因聚居而釀疫召災。非所措意。雖至今日。猶未脫古風。顧或謂中古時代猶太人已傳清潔爲第二虔誠之說。然果能實行清潔主義耶。今日之耶路撒冷游其地者見其街道之湫隘。即可想見基督時代其地之景況矣。

我國腹省邊塞之民。缺乏衛生上之常識。外人之游歷者。恒誹笑之。但觀城市之氣象。已凌雜而不知整理。無數貧戶。集居極窄小之區域。焉望其有清潔之一日乎。而偏僻之城鎮。則遺穢滿地。臭味逼人。薰蒸鬱積。釀害無窮。該地有司。既漠視而不加檢制。平民各有其業。更不以是縈其胸臆。而街道之狹隘。溝渠之滯塞。光線不足。空氣變濁。按之衛生學理。當斥爲怪事。不能一日安居者。而林林總總之國人。相沿成習。儼然不知振作。其隱受之害。不可勝言。可不亟圖挽救哉。

近年來美國於潔清城市街道一事。頗有進步。蓋皆依據切實之科學條理。而著手進行者務使空氣中之害菌殲滅無遺也曩時各國知其理而不能實行遂讓美人首行此善政最近美之外科醫更發見黃熱症由於蚊蟲所傳染因厲行洩水之法又於水面敷澆煤油以絕蚊種於是黃熱一症向所視爲無術解免者今亦有廓清本源之法矣衛生智識之進步於此可見一斑近日旅居中國通商口岸之西人於滅鼠除蚊二事均極注意因鼠種瘟毒蚊作病媒故也滅鼠之法不外塡塞穴隙設機捕捉即可免害其除蚊法則用上術之疏通積水澆煤油於陰溝溼地二事此外潔治道途實行公衆衛生事宜成績俱有可觀故行其道則坦平如砥入其室則潔淨無塵以視卑溼湫隘之區眞有霄壤之判矣深望內地各境及早倣行庶幾外象文明而國人皆有保持健康之實益也

況今日又當炎夏街衢清潔尤爲第一要務然此亦非重大難舉之事也集羣策羣力以治其地斯爲得之有不明者則善導曲喻必有成效之可期苟有惰逸放恣者則從旁代治之庶幾有以激發衛生之觀念故當集多數之人爲同志廣爲勸說而更重之以躬行則不徒疫病可以防免溽暑之苦況亦必因而減殺家庭之間苟事事力求清潔其效果亦同若因炎熱而厭動事求苟且不嚴守清潔主義則爲害之大不可勝窮

矣。可。勿。戒。諸。

街市衞生瑣談

有一樂境界。卽有。一。不。樂。者。相。對。待有一好光景。卽有。一。不。好。的。相。乘。除。

淮南子曰。憂悲多恚病乃積。管子曰。憂鬱生疾。疾困則死。以及老莊者流皆專言養生。自能卻病。

衞生。之。法。不治。已。病。而。治。未。病。至病。已。成。而。後。以。藥。治。之。晚矣。

外科學

肛門病及其療法

盧謙

一　肛門瘙痒症

本症與汎發痒疹異。乃肛門之領域及其周圍附近之局在性疾患也。其原因由於皮膚神經之知覺過敏。在症狀激烈者。有不堪之瘙痒及灼熱之感。患者自以指爪搔抓局部。僅得輕減其瘙痒。而該部皮膚由此搔抓之結果。遂起多樣之變化。誘發種種之合併症。

本症最多之原因。由於營養異常。義膜之色素缺乏。屬一種之神經官能症。又由皮膚神經受內部神經强烈之强刺戟而起。屬於遺傳性神經性者。其爲遺傳性。由患者之兩親同胞或親族等。有同樣之疾患而知。而其助長之因。則在酒精咖啡及煙草之濫用。又全身諸症。如糖尿病、痛風、結核及黴毒等。亦爲本病之因。

本症少數之原因。爲腸之疾患。即頑固之便秘、結腸炎、直腸炎、肛門部潰瘍與痔核。肛門部息肉及蟯蟲等。又陰膣炎之流泄物。不斷刺戟肛門部。有惹起本症者。又有反射徵候。如生殖器疾患。在女子則子宮卵巢及喇叭管之炎症。在男子則攝護腺肥大等。

亦能惹起本症。

在兒童罹本症者少。本症之多數。常發於春機發動期。自三十五歲至五十歲之間。罹病者最多。女子罹本症者少。肥胖者於肛門部。常有輕微之發汗、強度之脂肪分泌。易罹本症。然羸瘦者亦有之。就職業之關係而論。則坐業者之罹病居最多數也。

症候之一般　本症之初期。其部之皮膚多平滑。只有搔抓症候而已。然本病患者之就醫。其瘙痒症。多已經過數月或數年間。故肛門之周邊及肛門部之皮膚。或剝離。或以痂皮被之。或強度染色。或腫脹。或隆起。或呈放射狀皺襞。在老人則其部萎縮。呈蒼白色。肛門粘膜肥厚而硬固。外肛門括約筋肥大。或深部之肛門龜裂。扁平之皮膚剝脫。或過墊褥之溫暖、衣服之摩擦、身體之行動、夜間之睡眠等。皆起瘙痒之刺戟。增患者之苦惱。其瘙痒強烈者。則搔抓亦因之而強烈。甚至晝間執務爲之休止。致心怏怏而不樂。食慾不振。消化障礙。故體力亦漸次減耗。

一般療法　在初期輕症者。可收良果。病之經過長者。治愈甚難。宜嚴守一般攝生法。爲必要之事項。即強烈之香料、酒精、咖啡、煙草等。不可用之。肛門周圍臀部之皮膚。專保清潔。特在肥胖者尤須注意。以防局部分泌物及屎渣之分解。患者使用之暖椅。宜代之以籐椅。患者之指爪須常剪短。使攝取豆類野菜果實等輕[illegible]二日一行。或投緩下劑亦可。就床前之溫浴。亦可行之。局部之表皮肥厚者。可加爹兒以緩解之。要之一般療法。在使神經安靜。患者得以睡眠。其不得安眠者。則投痲醉劑。如斯爾仿那兒、抱水格魯拉兒等。

特殊療法　由原因之如何而不一定。對於便秘有自家中毒之疑者。可服精製硫黃一〇、薄荷腦〇、二五。一日三回量。糖尿病、痛風及結核患者。施適當之食餌療法。又可行鑛泉療法、沐浴療法。對於黴毒。行驅黴療法。又除蟯蟲。宜用珊篤寧。即前後三日早朝吃茶時。頓服其一回量。以水銀軟膏〇、二五柯柯阿脂二、〇。製爲坐藥。每夜續用亦可。要之知其病因。加以根治。無不痊愈。

對症療法　其病因之難知者。則單施對症療法。輕減搔痒之刺戟。可於夜間行局部之壓抵熱罨法。或貼冷却軟膏(即鉛糖水或醋酸礬土水一〇、〇加無水刺納林三〇、〇)或貼痲醉軟膏。(即抱水格魯拉兒薄荷樟腦各一、〇刺納林二二、〇華攝林四、〇)均有效。或研磨安息香酸而塗擦之。或先以溫湯及石鹼洗滌患部。更以酒精及昇汞水清拭之。或塗布古加因溶液及沃度丁幾。使生反對刺戟。可得永保安靜。形成深潰瘍或贅肉增殖者。則行外科手術。

二　肛門部皮膚炎

肛門部若起皮膚炎。則糜爛溼疹交至。患者之苦楚亦頗大。是因分泌之汗及皮脂屎滓之分解而起。步行之際粗糙之褌之摩擦。亦爲本病之因。正坐、騎乘、行軍等由肛門部之擦傷生之。肥胖者特多發汗。尤易罹之。下痢數行。肛門皺裂部脂肪性酸之腐蝕。加之用粗糙之紙片而拭其部。致發生皮膚炎。恰如皮膚瘙痒症。呈搔抓之狀。

本病患者之主訴。爲灼熱之感。治法宜安靜。行冰罨法。塗布單寧酸軟膏有效。其生溼疹者。用歇布拉軟膏。或撒布亞鉛花澱粉。溼疹結痂者。以油劑軟化痂皮。塗布白降汞軟膏、阿列布油等分。肛門部塗布軟膏時。其上覆以脫脂綿。施丁形繃帶。局部宜清潔。每排便時洗滌。以軟綿或軟紙片清拭肛門部。見癤之發生。速以濃厚石炭酸腐蝕之。或以電氣燒灼器刺衝切斷。其大者先使軟化而後截開。

三　肛門裂瘡

本病爲疼痛性肛門皹裂。必伴肛門筋之痙攣者也。其發生時。不論男女老幼。皆發疼痛與筋痙攣。特於哺乳兒往往見本病之發生。

cnitine)

徵候

一 口舌麻痒有如蟻走之感

二 噯氣嘔吐上腸疼痛

三 呼吸氣促

四 脈搏弱而不整

五 皮膚粘冷無血色

六 眩暈行步不穩四肢覺重

七 神志尚清

處置

一 (甲)洗胃管或(乙)吐劑

二 (甲)毛地黃酒(又名實芰答利斯丁幾 Tincture Digitalis)二十滴內服或(乙)毛地黃甲精(又名實芰答林 狄吉塔林 Digitalin)百分喱之一(〇、〇〇〇六五瓦)注射皮下或(丙)單甯六十喱(四瓦)水七盎(二百瓦)糖漿十四英錢(五十瓦)每五分時服一食匙(丁)碘酒(又名沃度丁幾 Tincture I.dine)每十分時以一滴至十滴和水內服

三　興奮劑或以勃蘭地酒注入直腸或注射鹽類液

四　溫暖其四肢行人工呼吸法或按摩術

五　保其平臥之位置

六　注射硫酸士的年六十分之一喱（〇、〇〇一五）於皮下

酒醇（又名酒精　火酒　亞爾個保爾 Alcohol）

徵候　一　顏面忽發潮紅唇發青黑

二　眼充血瞳孔放大而呆

三　發汗

四　眩暈行步動搖欲倒

五　思慮紛亂態度浮躁

六　腸胃起加答兒

七　痙攣昏迷不醒亦有蘇甦者然經數時或數日則忽就斃

處置　一　炭酸安母尼亞（又名錏碳强礬　炭酸安母紐謨二淡輕四　炭養三　、mmonium Carbonate）三十喱（二一五）化於水半大杯頓服

二 須察其情形如須洗胃者可用洗胃管

三 如發狂譫語宜以鹽酸阿甫嗼啡〇、一喱（〇、〇〇六五瓦）注射皮下或加鹽酸士的年六十分之一喱（〇、〇〇一五）為更妙此外可注射（甲）嗼啡（乙）海濕鮮（一作亥歐辛那 Hyoscine）或（丙）海濕夏民（又名亥歐賽民那 Hyoscyamine）或內服（甲）鉀溴（又名鋏氯鹽 臭素加僧謨（加里）貌魯謨加僧謨 溴化鉀 臭剝 Potassium Bromide）（乙）嗼啡（丙）綠養冰（又名抱水格魯拉兒 哥拉 燐氯醯沘 Chloral Hydrate）（丁）印度大麻酒（又名咖咧嗜酒 印度麻丁幾 Tincture Cannabis India）（戊）毛地黃之極量

四 腸胃起加答兒者內服（甲）甘汞（又名迦路米 單綠汞 鋏氯弱鹽 Calomel）（乙）下硝强鉍（又名鉍淡養 鉍氰下礬 硝蒼 次硝酸蒼鉛 Bismuth Subnitrate）重炭酸鈉各三至十喱（〇、二至〇、六五瓦）（丙）稀輕衰酸

五 鎮腦强心劑

六 喚醒患者行冷灌水法

七　熱茶或咖啡之濃者

八　電氣療法

九　人工呼吸法並溫暖其四肢

退火冰（又名安替批鱗　安知必林　安替派林　庵提牌認 Antipyrin (Phenazon) 退熱冰（又名炥分錠醋礬　阿西炭尼利　安知歇貌林　省作歇貌林 Antifebrin (Acetanilide Phenyl Acetamide) 芬阿錫各（又名歇那設汀 Phenacetin) 厄司阿金 Exalgin 類索信（又名列曹兒聖　唎瑣辛 Resorcin

---

徵候

一　嘔吐

二　顏面發藍

三　皮膚非常發汗有時發甚多之假皮疹假猩紅熱或大皰

四　脈微弱而不整呼吸遲緩

五　知覺及運動麻痺

處置

一　興奮劑

二　溫暖其四肢

三 (甲)硫酸士的年○、○三至○、一啢(○、○○二至○、○○六五瓦)或(乙)海溫夏民○、○一喱(○、○○○六五瓦) 均注射皮下

四 人工呼吸法

五 保其平常之位置

顛茄(又名莨菪 別拉敦那 Belladonna (ScoPoliajaponica) 丫刀便(又名亞篤魯必湦 Atropine) 龍葵珠果 Nightshade Berries 鬧羊花(又名羊躑躅 非沃斯草 Hyoscyamus)

徵候

一 分泌減少故咽喉口唇及皮膚作乾小便閉塞

二 皮膚忽發紅

三 體溫昇騰

四 脈速

五 呼吸深而緩

六 瞳孔放大

七 下利

八　譫妄

處置

一　（甲）洗胃管或（乙）吐劑

二　吐後可服（甲）單甯（乙）木炭粉（丙）濃茶

三　（甲）硝酸啤囉加便（又名拔路加便那氣強礬　硝強排魯加偏　硝酸必樂加兒必涅 Pilocarpine Nitrate）　半喱（〇、〇三二五）或（乙）硫酸嗼啡三分之一喱（〇、〇二一五）　均注射皮下

四　綠養冰四十六喱（三五）水二盎半（七十五）糖漿二英錢半（十五）和勻一日分數次服

五　興奮劑及熱咖啡

六　人工呼吸法并溫暖其四肢

七　最後服下劑並以探管放尿

樟腦Camphor

徵候

一　腸胃發炎

二　神經先興奮後痲痺

五　呼吸及脈亦先亢進而後反之（注意）呼氣有本品之特臭

處置　一　（甲）洗胃管或（乙）吐劑

二　後多飲水或用瀉劑

三　引炎劑

四　以冷水或熱水洗浴

斑蝥（又名芫菁 Cantharide）發皰液 Blisteringfluid 洋斑蝥 spanishfly 洋斑蝥精（又名甘道殿 antharidin）

徵候　一　喉胃灼痛嚥下困難

二　吐瀉粘液及血間有含其粉末之發光細分子者

三　唾液分泌甚多唾腺腫脹

四　尿意頻數但止有些微之血或偶含有蛋白

五　腸膜炎幷頭痛脈速體溫甚高

六　痙攣昏迷

處置　一　（甲）如粘膜未發泡者可用洗胃管（乙）如喉間已發泡可注射鹽酸阿

二　甫嘆啡以取吐（其量見總論）

鴉片酒三十滴白樹膠漿五盎半（百五十瓦）每一時服一食匙

（甲）蛋白和於牛乳或大麥水內（乙）濃膠水

三　興奮劑

四　注射硫酸嘆啡〇、三哩（〇、〇二瓦）於皮下以止其痛

五　蓖麻子　哥枝噤（Colchicu n 巴豆油 Crotonoil 渣臘（又名渣笠　葯刺巴 Jalap洋苦瓜汁（又名伊拉替印 Elaterinum）大瀉劑等

徵候　腸胃惹動後隨起虛脫

一　腹中絞痛

二　吐瀉帶血汚或似清水之物

三　容貌灰白而困苦

四　發汗

五　脈弱小而細如綫

六　小便減少或閉塞

一衣服

服飾之歷史及其變遷

衣服之功能及其目的

(甲)潘敦各佛氏之衛生緊要學說及羅勒氏之衛生學原理

衣服材料之製造及其性質

(甲)材料之原質(分天然與人爲兩種)

(乙)織紡之布疋(分織造染色及合織等)

檢別衣服之方法

(甲)從學術上之檢別

(乙)從衛生上之檢別

(丙)原重力

(丁)毛孔鬆密之量數

(戊)滲透之量數

(已)吸收力及分解力

(庚)原有熱力及發生熱力

(辛)吸收熱力及發生熱力

(壬)顏色之關係

衣服之基礎

(甲)家常衣服

(乙)出門衣服

(丙)冬夏之衣服

(丁)衣服之特別式

(戊)衣服之制度

(已)審定衣服之樣式

(庚)衣服要點及特別附屬品

整理及潔淨衣服之法

衣服有礙衛生之處

二保護身體之法

潔淨

(甲)清潔之作用

(乙)清潔之方法及其材料

(丙)清潔法之適當或過與不及對於生理學上之結果

沐浴

(甲)家常沐浴

(乙)沐浴之必需用品

(丙)盆浴

(丁)淋浴

(戊)溷水浴(水之污穢及易淨水之法)

(己)學堂中之沐浴(參看學堂衛生章)

人身補血之處

(甲)關於光線者

(乙)關於空氣者

(丙)關於按摩法者

三操學法

(甲)練體操法與生理衛生學上之重要關係

(乙)有規則之體操法(如器械體操柔軟體操等)

(丙)一切室內游戲法及野外游戲法

第五類　職業及工商事業

一工作與生理學之關係
工作及工作精神力之消耗
（甲）工作勞力精力之計量法
工作及疲勞
（甲）勞心與勞力之工作
補養工作能力之法
（甲）補養身體之法
（乙）補養身體法之種類
（丙）休息補養法及養身游戲法
二工作健康之原因
因物質而受損害者
（甲）各種有毒性物質
（乙）受灰土塵埃而得損害者
（丙）因傳染微生物而得損害者
因工作之情形而得損害者
（甲）工作之種類時候及時間不同
而受有損害者
（乙）工作時人體所處之地位
（丙）工作時專用人身一部分之處
（丁）工作時之溫度
（戊）工作時之光線
因器械而受傷害者
三各種職業所受損害之處
從事農業及森林業者所受損害之處
從事工商業者受損害之處
（甲）廠中工作
（乙）家中工作

(丙)商業

(丁)檢查商業之法令

商務及交通

獨立之職業

四勞動工作與社會衛生之關係

僱婦女傭工之法

僱傭幼年男女之法

工作時限及休息時間

五保護工人之法

各種食物之預備法

(甲)公共之炊竈

(乙)公共之飲堂

(丙)公共飲料存儲器

工匠之居住地

(甲)無家室者

(乙)有家室者

護養身體之獎勵法

工廠中之沐浴等

工匠家室之保護法

(甲)白晝小兒寄頓所

(乙)學校(參考第八類)

工作意外之事

(甲)疾病之保險法

(乙)意外事之保險法

(丙)殘廢之保險法等

第六類　傳染病

一微生物學之要義

微生物

着而傳達之。究以吾人之五官。難確知其所在。故不特於患者及患者之周圍行物體之消毒。即近隣之人民。其他之場所。亦禁止其交通。又無論便所、下水、床下、家屋之周圍。以及每日供飲食之物等。皆不可不施消毒法也。然消毒法隨物體之性質形狀而不得不異。其種類雖多。要不出三種。即日光消毒法、熱氣消毒法、藥物消毒法是也。

日光消毒法者。使被消毒體永曝於日光。則失病毒之生活力也。

熱氣消毒法者。以高度之溫加於病毒。使失生活力也。故灼熾被消毒體。或燃燒之。或放置於於高溫之大氣。或水蒸氣中。皆為撲滅病毒之方法。要之其溫度以攝氏之百度為充分。故當傳染病流行時。飲食物必須煑沸。則病毒決不傳於體內。以研究傳染病有名之某博士曰。余雖日夜在傳染病毒之間。而豫防法之秘訣。決不復雜。亦無他奇者。惟當飲食之始。注意其煑沸與否。決不生食。又由外購來之食物。亦難信用。必煑而後食之。誠最有價值之言也。蓋病質多自口入者。而由大氣傳染於呼吸器者甚稀也。故煑沸而全不含病毒者。決無傳染之處。今中國人平日生活法之不潔者雖甚多。而至飲食物則決不生食。其傳染病之流行。不甚劇烈者。職是故也。

藥物之消毒法甚多。其常用者。為石灰、木灰、或硫酸鐵等。人若嚴守如前記之攝生法。

不接近患者。常煮沸飲食物。則僅於便所、下水、床下、家屋之周圍。散布木灰或石灰。即達充分豫防之目的。雖有他之石炭酸、昇汞水等。亦可不用也。

虎列拉　此病毒混入於飲食內在患者之腹中。自腸排泄後。有在糞中者。其形狀爲彎曲形之小桿體。個個分離。行活潑之自動。而抵抗酸類之力甚弱。逢極稀薄之鹽酸。(即輕綠水)或硝酸。(硝强水)則直被撲滅。故遇富於鹽酸之胃。(胃液之成分內有鹽酸)則不能發病。惟胃之軟弱而乏鹽酸者。始繁殖而被傳染。

虎列拉病之徵候。起頻回之下痢。初爲通常之便色。終爲米泔汁樣而無臭氣。顏色頓衰。眼目陷沒。周圍呈鉛色。全身冷却。皮膚爲污青色。脈甚衰弱。初嘔吐食物。遂吐出液汁。甚覺苦悶。撮其皮膚則生皺。雖放手亦不復伸。此際宜於腹部施芥子泥。以蒲團或毛布包其全身。與溫葛湯或武蘭垤酒。速請醫生醫治。

腸窒扶斯　此病由窒扶斯菌通胃入腸。繁殖而生。該菌之形狀。爲短厚之小桿體。兩端圓形。個個分離。行活潑之自動。多由飲料水傳染而來。由食物來者甚稀。即患者之糞便。滲入土中。流入水內。遂傳染於人體。故患者之糞便。宜充分消毒。飲料水宜煮沸。是主要之豫防法也。

本病之主徵。夜間不得安眠。身體倦怠。頭重眩暈。惡寒發熱。體溫上昇。皮膚及脣舌乾燥。食慾全無。下痢甚劇。或全便秘。此時前額施冰囊。數與冰片少量。禁與他人交通。急宜延醫診治。

赤痢　其病原尙未確知。大約由於赤痢阿米巴。有四密枯倫密里邁當（卽千分一密里邁當）內外之大。呈圓形或梨子狀。透明有顆粒。在患者之大腸中。主由飲料水傳染而來。亦如腸窒扶斯。

赤痢當晚夏初秋。氣候不順之時。最易犯之。初時身體倦怠。發熱。頻回下痢。感腹痛。常催便意。大便初如水。次第粘稠。終混之以血。遂全呈血色。此際宜速斷絕交通。以被充分溫其腹部。用溫葛湯使發汗。幷速延醫治之。

實扶垤里亞　本病爲桿狀體之實扶垤里亞菌。繁殖於咽頭等處。以產出之毒物而起。其主要之徵候。爲發熱。起疼痛。咽頭腫脹。食物難下。此際宜速延醫生。受血清療法。（血液中之血清能殺其毒）

痘瘡　本病之豫防在强行種痘法。

痲疹　本病發熱。羞明、流涕、咽喉搔痒。發乾咳。生小疹。此際宜施冰囊於前額。入薄暗室。數與冷水少許。

百斯篤　此病在千數百年以前。流行於亞歐兩洲。甚爲慘害。最近之流行。在明治二十七年春。由中國廣東地方。及於香港與臺灣傳染於日本。流行於神戸大阪。又逞暴威於布哇等。故在日本爲未曾有之流行病也。

本病之病原。爲北里菌或耶爾藏(エルザン)菌。其後經緒方山極岡田等諸博士之研究。始確定爲耶爾藏氏菌。

該菌爲小桿狀。兩端鈍圓。以亞尼林色素能着色。而中央不着色。主由皮膚傳染而來。雖細小之外傷。亦能乘勢而入。其他混於食物。由消化器傳染。或自大氣而入呼吸器。現今於大阪發見肺百斯篤。則自大氣傳染而來者。故百斯篤之豫防法。比他之傳染病。最爲困難。亦最爲危險者也。

身體或精神之過勞。食物之不攝生。及感冒等。多爲其誘因。故宜注意。

百斯篤之主徵。爲頭痛。眩暈。頭重。嘔吐。惡心。食慾全無。四肢倦怠等。次惡寒戰慄。劇發熱。顏面潮紅。呼吸困難。苦悶甚劇。淋巴腺腫起。多現於鼠蹊部、(在大腿根部)腋下、頸部、顎下等。帶疼痛。次第膨脹。此際宜與以赤葡萄酒或武蘭垤酒。幷宜速請醫師治之。

記壽媼

彭崧毓

善化蔡文田述百歲媼事。娓娓可聽。使人想見其矍鑠之狀。及其夷然自得之天眞。誠宇宙間所不易覯者也。媼姓柏氏。生長湘江上。操舟爲業。有女嫁鄉間爲富室婦。媼百歲時。女亦七十餘矣。迎致之不可得。乃攜具登舟爲母壽。僕婢夾侍走板上。殊惴惴。母乃以手掖之曰。汝何若是其蹣跚乎。坐舟中久。女跪曲不適。時作欠伸態。母笑曰。汝其歸乎。汝居高堂大廈者有年。安能仍如幼小時向船尾吹火汲水助我炊飯耶。我出入蘆篷底。轉側便利。綽然有餘。亦如汝在汝家行坐。無不如意。蓋各有所習也。汝其休矣。因促女歸。而自與鄰舟婦歡笑不倦。岸上觀者咸嘆異之。嗟夫。媼固非常人哉。向使其女日與媼相處。櫛風沐雨。蠡食布衣。勤動其肢體。不得恒休息。安知其壯健不與媼同。而乃氣體俱移。驕惰已慣。猶幸其生於寒儉。分媼之所稟。故年逾七十而尚未至於昏眊疲癃。否則富厚之家。重幃密室。坐則擁火。出則畏風。間有高年。百端攝衛。豈能復向舴艋中耐半日勞苦哉。吾於是不能無所感矣。今人壽不及古。說者以爲氣運之有厚薄。而不盡然也。上古之世。棟宇衣裳未制。火食未興。書契文字一切未作。其民榛狉成俗。嗜欲不生。故年壽永長。亦無甲子。曰三千歲或五千歲。皆約略言之耳。中古聖人制爲種種養人之具。而後世寖失其意。養人者適以害人。棟宇雕飾。衣裳華麗。而淫侈之心生矣。火食既久。滋味日增。而貪饕之心熾矣。書契文字。利於民用。始以致治。終以導姦。而詐僞之心盛矣。剝喪者衆。保嗇者希。雖欲不夭。其可得乎。若媪者殆猶有古之遺風焉。煙水茫茫。吾將棹漁舟而追溯之。

貧賤。是苦境。能善處者。自樂。富貴。是樂境。不善處者。更苦。

無事之家。不知其福也。事至。始知無事之福。無病之身。不知其樂也。病生始知無病之樂。

愛廬筆記

順德胡蓮伯

余稟性魯鈍。然酷嗜書報。每閱後其有當意者。必執筆記之。蓋以備遺忘。亦鈍根人自助之一法焉。今檢書架。不覺已積成二十餘册。而馬齒亦與之俱長矣。乃百事無成。空爲書蠹。是亦寧弗羞乎。爰於研究醫術之餘。擇錄其中之有關醫學者。附記於本報之末。以稍增閱報者之見聞。且聊塞余責焉（前承丁君福保囑作本報義務編輯員）述而不作。非敢掠美。幸通人其諒之。蓮伯識

高老番

吾人近來每驚嘆日本醫學進步之速。幾疑爲天授。而不知日人始習西醫術者。不過在文久二年。（當清同治元年）而我國人之習西醫術者。已先在清康熙年間也。其人爲誰。卽高老番是。高老番名嘉淇。號廣瞻。廣東新會縣人。粵俗呼外國人爲老番。嘉淇處外洋久。故得是稱。嘉淇當時隨葡萄牙人習西醫。曾爲清康熙太后療愈乳瘡。授之官不受。乃賜之金。特令圈官荒爲食邑。嘉淇性潔。歸不以金特圈民地。而置諸高岡云。又攷高氏家譜言。嘉淇至京師。得召見。授職欽天監天文博士。留充養心殿御醫。而日人富士川氏謂康熙好西洋醫術。曾繙譯法人奧尼司之解剖學。原書在一千六百八

十年於巴黎出版。余意亦嘉淇所譯。以其時攷之。正嘉淇供職養心殿時耳。

右條據新會陳援菴氏所撰高嘉淇傳之大意。撮錄於此。至字句之損益。則鄙人任之。蓋因世人每言中國之得西醫術。不知其始於何時。未免數典忘祖。故撮錄之。今日日本醫術之昌明。可謂極矣。而豈知我國人之精通西醫時。彼日人猶尚在夢寐中耶。謝康樂云。諸公生天雖在靈運先。成佛必居靈運後。每念斯言。眞感不絕於余心。(蓮伯識)

產兒死殤之多數

世界產兒死殤之多數。日本有十五萬三千人。其次德國六萬三千人。又其次美國三萬九千人。

郵政印花裏面之黴菌

貨幣等物。固有黴菌。而郵政印花自甲傳乙。復舐以舌。其有黴菌亦與貨幣同。謂郵票可不必舐以舌。復有某科學大家自郵局購得郵票。以一部分置於孵卵器內。經四時後。窺之於顯微鏡下。則發見有機物體。於是登諸報章。勸人注意。且彼又發見此黴菌遇適宜之狀態。則血毒立生。其他之發見。則爲黴菌無疑。就科學說明此黴菌常混入塵埃中。而存於空氣內。故與塵埃同時附着於印花裏面護謨糊。此實其媒介物也。人揩雖乾燥。實常帶濕氣。黴菌最易侵入。故時症每由此而起。宜戒舌舐。代以罐注海綿。可防患於未然。若欲海綿保有濕氣。可以石鹹洗滌。復參格里士林。再加防腐劑可也。

靈魂之住所及其重量與色彩

曾有心理學家勿阿尼氏研究靈魂之結果。陳述其大概於某處協會。其言曰。靈魂者。棲於人類之各細胞中。其色濃紫。質不透明。比肉體重約千分之一。具運動之器關。能上達於離地高二百哩以上之處。不待食物而生存。且具良心。修養其正義、親切同情等之高等道德。世界中住有三萬年之人間靈魂。由是經過三萬年以上。此等靈魂能出此世界而移住於宇宙間之各世界中。迨他年人智漸進。必能發見一種巧妙之器具。可以證明之云。

按勿阿尼氏言靈魂棲於人類細胞中。然人死後。細胞逐漸腐壞。則此靈魂又將安棲。其必游離於太虛。如世俗所說之鬼乎。近人號稱開通者。以鬼神之說。乃迷信佛教者之妄言。豈料科學昌明。如今日之歐美。反盛行研究之。并聞以鬼學博士名者亦有人。我國法律大家某氏。誠篤君子也。向不妄言。亦不信鬼神之說。然其居美利堅時。竟贈鬼以花。鬼亦能攝。且因某博士之技。曾與鬼同攝影焉。其影嘗見於辛亥上海某雜誌中。斯亦奇矣。不圖說鬼之風。乃見於今日之歐美。雖然孔氏有言未能事人焉能事鬼。未知生焉知死。我輩於人生當然之醫學。尚未能有所發明。況幽渺之靈魂學乎。智者無不知也。當務之爲急。願閱者其審之。（蓮伯識）

壽星婆出在美洲

據美國最近之調查報告。現有九十歲以上之老人。凡三萬三千七百六十二人。百二十歲以上者九十六人。百三十歲以上者九人。尙有最年老者。則爲一百五十歲之婦人云。

昆蟲類之呼吸力學

吾人於昆蟲類。見蜜蜂之靜止於花間。腰部之搏動的。爲氣運動。其爲氣呼吸運動。固自昔所云。近來依博物學者組肯連頃氏之研究。亦稱爲呼吸運動。但昆蟲類呼吸作用之內。呼氣者乃能動的。主要固依腹部筋肉之收縮而行。反言之。吸氣者乃受動的。當腹部筋肉之弛緩。以膨脹其腹部之彈力。使空氣入於管內。此呼吸力學與鳥類同一理。由惟人類幷他之哺乳類則反之。蓋此之吸氣。乃能動的。呼氣者乃受動的也。

各國醫師法律

周頌聲譯

第一條、凡爲醫師者要有左之資格與受內務大臣之免許。

一、帝國大學醫科。官立醫學專門學校。與公立私立之受文部大臣檢查合格諸學校畢業者。二、受內務省試驗合格者。三、外國醫學校卒業。或得外國醫師免許者。

（欲受醫師試驗者、必係中學校或修業年限在四年以上之高等女學校卒業生、或與此有相當之學力、而在醫學校畢業、與在外國醫學校修了醫學課程四年以上之資格、然後得受醫師試驗、）

第二條、揭示於左者。不得受醫師試驗。

一、曾處重罪之刑罰者。但其人係國事犯。而得複權以後不在此例。二、在公權停止中者。三、未成年者。禁治產者。准禁治產者。聾者、啞者及盲者。

第三條、被處於禁錮之刑或關於醫事被處罰金者不得與免許狀。（行醫憑照）

第四條、醫籍存於內務省。登錄關於醫師免許諸事。凡可登錄事項。以總統或皇帝命令定之。

第五條、醫師非自已診察。不得爲療治與交付診斷書處方箋。且不檢案。不得交付檢

案書。（外國人死後、必經醫師檢案、寫給案書、方得殮殯、）與死產證書。（落胎而死之謂）

第六條、醫師所治療之病。必存診斷簿十年之久。

第七條、爲醫師者。不問其用何等方法。不得於在學校所學科目之外。或於專業務之外而施其技能、與登廣告。

第八條、醫師得設醫師會。關於醫師會規則。稟呈內務大臣規定。

第九條、爲醫師者關於衛生事項得應官廳之咨問。或建議朝廷。

第十條、若醫師有犯於第二條之第一號第二號規則。可將其免許狀取銷。又醫師處於禁錮之刑時。或關於業務而被罰金。與有不正行爲時。宜將免許狀取銷。又可因其罪之輕重。而定停止醫業之期間。

以上本條之取銷取分。若第二條第三號之原因已更正。又有顯著改悛情形者。可再與免許狀。

第十一條、不受免許而營業處方。或在停止期限中。而營業處方者。又違背第五條第六條第七條之要約者。處五百圓以下之罰金。

醫事新聞

王孟英先生食鹽斷癮法　每吸煙時。預含食鹽少許。日久自能斷癮。雖數十年老癮亦效。(此方專取物性相制之功)

又方　煙灰　食鹽　甘草　白米飯　四物等分打丸。由漸減少。以盡爲度。此方過癮制煙。解毒養胃。色色周到。穩妥之至。

又方　煙膏之內。加入一味遠志膏。或甘草膏。(此方用遠志膏能通氣開鬱。用甘草膏解毒生津。皆有益無害)　照常吸食。將煙膏漸減。遠志膏漸加亦效。(沈紹基)

世界第一大食量　美國某博士。每日午餐。必須獸肉六斤。雞蛋三十枚。鳥肉十斤。牡蠣十四罐。牛乳半斤。可稱世界第一大食量。

屍骸化石法　某國有一博士。能使屍骸化石。其法將屍置棺中。棺穿一大穴。以石灰乳灌之。由皮膚孔道。使入肉體之組織。不久全屍盡化爲石。是亦化學所新發明者也。余以爲此法較火葬又加一等矣。講求衛生者以爲何如。(漱安)

提倡不食之醫生　法京日報載有醫士名笪乃爾者。本英人。寄籍美國。歷有年所。曾

醫事新聞　　二

立新論曰。人生於世。無論男女。皆可不食而生。惟飲水足矣。他醫皆非之。而一般學士。亦皆詆其非。篔乃以身嘗試。約絕食四十六日。諸同人不之信。日夜追隨驗其虛實。篔十四日滴水不入口。自第十五日起。始日飲清水二十兩至二十四日。行事起居。猶較前無異。自是以後。則殊形疲憊矣。權之已減輕三十七觔。軀幹亦已少矮。其時紐約至倫敦。日有電音傳報該醫生強弱。人皆以爲不及四十日。必將殞命。而該醫至四十二日。雖瘦弱不堪。身冷如冰。僵臥如屍。而首面尚溫。氣息猶奄奄不絕。至四十六日。篔食橘子一枚。牛乳咖啡各一杯。蓋其素所酷嗜之物也。至他物則皆不能吞咽。乃以清水和乳漿中。時時漸進。方得復生。篔雖未殞命。然危殆極矣。惟篔能捐軀爲試驗物。其志行可謂堅毅矣。(頌斌譯)

香蕉在醫界上之新用途　依據種種之實地試驗。而後知香蕉之汁。治喉中發炎及各種之喉病。極有成效。用化學分析法。自香蕉汁中能析出一種物質。名普羅美人。其原質中含有極富之消化蛋白質之能力。而喉症則多起原於蛋白質之變化。故醫學大家裴獵士。嚮用香蕉製成一種之甘露。專備以爲治喉之用。又於香蕉汁中。析出結晶物質。名曼奈頭者。以之摻入他種之藥料中。可以製成種種治喉藥劑。

寶威大藥行製藥公司廣告

疾病者、爲人生無形勁敵、恒使人惴惴恐怖、與吾人性命相搏擊、欲抵禦之、當以良藥爲最利之器械、然天下良藥、無過寶威大藥行之所製、

自古以來、人之於疾病、專心研究、欲得醫治之藥、逮至今日、而醫學成精美專科、故藥物精奇、終不外乎醫學之發達、寶威大藥行製造各藥、均依科學最近發明妙用、寰球藥品、殆無出其右焉、

近來東西各國、其藥品輸入中華、不勝枚舉、然皆未有如寶威大藥行之良藥、名傳遐邇、亦無能如本行良藥、素蒙世上著名醫士、羣所稱揚樂用者也、

本公司製造藥物、品極純正、權量準確、携帶靈便、雖經寒帶赤道、其性質不稍改變、尤爲特色、非他家所能及也、又本公司良藥、適口易服、或備家用、或水陸旅行、隨身携帶均極利便、且每種藥品、均詳明服法用法、本公司所製品物、曾往近世最大博覽會陳賽、所得獎賞功牌、數逾二百二十餘事、均揄揚本公司所製良藥、有奇特之化學妙工、

倫中外醫學界　諸君、欲索華文仿書、請函致上海四川路四十四號本藥行、當即郵奉、郵資不取、　（祈寫明因閱中西醫學報云云）

TRADE MARK **'BIVO'** 商標

別福 商標

牛汁鐵精酒

BEEF AND IRON WINE

別福牛汁鐵精酒乃按醫藥科學所精製質料純粹氣味甘芳所含各種育質均有構造身體原素故有恢復奮興之功〇牛汁鐵精俱是血肉要質佐以滋補要品融以葡萄美酒其功效更爲靈捷完善凡服此酒無不相應如響〇人身之有血猶水之有源源竭水涸血枯身衰故血爲生命之要乃最寶貴者也凡臟腑骨骼無不由血構造亦無不由血養育故血足身必强血不足身必弱此不易之理然人無不需血故人無不需補補血最佳之品別福牛汁鐵精酒爲最著名者也〇別福牛汁鐵精酒不第補血而已凡體質有所虧損均能補益提壯如服後飲食倍進此胃經工作爲其所奮興也身量漸重此體質爲其補益也既有若此効力其憔悴衰弱虛耗消瘦疲憊種種服之何患不靈柔弱婦女衰頹老人尤當視爲養生至寶購服者務宜認明別福商標是爲至要中國各埠著名西藥房均有發售

英京　上海　寶威大藥行

中華民國二年四月出版

中西醫學報

第三年第九期

本期之目錄

論說
- 醫學與民生之關係　范紹洛
- 呈請准予實行解剖文　湯爾和
- 敬告本會會員研究醫學者（續）　晉陵下工

學說
- 妊娠診斷法　陳昌道
- 外科學（續）　盧謙
- 婦人科學　盧謙
- 中毒之徵候及處置（續）　汪大湞

譯稿
- 普通衛生救急治療法（續已完）　盧謙

叢錄
- 醫事新聞
- 中西醫學研究會會員題名錄

本報全年十二冊本埠八角四分外埠九角六分上海
派克路昌壽里五十八號無錫丁寓發行

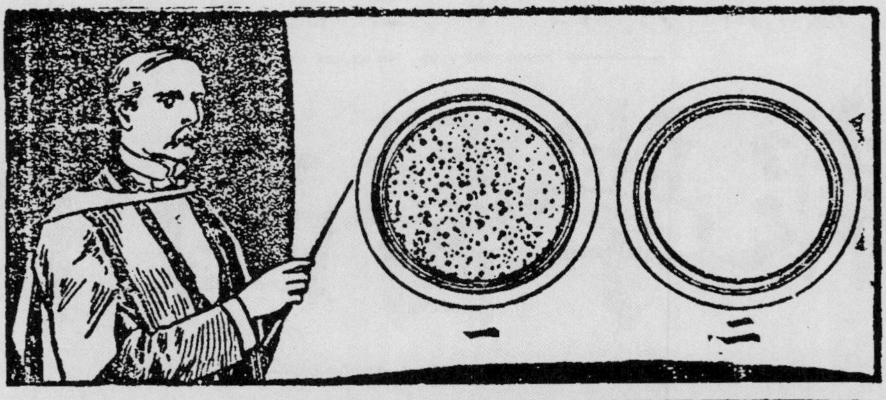

福美明達如何醫治喉痛

喉痛一症、諸醫皆知爲微生蟲之故也、此種微生蟲浮沉於空氣中、最易吸入喉際、故欲療治或欲脫免此症之法、莫要於先殺滅此種微生蟲也、福美明達 Formaminit 所有殺滅微生蟲獨步之功能、已常有人爲之作證、即如柏靈最著名之格致家、披阿可司該君、曾惠最新奇之證據、用圖說以表明之、其法以玻璃二片、均塗以微生蟲最蕃盛之物質、其中一片、再塗以福美明達所融化之口津、然後將兩片玻璃露於空氣中、越二日後驗之、見第一片上所有使喉痛及傳染等病之微生蟲、其數倍增、而第二片上之微生蟲、毫無滋生、且所有之微生蟲、盡被福美明達所殺滅、此第二玻片、即表明凡服福美明達者、其口與喉所有之喉痛及他種傳染症之微生蟲、亦若是之消滅殆盡也、然購者務須購買眞正華發大藥行之福美明達 Formamint 蓋天下惟有此藥、有如是之功效、此藥爲倫敦華發大藥行所獨製、每瓶五十片、整瓶出售、並不零賣、

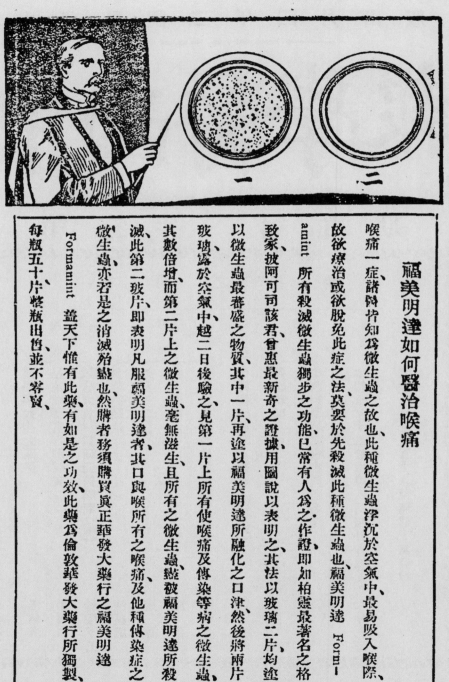

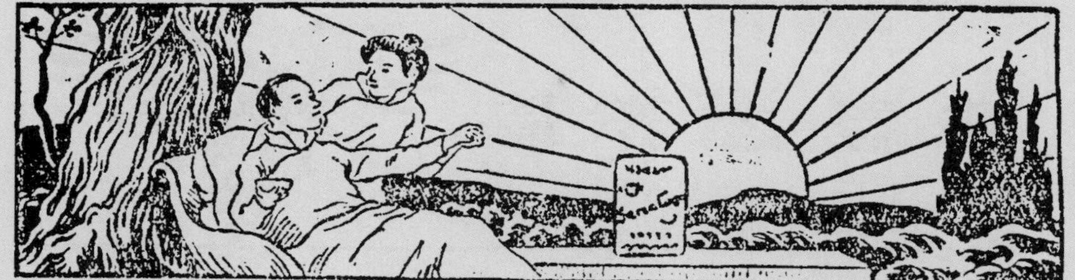

飼養病人

世界名醫皆核定散拿吐瑾Sanatogen延年益壽粉、爲無論病勢輕重、及患病初愈者、無上之食品也、其藥係用最純潔滋補之食物、與最有力滋補之藥料、所修合而實成、爲補益腦部、及全體腦筋所必需之質料、所以散拿吐瑾延年益壽粉、有滋補調養之功、而能扶助病人速得復原也、　藍色脫新聞紙云、曾有許多證據、以證明散拿吐瑾延年益壽粉、爲使病人身體復原之食品、凡患諸虛百損等症者、服之更有裨益、　馮雷騰醫學博士云、余在醫院診疾、或出外行醫、常最喜用散拿吐瑾Sanatogen延年益壽粉、與身體軟弱之病人服之、所奏功效、非常滿意、散拿吐瑾Sanatogen延年益壽粉、各藥房均有出售

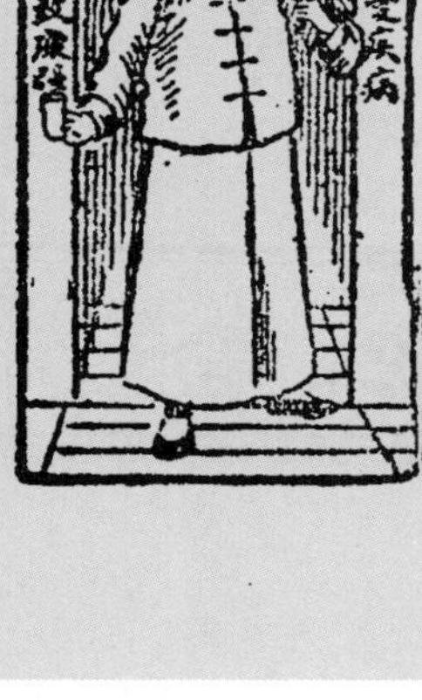

散拿吐瑾延年益壽粉

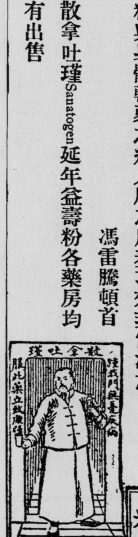

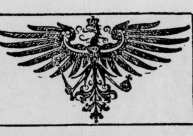

韋廉士紅色補丸使我精神百倍

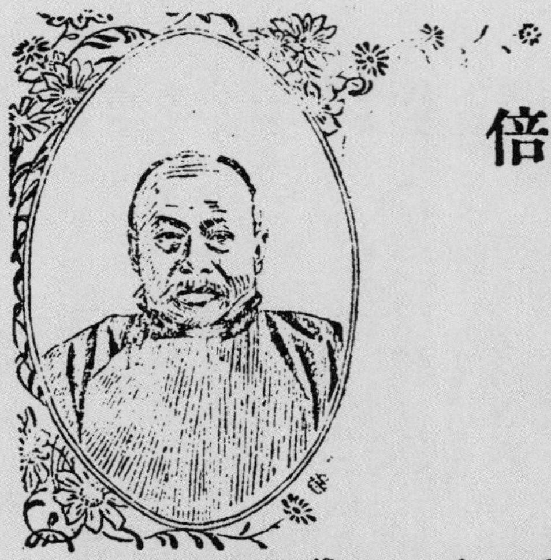

南昌府豆米帮總董患背痛及咳嗽之症如何得治

韋廉士大醫生紅色補丸增其新力復其精神

閱報諸君必當記憶前禮拜所登踏書乃廣東石岐七十六歲老人曾用韋廉士大醫生紅色補丸復其精神氣力者茲又有一老人爲江西南昌府車少蘇君亦賴是丸而得精力復原身體康健焉車君原籍江西撫州年六十一歲爲南昌府豆米帮總董承來函云余患腰背疼痛兼咳嗽之症已歷三十餘年厥病漸增諸症更劇民國元年被舉爲豆米帮總董又爲商會鐵路董事以一衰老之身兼任二職又加營業操心以致精神力乏不堪支持爰將病狀告知中華大藥房經理因余與彼夙有交往也承彼勸我試服韋廉士大醫生紅色補丸且謂非此丸再無別藥可治余疾余遂購三瓶按法服之果證其言之不謬蓋半世纏擾不休之痼疾不惟一日痊愈且再使我氣力倍生精神煥發也

韋廉士大醫生紅色補丸爲男女老幼清血補血之聖藥能使身體强健有力驅除一切血中之毒質常如此治〃數所患　諸虛百損　陽萎不舉　血薄氣衰　風濕骨痛　胃不消化　皮膚炸裂以及婦科諸症也中國各處商店凡經售西藥者均有出售或直向上海四川路八十四號韋廉士醫生總藥局函購亦可每一瓶洋一元五角每六瓶洋八元郵費在內

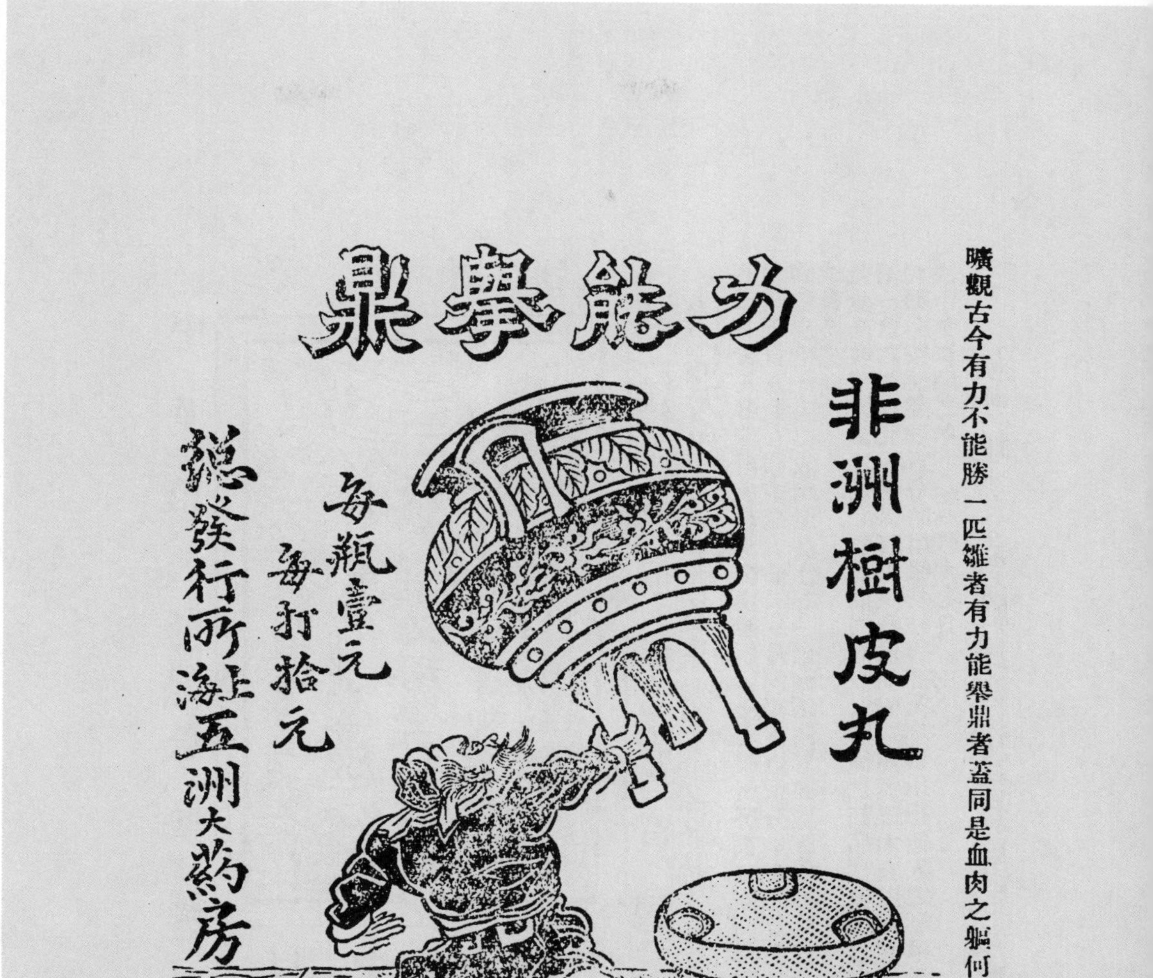
力能舉鼎
非洲樹皮丸
每瓶壹元
每打拾元
總發行所上海五洲大藥房
曠觀古今有力不能勝一匹雛者有力能舉鼎者蓋同是血肉之軀何力之大小不若耶此無他或因其先天已虧後天又失調養以故精神日形疲敗腎部不固夢遺滑洩等病從此百出使有爲之身體與病魔藥虛共晨夕殊可惜也吾人欲脫離此危強健筋骨舍服非洲樹皮丸不足以竟其功能時服之者不旬日必見奇效則向之精神疲敗力不能勝一匹雛者今則成爲筋骨強健力能舉鼎之人奚是丸功力偉大久已風行海外此與漁利欺人者要不可同日語焉

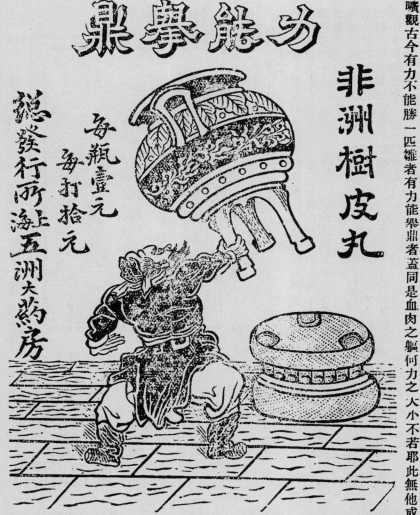

商標註册不許冒製

處罰天和堂假冒必得勝丹判詞節錄

判得被告人海珠街天和堂洗煥因假冒必得勝藥房劉祿衡商標㦖監禁一月罰款二百兩賠款二百兩折合銀圓五百五十五圓五毫九仙限一月內繳案以便分別存庫及發給劉祿衡搜獲僞必得勝丹一百一十七罇僞包皮紙一束沒收銷燬流水部一本塗銷附卷訟費二兩抄錄費一元二毫送達費四毫傳票費四毫應歸洗煥負擔此判

此案洗煥冒製劉祿衡註冊之商標而販賣同種之商品實侵害其專用權該當於商標律第十九條及廿一條第一款之罪查此種必得勝丹陳景山前假冒商標經本廳處罰有案乃洗煥明目張膽仍蹈覆轍實係明知故犯如非按律懲罰責令賠償微特妨害商業之信用損他人之利權於衛生亦有大礙基此理由故爲如上之判決中華民國二年　一月十七日

廣州地方審判廳民庭推事馬慶麟判決

癸丑三月八日孫中山先生來名考察實業在留同學設宴歡迎言提倡醫學爲今日急務因述醫學與民生之關係

留學日本名古屋市愛知醫學專門學校范紹洛

中山先生爲鞏固邦基。來東考察。同人負笈海外。得遂瞻仰。榮幸之餘。更多希望。紹洛不敏。從事醫學。竊見近世醫家之說。與民生有至大關係者。敢陳孤陋。瀆塵清聽。民國肇創。興廢不一。要之攻究民生。改良社會。爲今日急務。爲有識者所公認。然古今言民生者。偏重經濟法律之學。以謀擴充生計。伸張民權。曾無言及醫事衛生者。不知資產出自人力。權利損於疾病。舍醫事衛生而言民生。其說可信於蒙昧未開之時。非可行於科學發達之世也。礦產滿野。機械盈廠。無人工採用。不足以爲富源。人力有餘。工作不給。猶可以講移植。此今日社會生計之理勢也。故歐美各國。工業益盛。民力愈貴。傭工必驗體格。工場亦講衛生。資本萬能。機械萬能之說。已屬往事。甚至行政議案。工黨可以左右其所從來。非僅社會主義所能鼓吹。民力爲國富之源。理之所存。勢必使然。資產本於人力。其著如是。而醫事衛生與人力資產之關係。更有可以統計顯者。人口十萬之市。因醫事衛生之發達。死亡之數。百人減一。十萬之衆。可少百人。而死亡疾病統計之比平均死亡一人患病者以三十四人爲率死亡之數減少百人患病之數可減三千四百人疾病有輕重休養有短長病院統計平均各疾須經二十日恢復則患病之數減少三千四百人廢業時日可節六萬八千日每日傭給所失醫藥所費平均以一圓計之則每歲人口十萬之市所減損失可達六萬八千圓之多由是觀之醫事衛生不得視爲分利耗費之業有裨於生產致富之道其理顯然在昔科學幼稚之日民生供給多需天產經濟學家每以地狹人滿爲患馬爾塞斯曾言施行衛生則人口增殖供給不足死亡反多不知交通發達分配爲易科學昌明工業盛興利用厚生有非可以豫料者故其所說已不能徵信於世近歲英德各國振興醫學獎勵衛生行政而死亡減少人口增殖國富充盈統計所載是其明證法國巴黎社會競尚奢侈制限生育減輕擔負而人口減少國力削弱政府深以爲憂重課鰥獨獎勵繁殖可爲炯戒我國人口昔稱四百兆雖有早婚之制至今未見其多天產供給遠勝歐美然而社會生計日形窮蹙者工業不振猶爲其次醫事衛生不講疾病侵襲死亡相繼生之者寡食之者衆此所以民貧而國貧也今日振興工業而不講醫事衛生則於民生之道又有背馳者化學製品中毒最易工場礦穴塵埃煤氣尤足傷生其他過用腦者患神經

過用力者病心臟病脈管職業之病勢必劇增且不謀體育過事勞作工業將爲致病促命之因工產所得恐不足以償民力所失歐美各國經驗於此所以工業愈盛而施行衛生獎勵醫學以謀民力工產之平均尤不遺餘力或以歐美業主招徠華工爲衛生經濟之反證不知彼土人士利用無衛生思想者以謀暴利苟以生命工貲詳作統計較之孰得孰失不難自明非依衛生原則嚴定規約不得謂擴充生計適以見滅種之慘也醫事衛生與經濟生計之關係其大畧如是更言權利肺癆癩病隔離禁錮褫奪人權世所共睹今日美洲制限移民目疾(如脫拉古馬)腸病(如十二指腸蟲病)亦不得上陸此則生計權利同時並失他如輪船檢疫乘客遇有疑症必令停泊而所損不得求償我國醫事衛生素不講求海關檢疫均用洋員國內旅行時有留難渡航歐美艙位稍次竟有不以人類相待者國權人格喪失殆盡見者髮指聞者寒心且社會之有法律重權利意在維持安寧保全生命財產然而盜賊戰爭侵害止於一地一時疫瘟蔓延非可界定病原遺傳禍及後裔人口國力所喪無窮各國不惜重資注重豫防嚴行撲滅實爲此故前年滿洲鼠疫流行死亡萬計民舍灰燼市村變爲邱墟居民幾無遺類元元災黎抱恨無告傷心慘目誰實爲之我國天產之富婚娶之早遠勝

他邦而人口未見增殖國力日形衰弱者不知醫事衛生無與天爭勝實爲最大原因今日言法律者咸知收回租界治權爲國家要務然舍醫事衛生而求內政雖裁判得人巡警任勞猶恐不能達其宿望蓋工部局所事緝捕者少施行衛生者多滬地外僑敢以犬與華人不得入公然牌示居我國土蔑視我國人如是亦非爲盜竊也兩國相爭最後解決必待軍事醫學强種之說縱屬理想非期年可成然而軍陣衛生大有裨於戰鬭兵力者醫學未發達以前克立米耶之役英法士卒傷死百人病死輒近四百普奧之役普兵傷死百人病死以一百四十四人爲率普法之役普兵傷死百人病死不過四十三人最近中東之役日兵傷死百人病死倍之日俄之役日兵傷死病死其數相敵軍陣衛生與戰鬭兵力其關係又如是故居科學日進天演闡明之世欲完全法律鞏固權利深有待於醫學之發達也生計民權與醫學之關係如上所述而醫學發達衛生思想普及更有可以改良社會者煙酒爲害花柳遺毒各國所病雖限以法律感以道德人情所不禁惟有注重衛生教育嚴行健康診斷使知畏懼以期節制國人不知衛生鴉片纏足之弊流毒千百年今日幸見終熄然而早婚蓄妾之俗不潔貪逸之癖猶非法律道德所能爲功獎勵運動不僅發達體育且可漸息賭風今生理學

家之說行爲本於體質而法醫剖解罪囚每多腦疾則醫事衛生發達可補法律道德之不及他如改良住居檢查飲食衛生要則可以防範遊惰英國保護工人住以定居給以飲食務使滿足生理得有慰藉不至嗜酒興奮浮浪散鬱所以維持風紀者非淺公衆病院之設施診給藥救護貧困原爲遏滅惡疫布設水道淸潔街衢地方衛生之費課於富者爲多社會均產之說雖難見之施行而生理互保貧富平權主義實現於醫事衛生之中哲學家論生存競爭有重自然者斯賓塞爾曰施行衛生徒耗鉅費繼續弱種有累社會不知衛生之爲用使强者保全天賦弱者增進健康以期同功於社會況今醫學發達知疫癘傳染强弱同斃則其說又不足信人類爭存要在保全生理生計之起文物制度之興悉爲滿足生理而來故醫事衛生實爲人事之本蒙昧未開茹毛飲血以充飢渴巢棲穴居以避風雨自存自衛一任本性固未知所謂生理者治生之道最簡不能久與物競經驗成智知有不足而後有火食有衣服居室生理稍明供給日繁而後生計制度乃備然古來言治道者每究醫理施行衛生蓋欲明疾病所自來以窮生理因生理而改良生計創立治則求全生理爲生計之本此思想起自上古至今科學發達而其理益彰我國上古文化盛於黃帝而內經醫理與治道並論歐

醫學與民生之關係　六

洲文物昔稱羅馬而衛生行政先於他邦紀元五百年前勒立士克斯王所營衛生工事至今猶有遺跡他如印度埃及猶太古稱開明之國衛生行政無不施之紀元以前歷史所載可以考見惜古代科學未明生理機密無由闡發而分業日繁醫學降為治病之術東西輕視如同一轍生計制度每有背馳於生理者降及近世格化學家賴伏齊埃馬愛奧證明物質勢力之理生物學家達爾文赫胥黎創立天擇物競之論德醫費爾勗闡明細胞病理之說人身體制生活現象及人與事物之關係幾悉顯無遺近德醫谷霍氏細菌學出不特於療病衛生之學迥然改觀有裨於人類爭存之道實非淺鮮蓋今日醫學非可以療病範之窮究病原推察生理以謀改良生計與天爭勝故歐美各國法律神醫三者稱為社會教育蓋法律保護權利神學感化道德醫學保全健康維持社會所不可缺其為公職固無差別世俗不察每以醫為私人職業不知診治疾病醫家末技不足以盡醫學之用猶辨護訴訟招徠信徒律師教士之末技不足以盡法律神學之用回顧祖國科學教育未曾普及衛生智識格不相入言醫學則謂職業教育論衛生以為徒屬耗費不知天演公理無形之爭劇於有形奧洲南美太古之民全恃本性而治生者今不多覯此提倡醫學覺醒國民深有賴於偉人君子也

北京醫學專門學校校長湯爾和呈教育部請提出法案准予實行解剖文

湯爾和

爲呈請提出法案准予實行解剖事。查醫學基礎。以人體解剖爲不二之根據。在醫術修明諸國。行之七百年。久無討論之餘地。我國醫事標名獨早。然夷考簡册所以却病已疾者。要皆體會經驗。而無學術之可言。班書所稱。史傳所載。古醫者流。剖腹洞顱。鑿鑿有據。然皆刲割技能。而非解剖術式。世傳明堂脈絡。諸書依稀彷彿。無可觀覽。西漢之末王莽頗有意於解剖。而舉世非之。王勳丞生千載之下。致疑於古人。慨然欲觀人身臟腑。而當時目爲狂生。故解剖之學。自古無稱。不能諱也。方今民國肇興。萬端更始。大部有鑒於醫道之式微。末流之放肆。毅然決然。設學造士。解剖科目。首列規程。是誠斯道之紀元。醫家之鼎革矣。惟事在掓始。無例可援。圖始不慎。或不免局外之批評。中途之阻梗。謹將泰西各國解剖學沿革情形。以及蒐羅死體之方法。撮要舉凡。藉供採擇。考埃及希臘猶太羅馬時代。皆迷信宗教。重視陳尸。或以香木飾棺。或以封膠漆體。墓地神聖。禮不可侵。葬埋非法。視爲大慼。然當時希聖著書。已言解剖而棄兒叛逆並付刀圭。雖非正式法規。其來源可謂遠矣。耶教勃興。視聽漸異。解剖一端。宗法上縱懸

呈請准予實行解剖文

爲厲禁。而醫學進步。㬉與抗衡。斐烈二世。力排羅馬法王。遂於一二三八年。公布命令。解剖人體。許各地醫師會集觀覽。此實人體解剖。正式。公布之嚆矢。自時厥後。學術日新。各國大學。知解剖爲醫門之鑰。從事實驗者不鮮。然立爲一定科目。以政府之款建設解剖場者。則始於瑞士。考一八八六年。瑞士國以正式公文。宣布解剖材料。供給之途有三。曰處死刑者。死亡於貧民病院者。死體氏名不詳者。但解剖時必須得政府之許可。於是死體來源範圍確定。材料不足時。以買賣充之。於是各國競相仿效。至於今日。此解剖尸體由政府特許之大較也。至其蒐集尸體之法。各國雖間有出入。而最詳備者。莫如德國。其蒐集尸體之途。實存於行政法上之規則。及民法上之規定。更爲大部條晰陳之。所謂淵源於行政法者。其蒐集尸體。約可分爲六種。一處死刑者。死刑犯尸。移交解剖。殆爲當然之舉。無俟贅論。二犯人之死亡者。囚犯死亡。交付解剖與否。德國聯邦條件各異。某聯邦則凡在監病故之尸。例必交付解剖。某聯邦則瘐尸無葬費者。始付解剖。某聯邦則瘐尸解剖與否。悉聽典獄官之意。然大抵以第二宗爲通行之例。所謂無葬費者。指犯人病故。本人無財產。又無親戚故舊代爲出資掩埋。而監獄又無基本金爲之埋葬者而言。此其第二種。其三則爲自殺者。通西洋各國解剖材料。以此爲多數。蓋自殺爲耶教所不許。僧侶每不願以自殺之尸。收埋於所管墓地。此蓋由宗法而生者。我國情實不同。未可據爲例證也。其四則爲氏名不詳之死亡者。死者不知爲何人。雖得執付解剖。然必死者果係貧民。且無人爲之領尸埋葬者方可。其五則死於病院及貧民院者。此二者在西洋實爲解剖材料之大宗。除死者家族。或其他關係人不願解剖。繳還病院或貧民院之醫藥飲食費用而擔任埋葬者不得强令解剖外。餘均付諸解剖。其第六種爲貧窮者。此項蓋指死無遺產可辦埋葬。又無家族及關係人。能擔任埋葬義務者而言。以上六種。皆淵源於行政法之規定者也。至於民法上之淵源。據民法學家之說。發生疑問二端。一由遺言而付解剖者。夫因死者遺囑。將死體付諸解剖。雖爲法律上所允許。然試問死者遺言。僅將死體供學者之病理解剖。抑將死體寄贈於解剖場。使遺言僅爲學者之研究起見。則相續人自有將死體送諸解剖場之義務。其遺言認爲有效。毫無可疑。但解剖場不得向相續人請求履行義務。故相續人設有不願時。無論如何。不能解剖。此固無待引申。若死者遺言將死體贈與解剖場時。其贈與爲有效與否。實屬難決之問題。據德國民法家言。似可認爲有效。蓋死體之在民法。可目爲物件與否。固屬疑問。使果目爲物件。則必有所謂所有權。而死體亦可認其有所有權否。非先解決此問題。不能得最終之評判。若從積極的決定。仍當視爲有效。蓋學者之說不一。有認死體贈與爲有效者。有謂死體在法律上雖不得視爲物件。然解剖之必要。終有不能否認者。可從例外認爲有效。或有主張贈與死體之遺言。不能認爲有效者。然解剖場對於相續人及其他關係人。不得要求交付死體。一日交付後。則相續人及關係人。亦不能向解剖場求其歸還。亦係間接視爲有效云云。合諸說觀之。則贈尸之遺言爲有效也甚明。此亦解剖材料來源之一也。其二係遺言外之約束交付死體問題。此條亦分二項。卽所有約束。是否死者生時與解剖場相約。抑係相續人將被相續人之死體與解剖場相約。使相續人與解剖場相約。交付死體。而取相當之財物者。可視爲不良之風俗。所約當然無效。若死者與解剖場相約。以身體賣與解剖場者。亦與風俗有礙。約束等於無效。惟死者生前與解剖場約。不取財物。以死體歸解剖場。供學問之研究者。實與前條遺言贈與相同。其有效自無待辨。此亦材料之一也。凡上所陳。或爲往古已然之迹。或爲近今通行之例。參互考證。擇其近於國情者。擬訂解剖條例七則。伏乞鈞部提出國務院或參議院採擇。迅予公布施行。

計開

解剖條例

一凡中華民國國立醫學專門學校。或公立私立醫學專門學校。經教育部認可者。皆得執行尸體解剖。

二尸體蒐集計分六項如左。

(甲)刑尸

(乙)犯人在監獄死亡。無遺產辦葬。而又無親戚及關係人收領埋葬者。

以上二項。由死刑執行官。或監獄官以文書或公函。通知各該地醫學專門學校。前往領取。

(丙)氏名不詳之死亡者。確係貧窮。又無人擔負掩埋之義務者。

以上一項。由警察或地方官吏。以文書或公函。通知該地醫學專門學校。前往領取。

(丁)各地國立病院。住院施醫病人之死亡者。

以上一項。如死者之家族。或關係人。繳還死者住院醫藥費。并願自行掩埋時。卽不得解剖。

(戊)貧窮者。

以上一項。指家族實係無力埋葬。又無關係人代負埋葬之義務者而言。但解剖之先。必須死者之家族。以書函請願付於學校解剖後由學校以十元至二十元之奠儀。贈與死者家族。

(己)志在供學術研究而以遺言付解剖者。

但解剖後仍以尸體歸還遺族。不贈奠儀。

三解剖時得以學校名義。用文書或公函。請求當地警察或官吏蒞場監視。

四尸體解剖後。除留取標本外。由學校擇相當之葬地。妥慎掩埋。

五每年由學校校長率領教職員學生祭奠一次。以昭鄭重。

六非條文規定者。一概不得解剖。

七此項條例。自公布日施行。

(十一)婦人科產科

宜先閱產科學初步、全書分八章、一骨盤、二正規姙娠、三正規分娩、四正規產蓐、五異常姙娠、六異常分娩、七異常產蓐、八初生兒之疾病、每部七角

生殖譚

共分二十三章、一總論、二男子生殖器之解剖、三女子生殖器之解剖、四泌尿器、五骨盤、六乳房、七男子生殖器之生理、八女子生殖器之生理。九交接、十女子生殖器交接時所起之變化、十一卵之姙孕、十二姙娠後母體之變化、十三胎兒之發育、十四姙娠之持續、十五可隨意得男兒及女兒之說、十六生活狀況對於生殖力之影響、十七全身疾病對於生殖力之影響、十八結婚之注意、十九結婚者須知之事項、二十男子之生殖機能障害、二十一花柳病之害、二十二女子之生殖機能障害、二十三交接過度及手淫之害、卷末附姙婦攝生法、每部六角

(十二)看護學

宜先閱看護學、共十六章、其次第共分五步、一解剖生理之概要、二看護法、三綳帶法、四看護傳染病雜病之通則、五救急法、女子教育學科中宜添授看護學、為他日作良妻賢母之助、不但醫院中宜添設看護婦也、每部七角

家庭侍疾法

共分十七章、一侍疾之職守、二病室之設備、三臥床之設備、四病人之衣服、五重要之輔助法、六治療之輔助法、七疾病之觀察及報告、八種種傳染病之觀察及其料理、九重要內科之症狀及其調理、十產婦之調護、十一小兒發育法之大意、十二必要之救急處置、十三制腐法及防腐法之解釋、十四綳帶術要領、十五當記憶之藥品及綳帶材料、十六病人適宜之飲食物、十七參攷篇、每章復分細目、於侍疾之法詳載無遺、每部八角

以上各書、最為淺近、所用西藥、亦極簡要、閱者如於以上各書外、尚欲閱精深之書者、茲再約舉如左、

敬告本會會員研究醫學者

敬告本會會員研究醫學者　　十

(一)解剖學　宜閱解剖學講義全書、分爲八編、第一編爲上肢之解剖、第二編爲下肢之解剖、第三編爲背部之解剖、第四編爲頭頸部之解剖、第五編爲胸腹部之解剖、第六編爲外陰會陰部之解剖、以上各部之骨肉靭帶內臟血管神經、無不各隨其部位分條縷述之、第七編爲感覺器及總被、詳記眼耳鼻舌及皮膚之構造、第八編爲中樞神經系、詳記脊髓腦髓腦脊髓膜及神經中之血管、附圖六百餘幅、每部八元

(二)藥物學　宜閱藥物學大成全書、分總論各論兩大部、總論又分爲二、一處方學汎論、詳論用藥之法、二處方學各論、詳論製藥之法、各論又分爲十一、一豫制藥、凡寄生物驅除藥、防腐藥、解毒藥、皆屬之、二緩和藥、凡澱粉藥甘味藥粘漿藥脂肪藥膠質藥、皆屬之、三機械的藥、凡海綿綿花等、皆屬之、四強壯藥、凡苦味藥消化藥鐵劑、皆屬之、五收斂藥、凡有收斂作用之藥、皆屬之、六拔爾撒謨藥、凡樹脂類之藥物、皆屬之、七清涼藥、凡酸味類之藥、皆屬之、八解熱藥、凡能減退體溫之藥、皆屬之、九變質藥及解凝藥、凡鹼類鹽類砒石水銀等能變質及解凝者、皆屬之、十刺戟藥、凡發泡催吐瀉下利尿等藥物、皆屬之、十一神經藥、凡興奮神經麻醉神經之藥物、皆屬之、每部四元

藥物學綱要

共十六章、曰麻醉藥、用以使神經系之中樞、或神經系之末梢、變換神經細胞之化學的成分、而奏鎮靜神經機能、鈍麻全身知覺、麻痺延髓及呼吸中樞之效者也、曰興奮藥、能奏強壯心臟、刺戟神經、快利呼吸、催進血液、盛淫欲、而去睡眠之效者也、曰解熱藥、用以減退病人之身熱者也、曰清涼藥、由主宰於心臟及脈管之神經中樞之作用、以減退酸化機能及體溫之亢進、血液之循環者、亦解熱藥之一類也、曰防腐及消毒藥、用以防物質之

腐敗發酵、又能奏殺滅傳染病黴菌之效者也、曰驅蟲藥、用以驅殺寄生於腸管及皮膚之蟲類者也、曰變質藥、或用以改良新陳代謝之作用者、謂之淸血藥、或用以溶解分散病的沉着物者、謂之解凝藥、凡各種之慢性病身體內有障害之毒物者、能以此類藥品驅逐而撲滅之、曰強壯藥、內分苦味藥、消化藥、補血藥三種、皆能改良營養、變衰弱而爲強壯者也、曰收斂藥、能收縮組織狹小血管減少分泌而止出血、且有制酵防腐之作用者也、曰刺戟藥、貼於皮膚或組織、能奏引赤發泡腐蝕三種之效者也、曰下劑、其間雖有峻下緩下之別、然皆能刺戟腸粘膜、催進大腸之蠕動、逐去腸之內容物者也、曰吐劑、使延髓嘔吐中樞受刺戟、利用胃壁腹筋及胸筋痙攣性之收縮、以驅逐胃之內容物、兼有祛痰之效者也、曰利尿藥、能奏分泌尿增多之效、凡水腫淋疾及膀胱炎症、均利用之、曰祛痰藥、能稀薄氣道之分泌物、或使分泌物增多、易於咯出、以奏祛痰之效者也、曰發汗藥、或刺戟汗腺之神經、或催促血液之循環、以增加皮膚水分之排泄者也、曰緩和藥、爲粘滑性之物、用以減退物質之刺戟性、及過敏之知覺者也、每藥之下、皆列西文原名、於購藥極便、凡藥名之異品及敎會中之舊譯名、皆詳注於目錄內、以便檢查、每部一元五角

(三)病理學 宜閱新撰病理學講義、全書共三冊、論人類所以得病之原因、論病原與病狀所以相關之理由、論病原所以殺人之緣故、內科外科無不具備、間及解剖病屍、以明某臟某腑所以受病之實據、此外寄生蟲及細菌之形態性質、亦詳載靡遺、每部四元

(四)診斷學 宜閱診斷學大成、共分三編、一旣往症診查、二現症診查、三應用診斷學、其內容爲視診、觸診、打診、聽診、檢溫、檢痰、檢糞、檢尿、檢細菌等、又詳論診查全身皮膚、呼吸器、血行器、消化器、泌尿

敬告本會會員研究醫學者

器、生殖器、神經系等法、每部四元

診斷學實地練習法

是書共二編、上編凡一百四十三問、毎問先列病人之姓名年齡、次將各種詳細病狀及脈息、體溫打診、聽診、視診等所得之現象、羅列備具、再次則問學者此爲何病、宜用何種療法、下編凡一百四十三答、將上編之所問者、一一答之、先列斷定之病名、次列療法及處方、學者閱一問、卽宜反覆思維此病當爲何名、或係患某症、當用何種療法、用何種方藥、每部一元

(五)內科學

宜閱近世內科學、(近刋)內科全書、共分七類、曰傳染病篇、如腸窒扶斯、(卽傷寒 實扶的里、(卽爛喉痧)虎列剌、(卽霍亂)麻拉利亞、(卽瘧疾)等凡二十三種、曰呼吸器病篇、如鼻加答兒、(卽鼻之流涕凡粘膜內多流出液體皆謂之 加答兒)喉頭加答兒、(舊譯作聲管炎)氣管枝加答兒、(舊譯作氣管炎卽咳嗽)咯血、(卽欬血)肺結核(卽肺癆病)等凡三十種曰循環器病篇、如心臟內膜炎、(舊譯作心房炎)心包氣腫、(舊譯作心包絡積水與氣)胸部大動脈瘤、(舊譯作胸總脈管生血瘤)神經性心悸亢進(舊譯作心跳症)等凡十七種、曰消化器病篇、如胃癌、(卽胃毒癰)腹水、(卽水臌)胃潰瘍、(舊譯作胃內皮生潰瘡)腸結核、(卽腸癆)胃加答兒、(舊譯作胃炎)食道狹窄、(卽膈症一作噎膈拒食)耳下腺炎(卽痄腮)肝臟膿瘍、(卽肝癰)腸管內寄生蟲(卽腹內蟲症)等凡三十五種、曰泌尿器病篇、如遺尿、(卽小便不禁)膀胱炎、(卽膀胱熱症)腎臟結核、(卽腎癆)腎臟癌腫、(舊譯作腎生毒瘤)尿毒症狀、(舊譯作尿毒入血)等凡十六種、曰運動器體質病篇、如腺病、(卽瘰癧症舊譯作頸胸吸核脹腫)貧血(卽血虛)佝僂病、(舊譯作小兒骨軟症)血友病、(卽出血不止)糖尿病、(卽中消病又名消渴)關節僂麻質斯(舊譯作風

濕古名痛痺）等凡一十九種、曰神經系病、爲如癲癇（卽羊顛風）、腦出血（卽中風）、腦膜炎（卽驚風）、神經衰弱（舊譯作腦筋失力）、歇私的里（舊譯作煩惋善怒）等凡三十種、每一病名之下、亦列西文原名、凡敎會中已有舊譯名者、亦詳注於目錄中、每部兩元

新撰虛癆講義

一名結核全書、共二十五章、其第一章曰總論、凡結核之名義、歷史及病理皆詳焉、第二章曰肺結核、卽肺癆、凡原因、解剖的變化、症候及診斷、豫後、療法皆詳焉、而療法中述空氣療法、物理學療法、食物療法、注射賚佩爾苦林療法爲尤詳、第三章曰腸結核、其內容之次第、皆與肺結核同、不贅述、第四章曰胃結核、第五章曰喉頭結核、第六章曰咽頭結核、第七章曰舌結核、第八章曰鼻腔結核、第九章曰腎臟及膀胱結核、第十章曰副睪丸及睪丸結核、第十一章曰攝護腺結核、第十二章曰全身粟粒結核、第十三章曰結核性腦膜炎、第十四章曰頭蓋骨結核、第十五章曰結核性腹膜炎、第十六章曰結核性肋膜炎及心囊炎、第十七章曰結核性肋骨骨瘍、第十八章曰腺病卽淋巴腺結核（瘰癧）、第十九章曰骨結核、第二十章曰結核性關節炎（關節結核）、第二十一章曰結核性脊椎炎、第二十二章曰狼瘡、第二十三章曰結核性腱炎及腱鞘炎、第二十四章曰結核性粘液囊炎、第二十五章、曰孤發性結核、每部七角

新撰急性傳染病講義

臚列急性傳染病三十餘種、每種分七段、一定義、二原因、三症候、四解剖的變化、五診斷、六豫後、七療法、爲急性傳染病書之詳且備者、每部一元二角

（六）外科學

宜閱簡明外科學、近刊外科學總論、近刊外科學各論、近刊

敬告本會會員研究醫學者

敬告本會會員研究醫學者　十四

(七)處方學

宜閱萬國新藥方其第一編爲呼吸器病、第二編爲消化器病、第三編爲循環器病、第四編爲神經系病、第五編爲泌尿器病第六編爲生殖器病第七編爲運動器病第八編爲全身病、第九編爲皮膚病第十編爲中毒症、第十一編爲外科病第十二編爲婦人科病、第十三編爲小兒科病第十四編爲耳科病第十五編爲眼科病統核其病名共五百八十餘種總計其藥方共一萬零七百一十有四每部三元

(八)婦人科學

宜閱近世婦人科全書、共二十九章、第一章、論解剖、凡外陰部、膣子宮、喇叭管、卵巢副卵巢、等各臟器、及內生殖器之局部解剖等皆詳焉、第二章、論婦人之生理與男子不同處、凡胎生時之發育、成熟期之月經排卵、老人期之退行及月經閉止期等皆詳焉、第三章、論泌尿生殖系統之發育障礙、凡內生殖器之畸形、與膀胱、尿道、外陰部及直腸之畸形等皆詳焉、第四章、論外陰部之疾患、凡炎衝、外陰部濕腫、狼瘡、象皮病、侵蝕性潰瘍、癌、腫、膣瘻等皆詳焉、第五章、論外陰部之損傷及結果、凡會陰及膣唇之畸形、處女膜、會陰直腸之損傷、與會陰損傷之療法等詳焉、第六章、論膣之疾病、凡膣之炎症、膣內之異物、及損傷、閉鎖、狹窄、變位、脫出、囊腫、癌腫等皆詳焉、第七章、論子宮之生理的病理的位置及移動、凡子宮之上昇、前位、後位、右位、左位、右轉、左轉、右屈、左屈、捻轉、廻轉、軸轉、病的前轉及前屈等皆詳焉、第八章、論子宮之後轉後屈及下垂、凡定義、解剖、原因、症候學、診斷、療法、整復術等皆詳焉、第九章、論膣及子宮脫、凡假性脫出、前後膣脫、子宮脫之原因、解剖及結果、療法、手術等皆詳焉、第十章、論子宮之內反、凡產褥性內反、療法、手術等皆詳焉、第十一章、論子宮之內膜炎及實質炎、而急性、慢性、流產後、間質性等內膜炎、原因、症候、診斷、療

、法、洗滌法、腐蝕法搔爬術、觸診蒸氣燒灼法、膣部切斷法等無不備、第十二章、論子宮之內膜炎實質炎特殊性內膜實質炎及結果、而剝脫性分離性之內膜炎、及子宮之閉鎖、穿孔、萎縮、慢性實質炎等無不備、第十三章、論子宮之纖維狀腫瘍、而筋腫、纖維腫、纖維筋腫、發生、解剖的構造、變性、臨床的症狀、診斷、對症療法、手術種種肉腫之診斷、經過、療法等無不備、第十四章、論子宮之上皮狀腫瘍、而腺腫、癌腫、解剖的變化、顯微鏡的構造、症候、療法、膀胱鏡的所見、及惡性脈絡上皮細胞腫、脫落膜瘍、新昔曲姆腫等無不備、第十五章、論喇叭管之疾患、而形成異常、及喇叭管炎、膿腫、水腫、血腫之原因、病理解剖、症候、診斷、經過、豫後、療法等無不備、第十六章、論喇叭管之疾患、而喇叭管之姙娠、(血腫)新生物等無不備、第十七章、論卵巢之疾患、而畸形、變位、血行障礙、脈管疾患、肥大、萎縮、炎症、定義、原因、病理解剖、臨床的症狀、經過、豫後、療法等無不備、第十八章、論卵巢之疾患、而實質性及間質性新生物等無不備、第十九章、論骨盤內結締織之疾患、而解剖原因經過、療法浴治法等無不備、第二十章、論腹膜之疾病、而腹膜炎性及子宮周圍炎性等膿瘍療法、與癒着性骨盤腹膜炎及子宮周圍炎等無不備、第二十一章、論尿道及膀胱之疾病、詳述尿道疾患之炎症新生物脫出及膀胱疾患之診斷、檢尿膀胱鏡診法、療法、膀胱切開術等、第二十二章、論膣瘻及子宮瘻、詳述膀胱膣瘻之生成、療法、腐蝕法、手術式等、第二十三章、論女子生殖器之淋毒性疾患、詳述尿道、陰門、膣、子宮、喇叭管、腹膜、豫防法、療法等、第二十四章、論女子生殖器及腹膜之結核症、詳述實驗、病理解剖、診斷等、第二十五章、論腐敗作用、詳述腐敗性中毒症、敗血性傳染症等、第二十六章、論症候學、詳述月經之異常、過多、不潮、困難、體溫不姙症、膀胱、腸管皮膚之症候、局處疼痛、腰髓症候、生殖器疾患與神經性症候原因的關聯、歇斯的里(臟

敬告本會會員研究醫學者

躁)等、第二十七章、論婦人科之診斷法、詳述臨床的診察法、觸診、視診、消息子、診計測法、麻醉診察、組織的及細菌的檢查法、診斷的搔爬及切除、分泌物、膿之檢查、細菌學的剖檢等、第二十八章、論防腐療法、無菌療法、詳述手指、手術界皮膚、機械、繃帶、縫合材料等之消毒法、與塵埃(空氣)傳染之防禦法等、第二十九章、論婦人科療法、詳述婦人科的外科手術學、麻醉法、手術臺、把脚器、開腹術、止血法、排膿法、縫合、繃帶、膣切開術、及婦人科的按摩術、與電氣療法等、全書共三冊四元

不姙症及治法

命賢周滌譯、本書論不姙症、先述女子不姙之原因、次述男子不姙之原因、次又述婦人不姙之臨床上所見、關於夫之診查、尤致意焉、然後述不姙之療法、蓋除三分之一爲男子不姙外、婦人不姙之可得療治者、居十之八九、每部四角

(九)產科學

宜閱姙娠生理篇、凡婦人如何成孕、自成孕以至分娩、如何狀況、如何衛生、胎兒在母體中如何發育、如何成長、醫者對於姙婦如何診斷、如何檢查、對於胎兒如何鑒別其爲男爲女、爲單胎爲雙胎、又如何鑒別其爲生爲死、爲頭位、爲臀位、無不分門別類、一一具載、每部七角

分娩產褥生理篇合編

分娩生理篇專論分娩之狀況、產婦之生理、胎兒之體位、產婆之手術、皆詳焉、產褥生理篇、專論分娩後之狀況、產婦之生殖器及攝生看護法、嬰兒之生理的狀態及營養、護持法、皆詳焉、每部八角

姙婦診察法

是書爲診察婦人姙娠時一切之方法、內容分一問診、二狀態、三骨盤之診察、四外陰部之診察法、及姙娠徵候摘要、并附治姙婦嘔吐法、每部三角

凡欲研究中醫及中西醫之會通者、宜閱以下各書、

(一)欽定四庫全書提要醫家類

前淸四庫全書、其富過於前代所藏遠甚、卽以醫家一類言之、著錄者凡九十六部、一千七百四十三卷、而存目之書、亦有九十四部、六百八十一卷、附錄六部二十五卷、可謂多矣、曾文正云、著述者之衆、若江海然、非一人之腹所能盡飮也、要在愼擇焉而已、學者欲讀古書、非得提要鈎元之法、無由得其門徑、而擷其精華、四庫提要編纂者、皆一時名士、卽論醫家一類、抉擇精嚴、品評確當、披讀一過、於我國醫學之淵源、歷代醫籍之流派、已能得其大凡矣、用特摘出、印成單行本、以供吾國之研究醫學者、每部三角

(二)歷代名醫列傳

自扁鵲倉公張仲景華元化王叔和、以及宋元明各大家、淸朝之徐靈胎、尤在京、葉天士、陳修園、王淸任、趙靜涵等數十人、皆人各有傳、而碌碌無所短長者不與焉、凡歷朝醫學之得失因革、及所以進化所以自畫之故、閱此可瞭然於心目間矣、西人發明血液循環之哈斐氏、發明種牛痘之占那氏、以醫術名廣東之嘉約翰氏、發明細菌學及消毒法號稱近世之醫聖者古弗氏、亦附傳於簡末、仿阮氏疇人傳例也、每部五角

(三)歷代醫學書目

其第一類曰素問靈樞、凡六十一種、第二類曰難經、凡十七種、第三類曰甲乙經、凡三種、第四類曰本草、凡百五十九種、種採炮製附焉、第五類曰傷寒、凡百一十種、第六類曰金匱、凡一十九種、第七類曰脈經、凡九十七種、太素脈附焉、第八類曰五臟、凡三十三種、骨與經絡附焉、第九類曰明堂鍼灸、凡八十五種、第十類曰方書及寒食散、凡三百七種、第十一類曰疾病總凡

敬告本會會員研究醫學者

二百三種、皆一書兼備數科、不能分隸者也、第十二類、曰婦科、凡五十六種、而胎產居大半焉、第十三類、曰小兒科、凡八十七種、而痘疹居少半焉、第十四類、曰瘡腫、凡五十種、癰疽、瘰癧、發背、痔漏、外傷等皆屬於此、第十五類曰五官、凡三十六種、耳、目、口、齒、咽喉等皆屬於此、第十六類、曰脚氣、凡八種、第十七類、曰雜病、凡五十二種、痰、瘧、痢、痨、痧症、吐血等皆備焉、第十八類、曰醫案、凡二十四種、第十九類、曰醫話、凡一十六種、名醫傳、醫史之類附焉、第二十種、曰衛生、凡六十四種、服食導引之法附焉、第二十一類、曰祝由科、凡一十一種、五運六氣之說附焉、第二十二類曰獸醫、凡六種、退從末簡、貴人賤物之義也、每部二角

(四) 古方通今

極效之古醫方、其分量往往數兩數升、與今制不合、因此不能通用、是書將古之權衡、改為今之分量、其方藥尤有特效、每部二角

(五) 刪定傷寒論

仲景集漢以前醫學之大成、著為傷寒論、卷帙浩博、一時不易卒讀、日人將傷寒論刪繁就簡、紬分章句、而成此書、乃傷寒論之節本也、每部二角

(六) 傷寒論通論

薈萃古今之論傷寒者於一編、為傷寒論之門徑書、有仲景自序之箋注一首、尤為博雅、可以救近人蒙陋不文之弊、每部二角

(七) 內經通論 難經通論 合編

吾國自上古以迄周秦數千年間、醫學家之微言大義、皆薈萃於內難二書、今之醫者、大抵鄙僿無文、往往不識內難徑塗、是書將古今之人論內難者、纂輯成書、提要鈎元、言簡而意賅、學者瀏覽及之、可以得其大凡矣、每部三角

(八)化學實驗新本草

是書有五大特色、書內皆中國藥品一也、各藥品所含之成分皆從化學實驗而得二也、每藥先列中國學說、次列日本學說、次列英美學說可以正舊說之謬誤、可以得中西之匯通三也、藥性有新發明者甚多、如熟地內含鐵質、麻黃有利尿作用等四也、無模糊影響之談、無嚮壁虛造之說、與舊本草迥然不同五也、其第一章麻醉劑、第二章興奮劑、第三章解熱清涼劑、第四章驅蟲劑、第五章變質劑、第六章強壯劑、第七章收斂劑、第八章刺戟劑、第九章下劑、第十章吐劑、第十一章利尿劑、第十二章祛痰劑、第十三章發汗劑、第十四章緩和劑、第十五章防腐消毒劑、第十六章雜類、每部一元四角

(九)漢藥實驗談

近刊

(十)家庭新本草

我國士夫每憚西藥力猛、不敢嘗試、復嫌中藥力弱、不能奏功、此書所載藥品、皆係中藥曾為西人化驗確有實効者、性極平和、猛烈者已盡删去、用於家庭最為合宜、所論藥性及處方、與舊本草不同、共分十五類、曰強壯劑、曰瀉劑、曰利尿劑、曰發表劑、曰退熱劑、曰祛痰鎮咳劑、曰殺蟲劑、曰止痛及催睡劑、曰收斂劑、曰刺戟劑、曰變質劑、曰防腐消毒劑、曰吐劑、曰緩和劑、曰雜錄、末附普通防疫法、言傳染病之細菌及豫防之法甚詳、皆居家必要之智識也、每部四角

(十一)食物新本草

共分十章、一緒論、二穀類之部、三飲水之部、四製化食品之部、五酒類之部、(附脂肪油)六野菜之部七菓實之部八魚肉之部九鳥肉之部(附鳥卵)十獸肉

敬告本會會員研究醫學者

敬告本會會員研究醫學者　　二十

之部(附乳汁)每部六角

(十二)中外醫通 每一種病、詳列中西經驗各方、使閱者知某病用中國方則爲某藥、將上下數千年東西數萬里扞格不通之處、融會而貫通之、集衆腋以爲裘、穿明珠而作串、其微辭奥旨、多述舊聞、閱者如入山得徑、榛棘豁然、又如掘井逢源、溢然自出、蓋以吾國古方居全書十分之九、外國方僅居十分之一、學者易於觸類而旁通也、凡一十二章、其第一章傳染病、第二章呼吸器病、第三章消化器病、第四章全身病、第五章神經系病、第六章循環器病、第七章排泄器病、第八章五官器病、第九章皮膚病、第十章婦人科病、第十一章小兒科病、第十二章外科諸病、每部兩元

(十三)中西醫方會通 凡十章、一呼吸器病、二消化器病、三神經系病、四傳染病、五全身病、六皮膚病、七泌尿器及生殖器病、八目病及耳病、九外科各病、十婦科各病、此書有五大特色、一病解及攝生法、精詳完備、便於診斷治療、二中國方外國方兼收並取、可以隨意選用、三外國方內所選用之藥、皆性質平和、無劇烈之品、病人服之、有益無損、四外國藥之用量、一律改用中國分兩、可省複雜難記、五外國藥之製法、簡單者本書間亦載之、可以照法自製、每部二元

(十四)醫界之鐵椎 日本和田啓十郎著、披瀝漢醫之眞髓、剝奪西醫之僞裝、歷舉漢醫之所長、比較西醫之所短、大聲疾呼於西醫最發達之日本、猶東海壯士、於天下慴伏之時、椎秦皇於博浪沙中也、故名曰醫界之鐵椎、原書近甫出版、爲日本最新出之書、今已譯成漢文、凡研究中醫者讀此可以知日本漢醫之學識、不在西醫之下、此爲日本醫學界中別開生面第一奇書也、每部八角

凡研究醫學之人、如爲教員、或校醫、或學界中之重要人物、宜閱學校健康之保護、分上下兩編、上編述學校生

凡研究醫學之人如爲教員或校醫或學界中之重要人物宜閱學校健康之保護分上下兩編上編述學校生活及於健康上之影響、凡空氣之良否、疫病之傳播、及課業之妨害健康者、皆屬之下編述學校衛生之設備及法則、凡校舍之適否、教授之衛生、以及學校醫之責任、學校救急療法之如何、等皆屬之其間附錄肺癆病淺說及運動健身、節食養生、深呼吸、皮膚衛生、氣浴等法、皆有關於學校全體及個人之名著也每部五角

注意　一凡買書者照碼七折、少則不售、二郵票不收、須從郵匯、三郵匯不通之處、不得已而用郵票者、其郵票作九折算、如一元一角作一元算、四郵票每一個以一分爲限、凡二分以上者不收、

敬告本會會員研究醫學者

漢譯臨牀
醫典出版
預約券已
截止

妊娠診斷法

留學日本愛知醫學專門學校廣東陳昌道述

婦人之妊娠。欲鑑別之。雖不甚難。然於他覺的狀況未顯著時。亦不易知。其最易於知覺者。在婦人經驗妊娠後。若未經過妊娠。則須於子宮及胎兒上。行觸診與視診而後可知。如一二個月之妊娠。問其月經斷止否。又於既往史一一考之。如妊娠之自覺感之有無。全身之狀態若何。精神之狀態若何。皮下脂肪組織增加否。有憂鬱狀態否。有興奮狀態否。皮膚現靑色否。色素迅速多數沈着否。有神經的頭痛齒痛否。有嗜食各品物否。有忌厭各食品否。嗅覺呈異狀否。早朝時有噁心否。於食前有嘔吐否。此皆爲自覺之現狀。

想像的妊娠(神經性妊娠俗名鬼胎)

實際上確非妊娠。而此婦人於妊娠之事。非常切望。久之則妊娠之自覺感之大部分。或一部分現出。如腸瓦斯。下腹部膨脹。下腹與乳房脂肪沈着。但實驗其婦人。子宮不膨脹。惟腹部膨脹。

妊娠診斷法　二

妊娠以月經閉止爲診斷　月經爲受胎之根據。妊娠後則月經不來。但月經閉止。仍未可卽斷爲妊娠。因氣候變化。或身體衰弱。或月經無一定規則者。月經亦有時閉止也。

授乳期月經閉止　授乳期月經乾稿。則暫行閉止。分娩後之一月或一月半。月經閉止者爲最普通。

婦人生殖器發育不全　或機能不全。或因萎黃病、貧血病、結核病、糖尿病等。月經停止。其他生殖器腫瘍時亦停止。

妊娠後出血　確知爲妊娠。而於一二個月後。忽然月經通利。其原因甚多。或因外傷。或因靜脉瘤穿孔。或因子宮內癌腫筋腫。或因膣部糜爛。須察其原因而治之。

妊娠特有之徵　妊娠特有之目標。可用二法探得之。(一)外診法。(二)內診法。

內診法者。用手指或子宮鏡探骨盤內之狀況。

外診法。第一當注目乳房。妊娠之最初一月。乳房不呈變化。至第二個月。乳房漸次肥大。乳腺之實質增殖。乳房下之皮下脂肪組織亦增殖。遂至乳房肥大。而變充實。乳房之外觀。亦著變化。其表面之靜脉。因充血而擴大。外部能透見之。乳房非妊娠時。感覺銳敏。若妊娠時。則銳敏之感覺。漸次減輕。乳頭現勃起作用。一般之上皮呈褐色。或黑褐色。色素沈着。現有乳暈。

副乳腺亦肥大。乳暈之表面呈隆起。當注目者爲二三個月之時。此時乳腺之分泌始開。試以手壓迫乳房。則漏出溷濁之分泌液。厥名初乳。然於月經時。壓迫之亦有此種之分泌液。所當注意者。在分娩後之一二年。

下腹部診斷法　妊娠之初期。骨盤與下腹部。不見有特別變化。大約四個月之末。下腹部現膨大。十個月時。腹部膨大。現出白線裂痕。臍窩消失。妊娠線。初期生於臍窩與恥骨縫際、腹部之兩側後及胸部之間。若皮下脂肪組織增生。則不生妊娠線。不可不知。雖無線狀。然胎動必見。

外陰部並膣之診斷法　此二部妊娠之最初一月。不著變化。至二三個月。分泌亢進。粘膜腫脹而浸潤。靜脈擴張。呈褐色。久則呈黑暗色。

下腹部之觸診　於妊娠初期。不能得其目標。約四個月時。腹壁現肥大。子宮柔軟如腫瘍。觸之肥大。下方骨盤內。或肥大。子宮筋之收縮。覺疼痛。五六個月之末。於子宮內部。或得觸胎兒。六七個月時。胎兒浮於羊水中。周圍不固定。至十個月。感覺頭部下降。

妊娠診斷法

胎兒能自動。向外部動搖。或其部如球狀。

臨床上不可不熟力阿波路道氏(レオポルド氏)三節診法。

第一節診法　於子宮之上方。以兩手之尖端。向婦人之上方。以兩尺骨後緣。拇指前緣之附近於掌之處與掌。探其子宮底之操作與底之高低及底之硬度。

第二節診法　以兩指探其子宮之兩側。得知子宮之狀態。

第三節診法　以兩手之尖端與拇指緣向前方。觸子宮之下部。觸得胎兒之頭部否。用此法得知婦人產時之困難否。豫爲告知。

打診法　產科學。必用打診以補觸診所不及。當腹壁子宮筋硬勒肥厚緊張時。觸診無效。若用打診。則因子宮內含多量之液體。而呈濁音。腸管呈鼓音。

聽診法　於妊娠婦之下腹部行聽診時。通常有種種音響。其一部由母體發。一部由胎兒發。此聽診法有二種。(一)直接聽診。卽直接以耳於下腹部聽之。(二)間接聽診。卽以聽診器於下腹部聽之。如用道囉吡氏管(トヲウベ氏管)聽之。

下腹部由母體發生之音響　(一)腸雜音。腸內含瓦斯之固形質而起運動。因發此音。此音帶金屬性。謂之噪音。(二)腹部之大動脈搏動。行聽診時。得知此搏動與心臟之收縮期。於妊娠時亢進。(三)子宮雜音。爲含吹氣性與搔擦性之噪音。子宮表面。多數之動物。增殖發育時。於心臟之收縮期聽得之母體之橈骨動脈與心臟搏動。同一步調。普通妊娠第三個月時。於子宮兩側與子宮底聽得之。産褥之第一日。仍有雜音。母體與胎兒有變化時。子宮收縮時。亦有子宮雜音。子宮纖維腫時亦然。

胎兒性之音響有三種

(一)胎兒之心臟搏動(胎兒脉搏動)　此證明爲妊娠之確據。此爲胎兒生理的搏動。於第四五個月時聽得之。於腹壁上聽得。心臟搏動數。一分時百二十至百六十。平均百四十。若其數減少。則爲分娩將至。普通一般之音響。其傳達有液體固體之分。於胎兒之接着子宮壁之部或其他部能聽得之。胎兒在羊水中與子宮壁之間。其心音微弱。各胎兒心臟之位置。微有不同。或於後頭部聽得之。或於前頭部聽得之。由下腹部之觸診。聽得心音。可定胎兒之位置。胎兒頭位。聽得心音强時。每在臍窩下方。骨盤端位。六個月時。達於子宮底臍窩處。此時之心音。於子宮底尤能聽得。於恥骨縫合之直上。或能聽得。

(二)臍帶雜音　此音之性質。恰如吹氣等。或含搔擦性。同於胎兒之心臟搏動。胎兒之位置變化時。則此音亦變換。因此音實由婦人之心臟使之發動。而非臍帶之本音也。

(三)胎兒運動(胎動)　此時聽得心臟之搏動力猛。臍帶雜音。亦不規則。其音長而反覆。恰如指節彈板。原來胎動。本婦人所自覺。易於鑑別。於第五六月時。容易聽之。胎兒初動時。每動至五分或十分間則暫停。至妊娠之末期。則動時持續。胎動之原因。由於胎兒上肢之伸縮。

內診　以廣義言。則於婦人之膣腔與骨盤部。探其狀況。以手指或鏡檢之。或用器聽診。以狹義言。則單純觸診。

定義　內診者。行適當之消毒法後。以手指入膣內。查其骨盤及腹部下方也。

其可查之件如左

(一)外陰部及膣之狀態。(二)妊娠子宮之狀態。(三)輸卵管。卵巢。圓靭帶。等附屬組織之狀態。(四)子宮周圍組織之狀態。(五)膀胱直腸之狀態。(六)骨盤內筋肉之狀態。如肛門舉筋之狀態。(七)骨部骨盤內之狀態。(八)骨盤腹膜及腸之狀態。

凡內診以骨盤內爲最適當。

消毒法　先以湯與石鹼摩指面。次以脂肪或酒精塗之。

內診之方法　普通以右指或左指一本。搜採膣內。或以五指探入恥骨縫際之上方或側方骨盤內之深部。會陰之前下方。壓迫之。運用指時。不可不虛心平氣。

妊娠前半期診斷法　(一)子宮之肥大。當注意於子宮有實質炎時。纖維腫脹。(二)子宮之硬度。如子宮炎症、腫瘤、硬靱、硬固。

胎兒之證明　初期甚難。至四個月時。可觸得之。或子宮內呈波動。胎兒如浮球一般。用膣鏡視診。則膣部呈紫藍色。於臨床上實驗得之。胎兒之一部。可觸知之。胎兒之心音。可聽得之。胎兒之運動。聽與觸均能得之。謂之臍帶雜音。胎兒之心音。約第二十週。(五個月)可聽得之。其餘半確徵。(疑徵)在子宮之肥大。觸接時之收縮硬度。子宮下部弛緩。子宮與膣。現李即道(リゼート)色素。外診時子宮有雜音。乳房肥大。乳汁分泌。月經閉止。至二百八十日。即分娩。

胎兒之發育期　第一個月。妊娠稍增大如鳩卵。第二個月如鵝卵。第三個月之末。略成人手拳。足趾可見。第四個月之末。至子宮底。恥骨縫際上緣之上方一至二指橫徑之處。第五個月之末。至恥骨縫合與臍窩之間。第六個月之末。與臍窩同高。第七個月之末。至臍窩上三指橫徑之處。第八個月之末。在臍窩與劍狀突起下端之間。橫向於子宮之前方。第九個月之末。至心窩與劍狀突起之中央。子宮底之最高處。第十個月。子宮增大胸部之內臟被障礙。上至子宮頂。橫至前方。至二百八十日。爲普通分娩期。

胎兒生死之判定　凡妊娠至第十八週時。(卽五個月中央)已確能證明胎兒之存在。若胎兒在腹內死亡。則子宮縮少。且呈硬度。胎兒之自動作用停止。乳房萎縮。下腹覺冷。母體每起寒慄。疲勞厭食。

初妊婦及妊婦診斷法　此爲法醫學上必要之件。用以測婦人之隱匿。爲生殖期輒助的乳房及腹部之線痕。與既往分娩之痕跡。如陰唇繫帶部有破損否。膣之皺襞粗糙否。乳房之色素沈着否。經產之婦。自子宮基底部達於皺襞。會陰部有破裂痕跡。膣之入口部。比較的畧廣闊。膣粘膜弛緩。膣之前脣後脣有區別。子宮外口之邊緣。比較的粗糙。屢屢形成細少之瘢痕。頸管腔廣闊。

附錄妊婦攝生法　强度之身體運動與强度之精神感動。均宜避之。宜營適當之運動與適當之感情。長途之旅行與體操等當戒之。交接過多。與送入黴毒。易起產褥熱。妊娠時便秘。亦有礙健康。宜用少許之瀉利鹽(瀉鹽)通之。

裂痔發生之位置。主在肛門後方。接於尾骶骨部。其位置之關係。決非偶然。蓋當正坐時。或屎糞之通過時。常受刺衝之焦點也。加之尾骶骨端之靭帶。爲緊張外肛門括約筋之用。故此部受刺戟愈强。然前方會陰部、肛門兩側部。亦往往見裂痔。而二個以上多數之裂痔。則稀見之。唯黴毒患者。病毒侵其肛門輪。始生多數之裂痔。

裂痔發生之原因。由於肛門開張之度與通過物質之大之間。權衡失墜也。卽脫糞時糞塊固且頗大。加之蠕動活潑。不遑徐開外肛門括約筋。急遽通過肛門。致肛門周圍最難弛緩之部分。見裂痔之形成。或由糞塊中混小骨片果核等。致起裂痔。然在哺乳兒。不能嚥下果核或小骨片者。往往亦患本病。不得以此爲特種之原因。故不可不先知其肛門粘膜及周邊皮膚之變化。凡生裂痔之肛門。其部多有異常者。或曾患溼疹。或有炎性症狀。如潰瘍之形成。强度之狹窄。或痔核之發生等。呈多少之變化不尠。巴氏論本病之病因。以爲肛門粘膜皺襞。如薔薇之花瓣。由排出之糞便。使之展開。偶於皺襞基底部。起細微之裂痔。每排便時。其裂痔逐次擴大。皺襞遂被壓出。成完全之肛門裂痔。其他本病之病因可數者。當產婦分娩時。兒頭或兒臀之產出。膣及肛門甚開張。或於直腸施外科手術。或展開肛門之閉塞。又如可厭之鷄姦。亦易起肛門裂痔。

又由直腸炎、結核、徽毒之諸病。致肛門粘膜失柔靭性而脆弱。直接形成潰瘍面。亦致裂痔之發生。

裂痔痔面。平滑鮮紅。而出血殊尠。擴之則呈楕圓形。痔緣常銳利。其部位如前述。在肛門粘膜皺襞之內。或粘膜之小隆起。或接於痔核。裂痔有與外部之皮膚連續者。其達於深部者。或暴露筋層。或分割輪狀之括約筋纖維。陳舊之裂痔。通常其痔緣膨起而不平滑。潰瘍基底。污染糞便。肉芽之發育。亦不充分。以膿及痂皮被之。其潰瘍周圍。更呈多少硬結。皮膚變硬之變化。感受性頗銳敏。不斷有瘙癢之感。經時既久。遂致括約筋肥厚。以示指或消息子行觸診時。大感抵抗。

診斷法之最佳者。在使患者取左側臥位。而兩脚向腿屈曲交叉。檢者先用兩手。向上下離開臀部。更以示指愼重開張肛門皺襞。此際若粗率開肛。有使患者新發疼痛。且新生裂痔之弊。其症狀不複雜者。直發見之。裂痔占高位者。不可不排開肛門。行消息子觸診。或直腸鏡檢查。或取肛門開張器。挿入肛門。漸次開張。尋其所在。有淋疾性分泌物。徽毒性斑胼胝腫。結核性潰瘍等者。行示指觸診。須裝護膜套。在陳舊之裂痔。或硬結之潰瘍。實亙數月之久。刺衝患者。致患者甚厭患部之觸診。診斷亦決不容易。不可不用一%古加因溶液。麻痺潰瘍面。行綿密之檢查。或以浸古加因之綿球。壓搾潰瘍面。或於尾骶骨周圍部。注射莫比。如此始得實行觸診。通常坐藥插入肛門時。因太堅硬。且甚疼痛。殆不用之。此陳舊之裂瘡。或硬結之潰瘍。診斷時有極不潔之肉芽面。少量之膿及血液之附着。時或發現息肉腫脹。或痔核之存在。

醫者聞患者之既往症。未行診斷。可預規定爲裂瘡。小兒便秘。排便時號泣。更由其兩親訴小兒之便中混血液。亦可疑爲本病。大人罹本病者。自就症狀說明特徵。卽有疼痛時。懼腹氣之放出。又常於肛門部。覺灼熱之感。糞便通過時。肛門部劇痛之感。如切如裂。又有直腸之持續性疼痛及牽引之感。在有硬結性潰瘍之患者。有自罹重患之感。其感經時而愈甚。進陷於神經質。共催便意。當上厠時。卽感劇痛。夜間不能安眠。遂至不能從事職業。往往有陷於厭生者。

凡本病患者之上厠時。常訴肛門部之非常苦惱。恰如受烙鐵之感。排便畢一二時間之後。發括約筋之神經痛。及該部之强直性或搐搦性痙攣。其痙攣散放於肛門周圍。波及膀胱及大腿並腰部。在神經銳敏之患者。有陷於人事不省者。

本病患者。通常施內科的治療。可得充分之效果。特於發病日淺之患者。每排便時淸拭瘡部。靜養一二週日間。可全治愈。日久不愈者。其排便須要粥狀。宜治裂瘡之對側。挿入柔軟之灌腸器。注入二〇、〇至三〇、〇之微溫油劑。對於患兒之便秘。則先於其瘡面。塗布二%古加因華攝林。使不感疼痛。而後注入油劑。次則塗布純依比知阿兒一二回。或用依比知阿兒三、〇阿列布油二〇、〇之合劑。而五%單甯酸軟膏亦能奏效。對於患兒。不可腐蝕其瘡面。恐疼痛增加。症狀增劇也。又在大人而輕度者。裂瘡面須清潔而安靜之。朝夕灌注微溫湯。可奏治效。唯神經質之患者。宜用古加因〇、〇五及莨菪越幾新〇、三之軟膏一日二回。以綿花浸蘸。貼於瘡面。又每排便時。以浸微溫湯或三%硼酸水之綿花。清拭肛門全部。含麻醉藥之肛門坐藥。不可用之。恐柯柯阿脂(調製坐藥之必須用者)過硬緊張括約筋也。

慢性之裂瘡。呈潰瘍性外觀者。往往神經之末端。露出於瘡面。而起神經炎。故不可不更加注意。卽使該患者。攝取粥、牛乳、肉汁、鷄卵及咖啡等。又步行時。欲避臀筋之摩擦。須禁長距離之運動。疼痛强烈。殆不能堪者。一二日間。臥床安靜。幷促便通。疼痛性肛門痙攣不得安眠者。投安眠止痛劑。如莫比〇、〇〇五、一二日間與之。對於潰瘍面。以一%古加因溶液麻痺之。貼用一〇乃至二五%依比知阿兒軟膏。或塗布五乃至一〇%硝酸銀水腐蝕之。使形成痂皮。而後以綿花浸蘸硼酸軟膏。不斷貼附瘡面。或以石炭酸續行腐蝕。亦能使潰瘍面癒合。

四　痔核

痔核之本體　痔核之爲局部疾患。此人所共知也。其本體爲直腸下部多數靜脉網之擴張。或爲眞性臀部新生物。或爲內部交通之血管腫。此拉氏之所倡道也。施氏則謂於實驗上未曾見有血管腫。

痔核之種類　生於肛門外皮下組織內者。名外痔核。爲一個或數個豌豆大或胡桃大之藍色結節。其結節之一部。移行於肛門內者。名中間痔核。在直腸柱及直腸瓣之粘膜下而距外括約筋之上方。約三分乃至五分者。是卽內痔核也。內痔核之位置。遠在上方者。用直腸鏡檢查。可確定之。

痔核之原因　從事坐業者。如音樂家等易罹本病。而靜脉壁之薄弱。確爲本病之主因。肛門炎、下痢、咖啡、茶。其他之劇香料酒精等之毒物等。爲血液循環之障礙。易致本病之發生。而本病之遺傳。實占百分之五十。

本病雖無年齡之關係。而以春機發動期爲最多。尤多現於二十五歲乃至五十歲之間。蓋人類之半數。概罹本病。此英國醫師之所倡道。而實際不謬者也。男子比女子罹之者多。而肥瘦之差。則無關係。

臨床的症候　由疾病之時期與痔核之位置而異。通常痔核初發現時。患者自覺肛門有灼熱異物之感。特於泄便時有壓迫之感。若結節強度飽滿。或結節內感鼓動。或緊張。則患者自懷病深之感。

外痔核之自覺的症狀。不甚劇烈。於周圍皮下。形成腫瘍。有達拇指頭大者。表面軟。指壓易痊。往往肛門易生裂瘡。

內痔核於排便時脫出。或沿肛門皺襞之間及肛門輪而膨隆。卽患者之糞便硬固。加以强度之努力。則有柄赤色之結節。脫出於肛門外。而加輕壓。可再還納。結節一次脫出。則健康之粘膜。亦必隨伴而出。是卽脫肛也。結節之脫出愈强。則脫出亦愈大。痔核出血。由粘膜表面之毛細管破裂而生。或排便時單染糞便而止。或排便後暫時呈滴下之狀。或努力時由飽滿之靜脉持續的血液迸出。占高位之痔核。不斷出血。致患者呈高度之貧血症狀。若能安靜。則此症狀可輕快。然艱澁之排便。過度之飲酒。或努力之坐業。則使此症狀。再行增惡。

內痔核脫出時。外括約筋受刺戟而絞窄緊縮。疼痛頗大。排便後不直還納。則痔核內之靜脉。强度鬱血。刺戟括約筋而生痙攣。致靜脉血流之阻害。遂致痔核壞死。其錯頓現象。常極劇烈。有神經質者。因劇痛而號泣。或起眩暈催嘔吐。陷於人事不省。或糞便中混有膿液。可知爲內痔核之化膿。其蓄積之膿液。通直腸粘膜。敗壞直腸壁之周圍。流注於肛圍而成膿瘍。遂爲肛門瘻之主因。若炎症侵大靜脉叢。入血液循環內。則發膿毒症。

內痔核之診斷。使患者取左側臥位。以兩手向上下展開臀部。强行努力。同時排開肛門。則痔核爲赤色之隆起物而現出。揷入示指。可觸知之。痔核之占高位者。則行直腸鏡檢查法。

一般療法　嚴守攝生。痔核常須淸潔。每便時洗滌。淸拭肛門時。宜用布片綿花。不可用粗糙之紙片。强行摩擦。步行時。欲防外痔核之刺戟。可以布片浸硼砂水或鉛糖水揷入臀部皺襞部。麥酒、葡萄酒及茶、咖啡等。可制限其量。呈炎症症狀者。則全禁止之。劇香料對於血管有刺戟性。不可用之。對於常習便秘。使便通整正。每日一行。謀軟便之排泄爲最要。

便通催進藥。從前慣用之緩和下劑。皆能奏效。便秘日淺者。可用坐藥。又用油劑。效驗尤大。

痔核緊張之感甚者。每日二三分時。行冷水灌腸。痔核之周圍。附水蛭一二個。則患者自覺症狀輕快。其有飽滿及灼熱之感者。施醋酸礬土水或鉛糖水之溼布綳帶。皮膚剝脫者。塗布二%單甯酸溶液。發溼疹者。塗布一至三%硝酸銀水。貼用硼酸軟膏。痔核破壞後之潰瘍。先以消毒液清拭。撒布沃度仿謨或埡兒馬篤兒。施綳帶。靜脈瘤之呈炎症者。行冰罨法或醋罨法。

排便時內痔核脫出者。清洗而還納之。或塗布一〇%古加因溶液。使之痲痺而還納之。其不能還納者。則行燒灼截斷法。痔核之糜爛者。不必還納。直施局所痲醉而截除之。括約筋痙攣強裂者。行局所痲醉。可見輕快。痔核之出血多量者。可用止血綿、沃仿綿紗。行痔核之表面壓迫。內痔核之出血。注入單甯酸溶液及過格魯兒鐵氷水或醋水等有效。收斂劑。可用苦利沙羅並坐藥（柯柯阿脂二、〇苦利沙羅並〇、〇八之比例）或用二〇%那布答蘭坐藥。或用亞篤列那林軟膏（華攝林一〇、〇加亞篤列那林五滴）收斂止血之效。最賞用者。爲寇氏軟膏。

苦利沙羅並〇、八。沃度仿謨〇、三。菫若越幾斯〇、六。華攝林一五、〇。

危險之出血。宜用外科的手術取護謨管纏絡綿紗栓塞出血部位或行血管結紮。痔核之根治療法。用石炭酸倔里設林溶液五至十滴。以注射器注入注射前日投下劑。使排便。以免糞便汚染之障害。行手術時。先剃肛門部之毳毛。消毒後以左手指固定結節。外痔核行鉛直穿刺注射。內痔核行水平位注射。暫時止穿刺針。及結節呈白色速拔去。直以指壓其穿刺孔。防內容液之流出。後撒布沃度仿謨末。施繃帶。但一時不可行數回之注射。注射後每日撒布藥末。交換繃帶。且攝取流動食物。注射第三日。投蓖麻子油。或和胸散。術後第一回。得排便。則患者可自臥床起。一週日結節無痛而落下。更以硝酸銀桿腐蝕其基底部。撒布硼酸。以待瘢痕新生。至於石炭酸之濃度。有用流動石炭酸(一〇%)二、五純倔里設林二、五之割合者。有用五〇%酒精石炭酸溶液。一筒注射三分之一。又有注射八〇%石炭酸倔里設林二滴者。更有用沃度仿謨依的兒行注射者。注射時。穿刺之針頭。止於結節內。決不可侵入底部組織內。由此注射療法。則結節必能落下。若不落下。則易惹起膿瘍靜脉炎及息肉。必須除去。用硝酸格羅謨酸或石炭酸塗布痔核。對於小毛細管腫脹及其出血時有效。強度之出血則否。或有壞痂皮發大出血之恐。行此法時。須於痔核之周圍。塗布華攝林。以防損傷周邊之粘膜。用玻璃棒或纏絡棉紗之木片。浸於酸類。輕觸痔核面。術後疼痛甚烈。夜間須注射莫比。晝間行溫罨法。患者一二週日。臥床安靜。可輕快治愈。

結節脫出愈多。還納益困難者。以電氣燒灼器。或以烙白金截斷之。將直腸及肛門部充分消毒。施全身麻醉。取截石位。將外括約筋擴於左右。用扁平鉗子把握結節。使鉗子上結節莖部。適合烙白金燒灼截斷。此際注意保存粘膜。以免術後發肛門狹窄。燒灼後創面用防腐處置。馬氏用絹絲結紮痔核。經五日至七日。陷乾性壞疽。遂自落下而治愈。然此法適於小痔核。對於脫出大者。非用燒灼截除二法不可。但此二法有失粘膜甚廣。易發肛門狹窄之遺汗感。宜注意少損粘膜。燒灼後偶或出血不止。則清拭出血部位。結紮血管。用刀或鋏截斷結節。自深部組織剝離血管而縫合之亦可。

又內痔核之有疼痛者。用依的兒噴霧法。行患部之麻醉。或注射六%古加因水。於痔核之基底部。行截除法。以異物捕出器。除去血栓。更行血管之燒灼術。後安靜一二時間。則患者覺輕快。若夫頹齡患者。其脫出之痔核。於肛門部爲環狀。而厭根治手術者。則單以防其脫出爲目的。可用護謨繫帶。以補助肛門括約筋之作用。

婦人科學

論月經

盧謙

月經開始時。平均約在十四五歲。月經終止時。平均約在四十五歲或在四十五歲以上。

月經開始之遲速。關於種種之狀態而有遲速之不同。而至於氣候之關係頗大。如氣候溫暖之地較早。寒冷之處則較遲。生活法亦有影響。即如富有者比貧困者早一二年。

月經之年限。在溫帶地方。大約三十年。至北方之寒地。則稍行減縮。又在熱帶地方。則最爲減縮。如亞拉比亞人只持續二十年而止。

月經之開始早者。其終止亦早。月經之開始。身體有多少之障害者。其終止時。亦起種種之障害。其始終無障害者。至四十五歲之頃。以二三回甚弱之月經而全止。若有障害。則月經時期不順。或起白帶下。或覺精神違和。又有直腸出血、下痢、下腹之疼痛。或發汗過多者。

月經時之日數。甚難一定。其持續通常。多超二三日間。卽四日五日或八日間。只二日或一日間而止者甚稀。

定經血之量亦甚難。定之之法。亦不確實。日數短者。比日數長者少。此則不可疑之事實也。又經血之量。亦係氣候而不同。寒帶地方少。熱帶地方多。溫帶地方。大約自百瓦至二百五十瓦之間。

月經時之身體。皆有多少之影響。此際易感動。且常起血行器、消化器及神經系之障害。腰部或下腹部起疼痛。或身體及精神上。發强劇之障害。是皆子宮之變常。起反射作用故也。

月經之閉止

月經閉止者。生殖機能成熟期中。子宮粘膜之出血全止之謂也。區別爲一時性與持久性之二種。持久性者。多由於子宮及卵巢之發育不完全而來。除此之外。一生月經閉止者甚稀。

一時性者。比前者常見之。如姙娠及乳汁之分泌是也。然姙娠之時。月經殆全無之。哺乳時經通者亦不少。

除以上之原因外。來於營養之障害及重病者最多。如萎黃病、結核、窒扶斯病後是也。

又有由精神感動。來一時之月經閉止者。如劇甚之驚恐或悲哀。於月經時突然閉止。

又有畏忌姙娠之劇烈者。亦來月經閉止。

又有替換時月經。如通常之月經閉止。或月經之量少時。則身體之他部分。如鼻粘膜、肺、胃、痔疾、或創面等。起定時的出血。是爲代償月經。

月經全止者。姙娠等外。大抵由於身體之營養不足。若此者不可附於等閑。必恢復之。恢復之計。卽有他病。必治療之。第一宜使營養佳良。卽多用肉食。飲麥酒或良好之葡萄酒。行適宜之運動。呼吸淸氣。常見日光。貧血性之人。除右攝生法之外。宜服左之鐵劑爲必要。

還元鐵　〇、三
鹽規　〇、一
甘草末　適宜

右爲六丸。一日三回。每食後二丸。

對於月經閉止。以不服通經藥爲宜。何則。蓋因他病而經閉者。若不治他病。則雖服通經藥。決不能奏效。又別無他病。唯營養不足之人。而身體覺甚强健。則自然通經。又生殖器之營養不足者。行溫坐浴或溫湯注射。使血液輻輳於生殖器內。亦頗有良好之效果。

月經過多

本症與前症異。因結核熱病後而發者無之。有出血素因者。血友病及營養不足之婦人。往往有之。又脂肪過多者。時來月經閉止。又有反射而來月經過多者。又有原因不明者。

療法　以除去子宮之疾患及原因療法爲第一要務。至於對症的療法。則可用麥角劑。

在原因不明者。宜注入冷水於膣內。可以奏效。若持久行之。反致過多。

月經中之攝生

健康之婦人。於月經時。必於子宮起一時局部的變化。身體諸部之作用。稍見沈衰。故以攝生爲最要。

攝生之第一爲淸潔。然世界上之婦女。其在於月經中。多不知注意。必待其淨後。始行清潔。故最易罹外陰部之炎症。宜每日五六回至七八回。以綿或布片等物浸微溫湯而洗拭之。

第二宜安靜。避劇烈之運動。以徜徉散步爲宜。

第三精神宜愉快。

第四食物宜取淡泊之滋養品。

第五勿罹感冒。以月經時易起種種之子宮病也。

外陰部之炎症

原因　有急性與慢性者。急性者由於不潔。荏苒不治。則成慢性。其他由內部生殖器之疾病蔓延而來。又由外傷或强姦、手淫淋毒傳染而來者尤多。又肥大之婦人。夏日勞動。由股間內面之摩擦而起炎症。

病狀　陰部之粘膜紅腫。甚則疼痛。步行之際。兩側相摩擦。則疼痛尤甚。往往分泌粘液。

療法　輕者宜安靜其身體。以溫湯清洗。自能治愈。有分泌物者。則以弱防腐液洗淨。如用百倍之石炭酸水。百倍之列曹兒水是也。或用一至二%硝酸銀水亦可。洗淨後。

撒布沃度仿謨。則炎症速去。分泌物減少。慢性症由急性症續發。多因內部生殖器之疾病。附着漏液於外陰部。除去原因。則本病自能治愈。而至於其療法。則大抵與急性無不同。

急性膣炎

原因　淋疾、外傷、或强姦、或子宮諸病、或房事過度等。

病狀　膣之粘膜。紅腫熱痛。分泌膿液。時或糜爛。食慾缺乏。身體疲倦。

療法　退治原因。安臥靜養。取淡泊食物。以單甯酸三、〇水三〇〇、〇洗之。或以一至二%明礬水。或〇、三%至〇、五%皓礬水代之。亦能奏效。

慢性膣炎

原因　由急性症之不治而來。又腺病、萎黃病。亦有發者。

病狀　膣之粘膜。爲赤色、灰白色。或灰白赤色。分泌白色或帶黃白色之液體。是爲白帶下。白帶下之量愈多。愈害全身之營養。白帶下或着於衣服則乾而爲帶黃白色之斑點。

療法　與急性症相同。身體衰弱者。服鐵劑或服規那劑。取滋養强壯之食物。以强健身體。

外陰部瘙痒症

原因　陰脣及其鄰接之部分。屢由內外部之刺戟而發瘙痒。所謂刺戟者。如子宮加答兒。或子宮癌腫之漏液。或經血是也。然其殊多而且病狀不良者。爲糖尿病所來之瘙痒。故苦外陰部之瘙痒者。必檢其尿中含有糖分與否。是爲至要。其他手淫亦爲本病之原因。又有不明之原因而發本病者。以老婦爲最多。且一次罹之則甚爲頑固不易治愈。

病狀　膣口部有不堪之瘙痒。且有如灼熱之感覺。其瘙痒恒蔓延於大陰脣、會陰、陰阜及股間等處。寒凉時尚堪隱忍。入臥床或取煖時則其痒非常。以兩手搔之。尚不足以解痒。又勞動身體或飲酒。使血管系統興奮時。則其痒大爲增劇。此亦勢之所必至者也。

療法　主除其原因。有漏液者。依前述之方法治之。且行坐浴法。坐浴之溫度。任患者之意。一日數回行之。藥劑中最適當者。爲三十倍至二十倍之石炭酸水。以毛筆浸藥液。塗布其患部。其初止痒。不過一時。日久行之。可以全治。或於酒精內混和偘里設林。

亦有止痒之效。

腸胃癥結非投以劇烈吐瀉之藥物而決不能治瘡癰腫毒非施以割剖洗滌之手術而決不能愈如日日進參苓以謀滋補時時塗珠珀以求消毒病未有不日增而月劇者也手足利則頭目自健血氣盛則心志自剛。漢賈生之言曰至人不居朝廷必隱於醫而宋范氏不爲良相當爲良醫之言復與之相似。

七 間有譫妄者

處置 一 (甲)洗胃管或(乙)吐劑如用洗胃管宜先以牛乳或洋橄欖油和水(三一五%)灌入而後傾出

二 緩和飲料以牛乳和蛋爲最佳

三 注射硫酸嗼啡○、三喱(○、○二瓦)或服鴉片酒二十滴以止痛

四 興奮劑

格魯林(又作格魯剌兒Chloral)哥拉阿米(Chloralamide)

徵候 一 皮膚作冷

二 體溫低降

三 脉與呼吸均遲緩

四 深沉之昏睡

處置 一 (甲)洗胃管或(乙)吐劑

二 (甲)注射硫酸士的年六十分之一喱(○、○○一瓦)于皮下或內服二十分之一喱(○、○○三瓦)

三 內服(甲)丫刀便二十五分之一嘎(〇、〇〇二六瓦)(乙)咖啡精(又名咖啡烟 珈琲涅 加非那 Caffeina)五嘎(〇、三二瓦)或熱咖啡

四 溫暖行人工呼吸法或按摩術

五 興奮劑 養氣吸入法

哥羅方(又作哥羅仿謨 Chloroform)伊打(又名以脫 依的兒 Ether (A-ether))

徵候 心臟或呼吸衰弱在無知覺之際

處置 如爲吸入中毒則逕照下法施救如爲內服中毒則先洗胃或注射阿甫嗼啡令吐後乃照下法行之

一 以手或巾引出其舌使之平臥頭低於身

二 置患者於空氣流通之處

三 人工呼吸法持續行二十分時

四 注射(甲)硫酸士的年〇、〇三嘎(〇、〇〇二瓦)(乙)毛地黃甲精百分之一嘎(〇、〇〇〇六五瓦)於皮下或(丙)以丫刀便六十四分之一嘎

五　（○、○○一五）海米新 Hemisine 三百分之一喱（○、○○○二五）射入靜脈（丁）以水稀釋勃蘭地灌腸（哥羅方中毒可注射伊打於皮下）
　　吸入亞硝酸阿密爾
六　最後在頸靜脈放血
　　高告櫎（又名寇卡印菲　高告印菲　殼開因　古加乙涅 Cocaine）

徵候
一　一　皮膚乾而蒼白
二　昏眩而暈倒
三　脈與呼吸均速
四　神經症狀爲癡呆痲痺發顫痙攣

處置
一　一　洗胃管
二　與奮劑（勃蘭地或聞鹽）
三　注射（甲）硫酸士的年〇、〇三喱（〇、〇〇二五）（乙）毛地黃甲精五十分之一喱（〇、〇〇一三五）於皮下
四　吸入亞硝酸阿密爾或安母尼亞氣

五　人工呼吸法

哥念草（又名矢鳩答　誅落 Conium(Hemlock)）

徵候

一（甲）四肢軟弱行步欲倒（乙）無力咽物（丙）呼吸筋痲痺而假死

二　瞳孔放大而定且失其視力

三　知覺尚存

處置

一（甲）洗胃管或（乙）吐劑

二　注射硫酸士的年六十分之一喱（〇、〇〇一五）於皮下

三　興奮劑並溫暖

四　人工呼吸法

蒸木油（又名幾阿蘇　結麗阿曹篤）

徵候

一　口唇灼痛　腸胃發炎　若被吸收則發

二　眩暈頭痛

三　發疹

四　呼吸困難人事不省

處置　與石炭酸同

毛地黃（又名指頂花　實芰答利斯　Digitalis (Foxglove)）

徵候　一　腹痛吐瀉吐物作綠色

二　頭疼懵懂昏睡痙攣譫妄

三　脈遲小不整

四　瞳孔放大無反應

五　皮膚冷而發汗色蒼白

六　小便障礙

處置　一　（甲）洗胃管或（乙）吐劑以注射阿甫嗼啡合士的年爲最妙

二　（甲）單甯每服十喱（〇、六五瓦）化水二盎（六十瓦）可服數次（乙）濃茶或咖啡

三　興奮劑以麝香七喱半（〇、五瓦）化於伊打半盎（十五瓦）內每一小時服五至十滴

四　服艸烏頭以止其心之震動攪亂

五　溫暖其四肢　保其平臥之位置

加拉巴豆（又名加剌拔兒豆　非西格瑪　非瑣替瑪 Calarbar Bean(Physostig ma))亞司連（又名非西格民精　越里攝涅　以西忍積　厄司連蘛　非瑣替瑪菲　比蘇斯知倔密涅 Eserine (Physostigmine))

徵候

一　腹痛嘔吐

二　眩暈

三　呼吸困難

四　瞳孔縮小

五　口角流涎　發汗

六　痙攣麻痺

處置

一　吐劑

二　吐後服單甯並注射阿刀便三十分之一喱（〇、〇〇二五）於皮下俟瞳孔放大後服（甲）士的年或（乙）綠養冰

四　溫暖其身體

菌類 Fungi 菌毒菲(一作麻司卡林 Muscarine)

徵候 一 作渴。
二 [illegible]痛。吐。瀉。
三 心中。攪。亂。隨即。昏。睡。
四 四肢。發。冷。
五 脉。緩。呼。吸。作。鼾。聲。
六 瞳。孔。放。大。

處置 一 (甲)洗。胃。管或(乙)吐。劑。
二 瀉。劑。(例如蓖麻油)
三 興。奮。劑 暖其四肢
四 硫。酸。丫。刀。便。六。十。分。之。一。喱。(〇、〇〇一五)注。射。皮。下。
五 硫。酸。嘆。啡。八。分。之。一。喱。(〇、〇〇八五)注。射。皮。下。以。止。其。痛。

氣類 阿西台林(卽水月電石之氣亞舍 Acetylene) 炭養(炭弱荼 酸化炭素 Carbon monoxide) 炭養二(又作炭强荼 炭養氣 碳養强冶

炭酸氣　無水炭酸亦卽普通所謂炭酸瓦斯也 Carbon dioxide (Carbonic Acid Gas)煤氣(石炭瓦斯 Coal Gas) 沼氣 Marsh Gas 坑穴之氣 Pit Gas

徵候
一　眩暈耳鳴。
二　顏面身體均發青黑。
三　肌力失却。
四　心臟震動呼吸暴燥。
五　瞳人放大無反應。
六　痙攣昏睡氣絕。

處置
一　新鮮空氣　行人工呼吸法或按摩術。
二　養氣吸入　淡輕三氣刺激其鼻。
三　溫暖　興奮劑。
四　注射鹽類液。
五　補氣劑。
六　洒冷水於頭部及胸部。

肺結核（卽肺癆） 本病由結核菌竄入肺臟繁殖而生。卽患者咯痰中之菌。因乾燥而飛散於大氣中。吸入於健康者之肺臟。而成本病。故患者之咯痰。宜常嚴密消毒。其菌爲細桿體。有三密枯倫密里邁當之長。多彎曲或屈折。有最强之抵抗力。故其毒不易失也。

肺結核之傳染。關於各人之素因甚大。故宜强壯身體。備抵抗病毒之力。其他遺傳尤須注意。

黴毒 本病由交合時傳染該菌而起。或由遺傳而來。稀有由消化器來者。其豫防法。在嚴行檢黴法。或驅除賣淫婦。又不正之交合後。卽以石鹼洗滌。又黴毒傳染後。非經過二年。不可結婚。

第十一章 衛生十條

衛生十條者。乃德國醫學博士篤苦篤魯約苦埡依氏（ドクトルヨクデイ氏）之所訓戒。實可爲諸君之座右銘也。玆譯述其大意而稍增減之如左。

第一條 凡出入居處。常吸淸潔之大氣。則可爲健康之根基。肺病豫防法亦然。

第二條 太陽之光綫。亦爲保養身體所必需。宜常使其射入。以免虛弱而期强健。

第三條　飲食爲養生之物。宜新鮮不宜腐敗。宜淡泊不宜濃厚。則可望身體健康。壽命延長。酒類不可多飲。若以，牛乳果品代之。則可保健康、幸福及執業之力。

第四條　衣服宜順天時更換。勿過冷過暖。亦勿過寬過窄。專尚樸實。不尚奢華。爲健康幸福。不爲通行時尚。

第五條　宜使房屋適於健康。即乾燥而寬廣。清整而明朗是也。

第六條　每朝行冷水浴。或一週數回行溫水浴。則皮膚清潔而且强健。

第七條　運動可使身體活潑强健。或散步。或體操。或遊戲。皆不可缺者。

第八條　宜爲適當之休息。夜宜早睡。晨宜早起。星期日或在家。或遊行。以保養其心神。

第九條　除體息運動之時。宜常黽勉事業。而不可怠荒。

第十條　凡大氣、飲食、衣服、住居、土地、便所等。皆以清潔爲要。即傳染病之適當豫防法也。

醫事新聞

博醫會在北京開三年第壹次大會之議案（錄貳年壹月十八日北京日報）

一（會期）爲一星期自一月十三號至十七號閉會　二（會場）在北京協和醫學堂　三（會員）乃由中國各處及高麗所派者數約百餘人　四（宗旨）本會所討論者皆關於中國醫學事業之緊要問題最注重者則爲醫學教育　五（會長）爲湖南常德宲君　十五號開會所讀議案皆關於醫學教育說明中國只可設少數之醫學堂但要規模宏大而宗旨則在求最良之醫學教育學堂擬設五所學科完備規模宏大及課程最足以最新之學理教授幷有醫院以便員生實習此等校院分配於北京廣東南京漢口成都各處　各會員同心協助中國促進此等校院早日成立　醫士演說畧云教授各員洋人須漸次減少華人須漸次加多　是日下午各會員謁見大總統　十三號英使朱爾典款待各會員　十七號外交總長陸徵祥及其夫人款待各會員　一月十六號上午教育部代表王煥文致謝各會員王之演說極注重於統一中國醫學名詞蓋部中現正着手辦法且代該部致謝該會代爲預計並力請各會員於將來之事同心協力以助進之彼復懇各會員於部中修改醫學名詞之時先行着手

於中國醫學名詞俾得部中求其同意醫學名詞委員會乃與嚴君復討論此種問題

此議案於昨晨開會通過指明此會極注意於協助中國政府及中國醫士求西洋醫學之進步　一月十七號議決下列議案(一)議該會深願中國對於禁煙一事早收美滿効果蓋中國受鴉片之流毒靡鮮故各會員極力反對中外商民乘間仍行鴉片之營業　醫士古君演說畧云本會可忠告到會諸君俾知英使朱爾典君并使館各員極力同心贊成中國鴉片早行斷絕凡朱君對於吃食鴉片者極力反對　(二)中國醫學會會員皆深信外洋所輸入之酒於衛生大有窒礙因此各會員極力勉勵中國政府能行禁絕洋酒之輸入且鴉片與紙煙有礙於衛生已成鐵案故本會宗旨無非望中國政府禁止此等營業而免國民受害以爲振興之計　昨日下午四點鐘至六點美使款待各會員六點至八點外交總長陸徵祥及其夫人款待各會員於迎賓館

附博醫會條陳意見三則

(一)醫學堂醫院之設立其獨一之宗旨爲使中國國民自身體以至心性共得醫治之幸福又使青年才學兼優之人得受醫學高等之教育造就彼等成爲高明之醫士

以備効力於國家共受其裨益(二)博醫會不欲久建立於外國名下彼等之意向與期望此項學堂待時期將至一切事件如同事員　公欵　經理　盡歸於中國人擔承(三)博醫會亦欲醫學之教授符合學部審定章程與政府協合相助辦理如此方得有權利有學問之醫業立於中國

大總統接見博醫會外國醫士之談話

一月十五號下午四點鐘　大總統接見博醫會外國醫士致辭云貴會醫士諸代表此次遠路來京使本大總統得與諸位相見不勝欣幸想從前貴會醫士在敝國內地辦種種善事義舉本大總統不勝感激蓋敝國內人民於衛生之道不知注意研究殊不知國家强盛全恃有精壯强幹之國民故必須注意衛生全賴諸位熱心勸導使研究衛生之道者日益發達又內地之窮民婦孺頗有仗貴教會之保護撫育並授以文明知識者此貴教會大有益於我國者也又如前年東三省鼠疫之起爲害甚烈亦經貴會前往帮助各地方官以種種善法防備始得不至蔓延至於已甚此事悉賴貴會之力即此次敝國成立當南北戰事殺傷甚多貴會不避艱險困苦救護甚衆本大總統常懷感激而恨無機會致謝今日得此機會以謝諸君固至爲欣悅之事也此外尤

有所望於諸位者即回去後仍如昔之熱心勸導保護敝國人民俾將來皆成爲强壯文明之國民則不徒關於貴會之名譽即國交之融洽亦有關焉此則本大總統所感佩於無旣者也云云

催眠術中之歌喉　美國非萊特爾弗省各科醫家。近日特開大會議。有馬理歐醫士。自稱能將不善歌者之聲。變而爲善歌者之聲。羣以爲異。旋據紐約密倈醫生云。此說實非誕妄。昔有一病者。係一女孩。喜音學。卽在病中。亦常詣余所僱之歌者處聽唱。並請收爲門徒。然女孩之發聲甚低。難以造就。而其求學之志甚堅。請余用催眠術催眠之。而後教之以歌。並留其聲於留聲機內。俾醒後自驗。余允之。如其言而行。果獲大效。平日粗低之聲。至此一變爲極高脆之音調云。(慶霖)

剖脚出針　美洲羅省技利西人麥棉。距今之前九年時。不知如何不謹。誤吞大頭針。隨血管而走蕩。負病已八年。到各處養病。現留於該埠之濟急醫院。某日由醫生驗得。該針已入左脚。乃剖而出之。査彼自呑針而後。有一次針由心部而過。此最危險之時期也。至此乃出險。幸矣。

張執中字伯權年三十六歲江蘇泰興縣人幼年卽研究醫學後出而問世行醫多年全活甚衆聲名卓著兼精於外科省議會初當選議員對於地方公益事務熱心尤加人一等

胡兆麒字瑞生年四十五歲江蘇南通縣人祖籍浙江仁和縣現充南通第二高等小學校義務醫員醫學得家傳精內外科久居金沙鎭遠近知名求治者衆研究中醫書籍有年品端好學近更參閱西醫學說絜短較長求其盡善以期達醫學改良之目的

傅巖字稺雲年四十歲浙江吳興縣人學醫二十年內外兩科各承師授更喜參考西醫書於泰西譯本醫籍罔不瀏覽曾倡辦湖州醫學會任副會長一年稟准立案給發鈐記頗爲社會所信任

孫棠字雲錦年四十四歲江蘇泰興縣人精內外兩科均得自家傳行道有年賴以全活者指不勝屈富於臨牀上之學識經驗故爲人療病能應手奏效聲名之鵲起良有以也

魏蘭字石生浙江處州府雲和縣人日本東京清華學校理化選科畢業生嘉興溫台

處會舘總理充瓜哇諫地里中華學堂校長浙江軍政府參議永康縣知事平日喜研究新醫學所有關於新醫學之各種書籍靡不瀏覽殆遍洵不愧爲熱心醫學有志之士

魏毓汾字浩波浙江處州府雲和縣人日本東京弘文學院普通修業生充瓜哇諫地里中華學堂教習並充瓜哇外南望中華學堂教習暇輒研究新醫學不肯稍遺餘力

政賓珩字楚珍年四十一歲充太倉議事議員素精於外科學術現充瀏河醫藥學會會長

傅然號雍言年三十八歲家傳內科醫學已歷七世足見淵源之有自前私辦瀏河施醫局主任六年克盡厥職不辭勞瘁其熱誠洵可謂加人一等現充瀏河醫藥學會主講

沈海霞號曙東年二十五歲研究中西醫學不遺餘力以溝通中西醫學爲已任充瀏河醫藥學會會計員現充警務所巡記兼衛生事對於地方上一切公益事務尤具熱誠

厄米汀菲

與阿米巴痢

Emetine in Amœbic Dysentery

此藥之正確服量有良好之純粹與効力

TRADE MARK 'TABLOID' 商標

商標 大寶來

厄米汀菲綠鹽

EMETINE HYDROCHLORIDE

Gr. ½ (0.03 Gm.)

半釐(〇.〇三瓦)

內服之扁丸也

裹以膠衣使其作用專施於腸內

每瓶貯二十五扁丸

TRADE MARK 'VAPOROLE' 商標

商標 發帕兒

厄米汀菲綠鹽

EMETINE HYDROCHLORIDE

0.02 Gm. (Gr. ⅓)
0.03 Gm. (Gr. ½) } in 1 c.c.

每一西西 { 〇.〇二瓦 / 〇.〇三瓦 }

此渾合玻葫蘆內之無穉藥消水作空針注射皮膚之用

每盒裝十玻葫蘆

TRADE MARK 'TABLOID' BRAND

HYPODERMIC EMETINE HYDROCHLORIDE

商標大寶來厄米汀菲綠鹽空針藥輪

三釐分之一(Gr. ⅓)與半釐(Gr. ½)

凡有妨礙或擾亂此藥作用之堅存實質盡行解除

溶化迅速既化藥水亦可煮沸以滅穉

每支貯十二藥輪

以上數品乃治阿米巴痢用之最廣者

寶威大藥行

倫敦

紐約 蒙特利爾 悉尼 開普敦 米蘭 上海 阿根廷京城 孟買

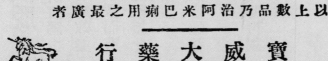

中華民國二年五月出版

中西醫學報

第三年第十期

本期之目錄

論說
- 防疫論　鍾瀚
- 論割螳螂子之害　郁瑞

學說
- 司不爾明與賚佩爾苦林伍用治癒肺癆之成績　陳錫桓
- 細菌學一夕談　陳邦賢
- 冷浴習慣之宜養成（錄青年）　醒我
- 健身長命之捷徑（錄青年）　健心
- 近世外科醫術之大改革（錄青年）　恂如
- 却避暑熱之良方（錄青年）　心幽
- 眼科學一夕話　陳滋
- 中毒之徵候及處置（續已完）　汪大湏

譯稿
- 萬國衛生博覽會章程（續）

函件
- 四川萬縣東來醫院來函　李祥麟

叢錄
- 醫事新聞

本報全年十二冊本埠八角四分外埠九角六分上海派克路昌壽里五十八號無錫丁寓發行

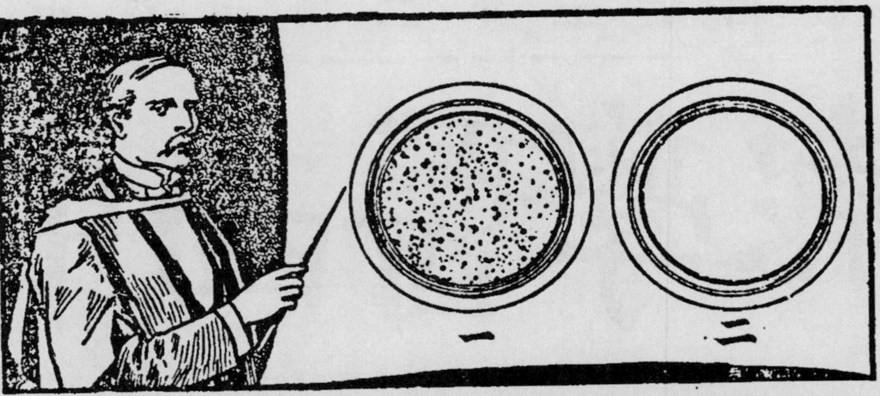

福美明達如何醫治喉痛

喉痛一症、諸君皆知爲微生蟲之故也、此種微生蟲浮沉於空氣中、最易吸入喉際、故欲療治或欲脫免此症之法、莫要於先殺滅此種微生蟲也、福美明達 Formamint 所有殺滅微生蟲獨步之功能、已常有人爲之作證、即如柏靈最著名之格致家、披阿可司該君、曾惠最新奇之證據、用圖說以表明之、其法以玻璃二片、均塗以微生蟲最蕃盛之物質、其中一片、再塗以福美明達所融化之口津、然後將兩片玻璃、露於空氣中、越二日後驗之、見第一片上所有使喉痛及傳染等病之微生蟲、其數倍增、而第二片上之微生蟲、毫無滋生、且所有之微生蟲、盡被福美明達所殺滅、此第二玻片、即表明凡服福美明達者、其口與喉所有之喉痛、及他種傳染症之微生蟲、亦若是之消滅殆盡也、然購者務須購買眞正華發大藥行之福美明達 Formamint 蓋天下惟有此藥、有如是之功效、此藥爲倫敦華發大藥行所獨製、每瓶五十片、、整瓶出售、並不零賣、

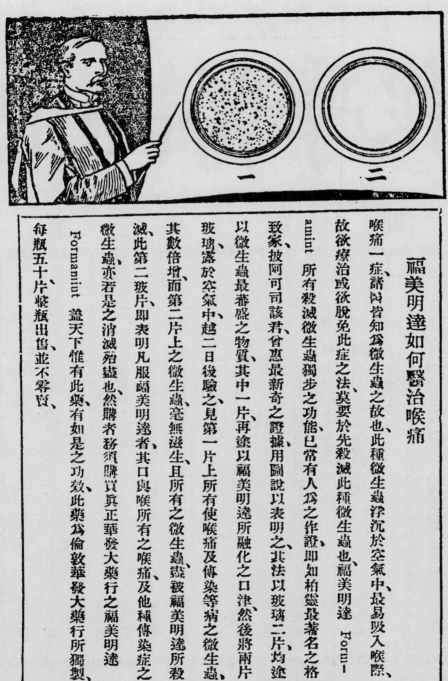

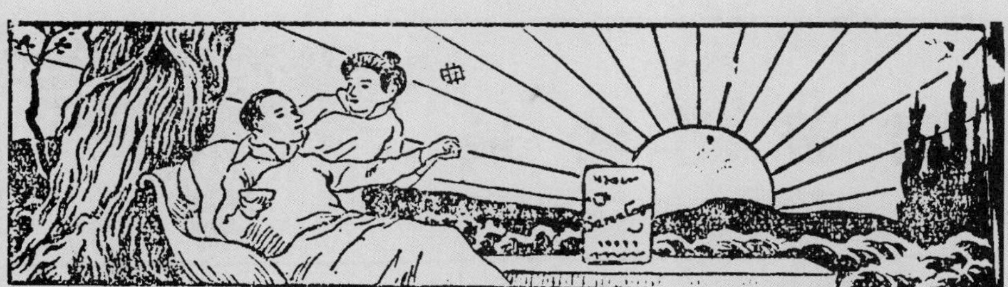

飼養病人

世界名醫皆核定散拿吐瑾Sanatogen延年益壽粉、爲無論病勢輕重、及患病初愈者、無上之食品也、其藥係用最純潔滋補之食物、與最有力滋補之藥料所修合、而實成爲補益腦部、及全體腦筋所必需之質料、所以散拿吐瑾延年益壽粉、有滋補調養之功、而能扶助病人速得復原也、　藍色脫新聞紙云、曾有許多證據、以證明散拿吐瑾延年益壽粉、爲使病人身體復原之食品、凡患諸虛百損等症者、服之更有裨益、　馮雷騰醫學博士云、余在醫院診疾、或出外行醫、常最喜用散拿吐瑾Sanatogen延年益壽粉、與身體軟弱之病人服之、所奏功效、非常滿意、散拿吐瑾Sanatogen延年益壽粉、各藥房均有出售、

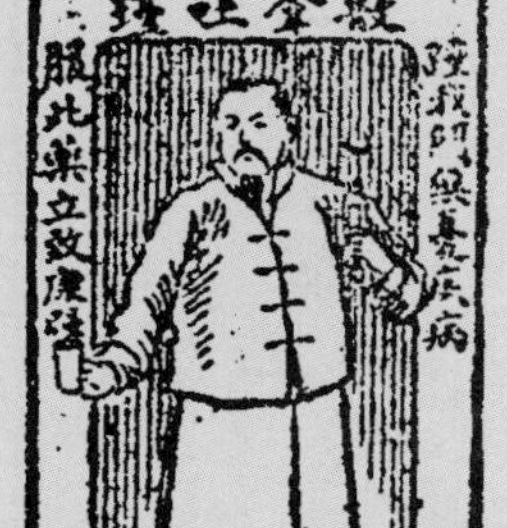

散拿吐瑾延年益壽粉

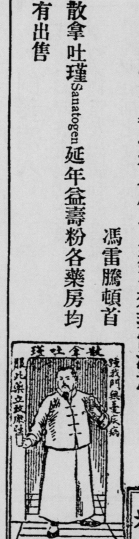

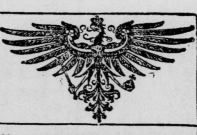

陳隊官曾受胃不消化之慘苦賴韋廉士大醫生紅色補丸得永久之醫治諸君亦可彷效之

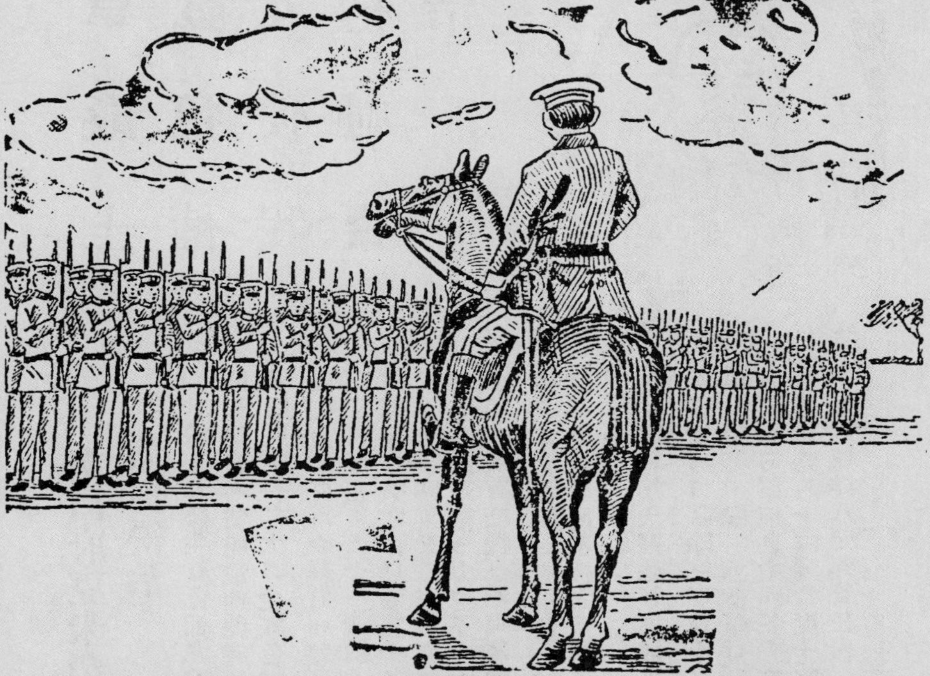

江西南昌前十五標二營後隊隊官陳煥勳君曾受胃不消化諸般之慘苦從前作事甚有興趣後則如負重任失其爲人之樂彼所缺乏者即新鮮稠紅之血由消化部呼告之及至有人薦服**韋廉士**大醫生紅色補丸始得全愈焉陳君廣西桂林人茲將其自述之函錄後〇其函曰六年前余曾患最劇之胃不消化症無心飲食雖茶水亦必嘔吐遍覓方藥輒無效驗幸承敝親告我**韋廉士**大醫生紅色補丸治疾之奇功並勸我至中和大藥房購服之甫服一瓶即奏奇效於是按序續服直至胃不消化之病十分全愈今則身體更形康健胃部之病從無復發矣

韋廉士大醫生紅色補丸所以能治胃不消化之病者因其用稠濃潔淨之血使胃部有力也是丸治愈無數之患諸虛百損　血薄氣衰　腰濕骨痛　皮膚炸裂　以及婦科諸症矣

中國各處商店凡經售西藥者均有出售或直向上海四川路八十四號韋廉士醫生總藥局函購亦可每一瓶洋一元五角每六瓶洋八元郵費在內

韋廉士紅色補丸使我精神百倍

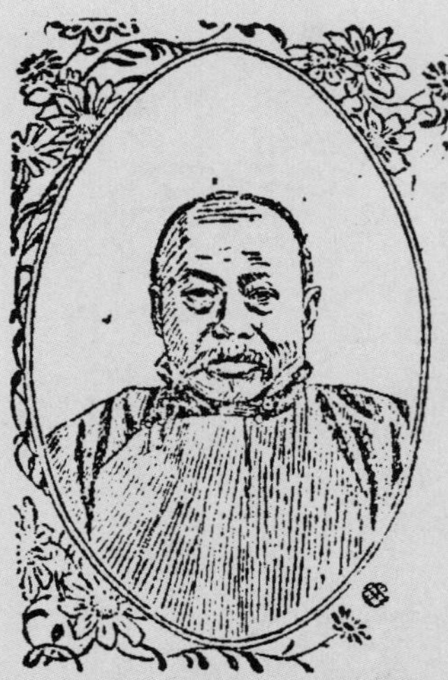

南昌府豆米帮總董患背痛及咳嗽之症如何得治

韋廉士大醫生紅色補丸增其新力復其精神

閱報諸君必當記憶前禮拜所登證書乃廣東石岐七十六歲老人曾用**韋廉士**大醫生紅色補丸復其精神氣力者玆又有一老人爲江西南昌府車少蘇君亦賴是丸而得精力復原身體康健焉車君原籍江西撫州年六十一歲爲南昌府豆米帮總董承來函云余患腰背疼痛兼咳嗽之症已歷三十餘年馬齒漸增諸病更劇民國元年被舉爲豆米帮總董又爲商會鐵路董事以一衰老之身兼任二職又加營業操心以致精神力乏不克支持爰將病狀告知中華大藥房經理因余與彼夙有交往也承彼勸我試服**韋廉士**大醫生紅色補丸且謂非此丸再無別藥可治余疾余遂購三瓶按法服之果證其言之不謬蓋半世纏擾不休之痼疾不惟一旦獲愈且更使我氣力重生精神煥發也

韋廉士大醫生紅色補丸爲男女老幼淸血補血之聖藥能使身體强健有力驅除一切血中之毒質常如此治　何數所患　諸虛百損　陽萎不舉　血薄氣衰　風濕骨痛　胃不消化　皮膚炸裂　以及婦科諸症也中國各處商店凡經售西藥者均有出售或直向上海四川路八十四號韋廉士醫生總藥局函購亦可每一瓶洋一元五角每六瓶洋八元郵費在內

奉送育兒寶鑑廣告

本公司現印就最有益家用良書。取名育兒寶鑑。是書英文原本早已分送。各國均奉之爲至寶。本公司不惜工本將此書譯成華文。俾中國育兒諸家。同享其益。況中國育嬰一道。甚不講求。屢因兒母乏乳。飼以罐頭牛乳。新鮮牛乳。以及乳糕幷各種不適用食品。飼養嬰兒。以補助其不足。不論嬰兒月份多寡。腸胃能否消化。致受病而夭殤者。不知凡幾。間有微恙。兒母閱歷未深。亂投藥石。致病沈重。或有天花紅痧喉風等症。不知預防離隔。致傳染者。亦不知幾許。是書最講求嬰兒一切食品。並治理各種疾病之善法。無不便捷詳明。瞭如指掌。種種不勝登載。如有欲得其詳細者。請於函內附郵費寄至上海北京路郵局對門八號。本公司將此書寄奉。寄費本埠郵票一分。外埠郵票三分。須注明住址爲要。倘親友不見此廣告者。請爲通知。俾可得以問津。本公司所製各種代乳粉。無論中西嬰兒。由初生至長成。均用之與體質脗合。且能强健發育。永保無憂。

總行英京　分行上海　愛蘭漢百利西藥公司謹啓

臨牀病理學

此書係日本田中祐吉原著、無錫丁福保譯述、書之內容、開章明義、爲誘導篇、並述一般之注意與死因論、後共九編、第一編傳染病理、分爲五章、第一章論傳染病之一般、第二章論傳染之原因、第三章論病原體在體內之作用、第四章論傳染病之症狀、第五章論免疫性、第二編自家中毒病理、第三編新陳代謝病理、分爲三章、第一章論營養減少及營養過多、第二章論新陳代謝之分量的變化、第三章論新陳代謝之性質的變化、第四編血液病理、分爲四章、第一章論貧血、第二章論白血球增多症、白血球減少症及白血病、第三章論出血性素質、第四章論血液總量及液分之異常、第五編泌尿病理、分爲四章、第一章論尿分泌之增減、第二章論腎臟病、第三章論腎臟病之一般症候、第四章論輸尿道路之變化、第六編循環病理、分爲十一章、第一章論心臟搏動、第二章論心動失調、第三章論心臟之代償機能、第四章論代償機能之障礙、第五章論心臟病之自覺的障礙、第六章論心瓣膜病、第七章論心筋之疾患、第八章論心臟病之一般症候、第九章論心囊之疾患、第十章論動脈、第十一章論靜脈、第七編呼吸病理、分爲十五章、第一章論呼吸運動之變化、第二章論呼吸困難、第三章論窒息、第四章論咳嗽、第五章論音聲之變化、第六章論於病的關係下之肺打診音、第七章論於病的關係下之呼吸音、第八章論觸診上及聽診上胸部所發音聲之性質異常、第九章論喀痰、第十章論鼻腔病、第十一章論喉頭病、第十二章論氣管枝病、第十三章論肺病、第十四章論肋膜病、第十五章論縱隔膜腔之疾病、第八編消化病理、分爲七章、第一章論口腔病、第二章論咽頭病、第三章論食道病、第四章論胃病、第五章論腸病、第六章論肝臟病、第七章論膵疾患、第九編神經病理、分爲十章、第一章論隨意運動障礙、第二章論知覺障礙、第三章論反射機能障礙、第四章論共濟運動障礙、第五章論血管

防疫論

番禺 鍾瀚 貽撰

疫者何西人所謂傳染病也病因何傳染則以毒菌爲之種子也菌之形式有種種有專屬以顯微鏡檢視菌質何形卽知病屬何種菌之蕃育期以春夏秋爲最冬季減少故疫病發生亦於此三季爲最多因此三季天時溫煖氣候濕潤能助菌類之發育蕃殖其菌之種類複雜症之發見亦複雜凡時行之症沿門闔境病狀相似西醫謂之傳染病漢醫以其若役使然則謂之疫故漢醫論疫有云節氣不和寒暑乖候暴風疾雨霧露不散。民多疾疫。仲景則以清邪中上。濁邪中下。陰中於邪立論。入門又謂如有鬼癘相似。故曰疫癘此守舊之說祗知感受清濁之邪能致疫病而不知毒菌與蠅蚊等物互相傳播實爲疫之媒介今欲設法防閑計惟有預防消毒療治之三法其要不外講求衛生注意於居室飲食運動藥物而已夫所謂預防者未雨綢繆不藥中醫之意也吾國衛生不講及至染疫始求治療亡羊補牢事屬已晚曷若未病先防以保持健全之道如繁盛區域人煙稠密炭養二氣混雜清空汚穢之水陽熱薰蒸最易釀疫惟籌辦公共衛生疏濬溝渠排洩濁水清除道路糞礫不留檢水質檢梅毒取締食物斯病源微菌無自而生而又個人自行保衛居室光明通風換氣食物宜煮熟飲料宜煑沸欲保皮膚之潔淨宜勤於沐浴欲滅被服之細菌宜曝以日光吸收新鮮之空氣運動適中此先事預防雖有疫癘未見其遽能爲害試觀衛生之家及僑寓吾國境內之西人其染疫甚少者初無他道皆能實行衛生法耳然疫之爲害最烈疫之傳播亦最廣常有此方發生未幾而卽蔓延他方者故見疫病流行之地當設法以防閑而消滅之丁此二十世紀中外交通時代如鐵路如船埠如公園如劇場等處行人往來如織易招病毒凡遇交通之處當設所檢查另闢病院見有病疫者必使與人隔離及發現疫鼠必用火焚化患病者之糞溺吐物衣服用器等不准任意遺棄貽害人羣而消毒之條或用燃燒法以滅毒或用蒸汽法以消除并或用薰洗法或用藥水法以撲殺此毒菌痰盂宜傾入石炭酸水唾痰卽唾於其內不宜唾在地上屋須燒硫黃以薰之地須用藥水以洗之此疫病發見之時用法以防閑而消滅者也至於療治法則筆難盡述蓋以疫之範圍最廣西人考查凡屬傳染之病均入疫類如肺癆虎列刺赤痢腸窒扶斯發疹窒扶斯猩紅熱痘瘄百斯篤破傷風實扶的里。麻剌利亞等皆能傳染疫爲總名症見錯雜難定成方況有同是一症而有新病舊病之不同更有經過預後轉歸之各別同是一方有甲效而乙不效有初治則效而久病則無效所謂神而明之存乎其人也。昔蘇東坡先生。謫黃州。連歲大疫。以聖散子全活甚衆。至惠州。復用之。死者甚多。(說見醫門棒喝)考聖散子之藥。燥烈辛散。用治傷寒故效。以治溫病則否。使盡人而用之。不幾大誤乎。即以近時鼠疫核症論之。有用紫雪及王勳臣之活血解毒而效。又有以大小清涼普濟消毒而效。然亦有不盡然者。言人人殊。迄無定論。西法療治。更有多種。服藥之外。又有放血、血清注射諸法。中醫成方。實未可恃。則以主溫主寒。各承家技。傷寒溫病。界線不清。吳又可及喻家言輩。直以傷寒之方。用治溫病。至鞠通先生。辨論似精。而開端首先桂枝。謂未化熱者。宜辛溫解肌。已化熱者。宜辛凉清熱。似仍與治傷寒無異。豈知楊玉衡有無陰症之說耶。要而言之。醫之治病。貴具有卓識。診察的。當行對症的療法。未可以言語形容。又難恃前人之成方也。凡病莫不皆然。豈獨治疫云乎哉。

粵省連歲患疫。去年三四月間。亦有疫症。衛生司因設潔淨調查員。清除道路。每區置放白鐵箱以載死鼠。而粵人多以爲不便。鄙人即防疫之易行及確有經驗者。以筆代口。用廣流傳。至於文之工拙。在所不計也。(番禺鍾瀚又誌)

論劏螳螂子之害

郁瑞佩瑛

徐洄溪蘭臺軌範曰。自古無螳螂子之病。凡小兒變蒸之候。每有口內微腫。惡乳之時。名曰妬乳。不治自愈。其或不能坐視。則用冰硼散塗口。亦易愈。近日海濱妖婦造割螳螂子之法。以騙人取利。强者幸愈。弱者俱死。惟松江。蘇州兩處最受其害。蓋小兒兩頤內外皮有兩層中空處有脂膜一塊。人人皆然。割去復生。妖婦以此惑人。人見果有如螳螂子者。遂相信不疑。死而不悔。深可憐憫。除蘇松兩處之外。天下並無有生螳螂子而死者。斷不可爲其所惑而受害也。

洄溪此言明白通暢。可謂照妖之明鏡。保赤之至寶也。而其弊至今未除。何耶。蓋洄溪之在當日。不能向人人而告之。所著之書。業醫者尚鮮誦讀。其不業醫者。則更無論矣。是以洄溪之書斷不能敵妖婦之舌。乃一定之理。今吾瀏河醫藥學會已成立。調查員幼科黃春生君。謂予曰。君之服乳論。可謂得保赤之道矣。而割螳螂子者。尤爲嬰兒第一大害。君何不并論之。以盡保赤之道乎。應之曰。瑞自治病以來。即知此害。顧人微言輕。言之無益。今幸本會成立。瑞又謬充講席。興利除弊。瑞之責也。微君言。猶將論之。矧承君囑。敢不極力挽救。以成君之志乎。於是援筆而書曰。

嬰兒之在胞中也。不知不覺。無樂無苦。及其既生。易吸收爲飲食。轉暗黑爲光明。此人生之最樂乃不意卒遭割肉之刑宛轉哀啼而莫之救試問成人强壯之輩能受此割肉之刑乎强壯者尚不能受而謂初生之嬰兒獨能受之此必無之理也是以因割而卒死者有之穿頤而死者有之腐爛而死者有之其幸而不至於死者僅十中之四五耳仁者鑒此能不痛歟予今既錄洄溪之論於前復述黃君之言於後末述鄙意務望一人傳十十人傳百百人傳千千人傳萬廣爲傳布俾蘇松兩郡之嬰兒盡登壽域而不聞再演出因割螳螂子而死之慘劇豈非醫界之大快事乎

按初生之小兒。恒有痰火。哺乳數日。必有一二日發生頤腫厭食之現象。即所謂妬乳。俗名之爲螳螂子脹。卒倩業割螳螂子者割去之。其實此雖不治亦能自愈初無因患螳螂子而至於死者如必欲治之則更有一極簡便之方法用薄荷朴硝研成細末搽之即無不愈既不費錢事屬易行何必倩人剖割而令小兒受此苦痛也間嘗攷所謂螳螂子者。古無此說。惟有明之末葉。海濱妖婦以此誑取人財厥後盛行於蘇松兩處成爲一種惡習。除蘇松兩處外他處則不聞有此症。他處既無此症何蘇松兩處而獨有此症耶余家兄弟姊妹及子姪等共十餘人無一割螳螂子者而他家小兒則因割螳螂子而死因死而與業割螳螂子者起嚴重之交涉或因死而起控告之結果此事實時有所聞見今姑不論他邑即以無錫一邑論以割螳螂子爲業者正不一其人或則片楮揭楣或則公然懸牌而大書特書於其上曰某某專割小兒螳螂子症等字樣衣於斯食於斯一家之生活均取給於斯一若對於此割螳螂子可視爲正當之營業而不自知其非當其奏刀時小兒宛轉哀啼血出如注慘狀不可名言爲父母者覩此剖割之慘狀雖亦深知憐惜然一種牢不可破之惡習深印入腦筋以爲非此一割恐不足以保全小兒之生命庸詎知轉有因此一割而小兒之生命多有不能保全者至此時而始悔其悔已晚余久思著爲論說以喚醒一般社會中人之愚蒙緣事繁冗遲遲不果今讀郁君論實得我心之所同然用特選登報端藉供衆覽而冀除惡習并誌數言於後謹告凡爲父母者如遇初生之小兒有發生頤腫厭食之現象時即用上方治之自能得良好之效果愼勿倩人剖割致不免招意外之危險而貽噬臍之後悔至凡蘇松兩處之業割螳螂子者亦當幡然改變營業勿再以剖割爲能事而斷送小兒之生命也余日望之矣　無錫萬靑選附識

司不爾明與賁佩爾苦林併用治癆肺癆之成績

陳錫桓 子鶴

司丕爾明與賁佩爾苦林之性質與效用。閱者欲知其詳。則有丁氏所著醫學叢書在。擇其有關係是二者而觀之。便能瞭如指掌。予但論斯二者用於肺結核而得收卓效之本末云。

患者男子。姓何。年二十三歲。業錢商。無重要之既往症。父母健全。十八歲結婚。二十二歲時。由色慾過度。致起精神萎頓。體日衰弱。厭從職役。易罹感冒。延纏至該年秋間。衰弱益進。自覺精神無力。更不如前。食慾銳減。時時咳嗽。晨咯膿痰。其量不多。兩顴日晡發赤。潮熱。呼吸短促。夜不安眠。至是來就診於予。

脈搏細數。右肺尖呈氣管枝呼吸音及響性水泡音。呼氣延長。心臟無病的可認。川拔爾開試驗。得陽性反應甚充足。予遂斷定其爲右肺浸潤。

詳告患者自行使用空氣滋養各療法。外因既悉其誘因爲色慾過度。先用司丕爾明。每日一筒。注入皮下。使用一星期。且於該星期中精測體溫。每二小時測一次。一星期後。患者自述精神較前大佳。氣亦大舒。該星期中。所測得之體溫度數。其最高者爲攝氏三七、四。此度必在每日傍晚之時。予於是用最新賁佩爾苦林第三稀釋液。第一

司丕爾明與賚佩爾苦林伍用治癒肺癆之成績　二

次注入該液〇、二。時在上午十時許。注入後四小時。發輕微之反應。卽患所疼痛。持續至三小時而平復。體溫昇高至比較的爲〇、三。卽往常爲三七、四。今爲三七、七。所昇之熱度。亦經三四小時而復於常規。明日注入司丕爾明一筒。二者交換注入。列簡表於左。

時	最新賚佩爾苦林	司丕爾明	注入後體溫最高之數
八月二日	第三液〇、二		三七、七
三日		三、〇	
四日	第三液〇、四		三七、五
五日		三、〇	
六日		三、〇	
七日	第三液〇、六		三七、四五
八日		三、〇	
九日	第三液〇、八		三七四、五
十日		三、〇	

十一日		三、〇	
十二日	第三液一、〇		三七、四
十三日		三、〇	
十四日	第三液一、二		三七、二
十五日		三、〇	
十六日		三、〇	
十七日	第三液一、四		三七、〇
十八日		三、〇	
十九日	第三液一、八		三七、〇
二十日		三、〇	
二十一日		三、〇	
二十二日	第二液〇、二		三六、八
二十三日		三、〇	
二十四日	第二液〇、三		三六、九

司不爾明與資佩爾苦林伍用治癒肺癆之成績　四

二十五日		三、〇	
二十六日		三、〇	
二十七日	第二液〇、四		三六、八八
二十八日		三、〇	
二十九日	第二液〇、五		三六、九
三十日		三、〇	
三十一日		三、〇	
九月一日	第二液〇、六		三六、八七
二日		三、〇	
三日		三、〇	
四日	第二液〇、七		三六、九
五日		三、〇	
六日	第二液〇、八		三六、九
七日		三、〇	

八日		三、○	
九日	第一液○、一		三六、八
十日		三、○	
十一日		三、○	
十二日	第一液○、二		三七、○
十三日		三、○	
十四日	第一液○、三		三七、○
十五日		三、○	
十六日		三、○	
十七日	第一液○、四		三六、八
十八日		三、○	
十九日	第一液○、五		三六、七八
二十日		三、○	
二十一日		三、○	

二十二日　第一液〇、六　三六、八

右二種藥品注入時間皆在上午十時許行之施行二星期後患者頓覺輕快食慾增進貧血漸漸恢復呼吸舒和惟早晨咳嗽略出膿痰尚未全癒三星期後患者顯得治癒之機轉肺臟患部水泡音消失略痰咳嗽全癒此時患者時露忻快之態至此予再用披爾開試驗此不過聊且試法而已按諸賚佩爾苦林治療之學理蓋尚未能達到完全免疫目的詎經試驗越四十八時以後宛然與未試時同毫無反應不禁暗自驚訝統計其治療時期不過五十餘日耳按同時用賚佩爾苦林治療肺結核者十有七人惟此一例收效最速該患者體格虛弱營養不足貧血已甚得以賚佩爾苦林之增量毫無阻礙免疫成立之迅速爲十七例中之首者斷由伍用司丕爾明之功也予因之有感矣賚佩爾苦林惟對於細菌與菌之毒素爲能逞撲滅之力是破壞的也司丕爾明對於人身能增長其精液培養其元氣是建設的也結核菌所以喪人壽命者其原因究爲梏亡精液消滅元氣而已茲則撲滅其害命之由增長其生活之素破壞建設雙方並進斯可謂穩健之治療術乎質諸當世高明之士以爲何如並以告世之有此患者

細菌學一夕談

陳邦賢也愚

傳染病舊俗分三種。曰瘴毒。曰染毒。曰鬼癘。今則統歸其原因於細菌。凡細菌之種類。約數十百種。能釀疾病者。僅四十餘種。

一	腸窒扶斯（傷寒）菌	瘟疫菌	
二	發疹窒扶斯菌	熱毒斑疹菌	
三	間歇熱菌	瘧疾菌	（瘧疾）
四	回歸熱菌	反復熱菌	
五	猩紅熱菌	同上	
六	流行性感冒菌	天行中風菌	
七	流行性腦脊髓炎菌	同上	
八	痲疹菌	痲疹菌	
九	風疹菌	同上	（輕痲）
十	痘瘡菌	同上	
十一	水痘菌	同上	

十二　霍亂菌　同上
十三　黑死病菌　癧子菌
十四　黃熱菌　瘟黃菌
十五　丹毒菌　同上
十六　破傷風菌　同上
十七　狂犬病菌　同上
十八　傳染性眼菌　同上
十九　肺炎菌　同上
二十　耳下腺炎菌　同上
二十一　虎列拉菌　痧病菌（霍亂吐瀉）
二十二　赤痢菌　紅痢菌
二十三　肺癆菌　同上
二十四　梅毒菌　同上
二十五　淋疾菌　同上

二十六　媱疾菌　同上

二十七　實扶帝里亞菌　馬脾風菌　（爛喉痧）

二十八　癩病菌　同上

此外有黴菌。醱酵菌。腐敗菌。皆令物之腐敗醱酵。苟先煑其盛物之器。滅其細菌。貯以食物。封固之。雖數年亦不改變。

細菌之蕃殖甚速。其生命有永有不永。苟不遇劇烈之熱與藥品及日光。雖數十年不死。至如虎列拉菌則甚薄弱。少寒冷卽死滅。肺癆菌苟在日光不到之處。卽不濕潤亦可逾三四年之久。

細菌之卵名芽胞。其抵抗力較細菌爲尤甚。

病源細菌有因人而傳染者。有因媒介物而傳染者。今分之爲直接傳染與媒介傳染之兩種。

直接傳染	媒介傳染
猩紅熱菌	狂犬病菌
痘瘡菌	肺癆菌

麻疹菌　赤痢菌

淋疾菌　間歇熱菌

梅毒菌　回歸熱菌

黑死病菌　破傷風菌

蠅爲結核菌釀膿菌虎列拉菌腸窒扶斯菌之媒介蚊能傳播間歇熱菌之病芽鼠能傳播黑死病菌犬能傳播恐水病等病源菌大率在空氣水土飲食物衣服家屋家具廢棄物及傳染病之外表以至內臟血液咯痰唾液鼻汁涙液糞便中

（第一）空氣之病源菌極多其數於一立方生的米突中有三十萬個其中能爲病源菌者僅五種

釀膿菌　肺癆菌　肺炎菌　丹毒菌　流行性感冒菌

（第二）水中之病源菌其種類如左

脾脫疽菌　窒斯扶菌　間歇熱菌　破傷風菌　悪性浮腫菌　虎列拉菌

（第三）土中之病源菌亦甚多以土中有多數細菌芽胞得養物於土中之溫濕故非

常蕃殖試舉其宜注意者如左

間歇熱菌　脾脫疽菌　窒扶斯菌　破傷風菌　惡性浮腫菌

(第四)衣服中之病源菌如左

肺癆菌　癩病菌

(第五)體表之病源菌如皮膚腋窩趾間爪裏及脂垢等皆細菌棲止之所不常沐浴者尤甚如中國人之多患濕陰瘡者以此故雖病癒之後仍有若干細菌芽胞附留於其外皮上

虎列拉菌　窒扶斯菌　赤痢菌　實扶帝里亞菌　痘瘡菌　痲疹菌

(第六)體內之細菌凡口腔鼻腔及陰道等處皆適於細菌之溫度濕度及養物故各種細菌易於蕃殖如口腔則生鵝口瘡口內炎氣道則發肺炎肺結核陰道則發子宮諸病

如上所云是宇宙之間無不有細菌者然人身幸有自然之防禦二曰侵入門曰免病質

病源菌之侵入門

細菌之種類有異。其侵入之門亦各不同。如虎列拉菌植於外皮之時。僅現紅腫不足為病。植於腸內即發虎列拉病。又如植釀膿菌於外皮上。隨即釀膿。若植於腸內。依然無恙。即植之於乳母之乳頭亦不為害。且完全皮膚之上。雖置以釀膿菌。而不化膿。必有傷少許之處。而後菌得其門以侵入也。故醫師屢以指觸病毒而不傳染者。以皮膚健全故也。由外皮可侵入之細菌有數種如左。

丹毒菌　破傷風菌　狂犬病菌　釀膿菌　黑死病菌

由內皮侵入者。別之為三。即食道腔。陰道腔。氣道腔。諸腔之內皮薄弱。而細菌易於侵犯。

一　由食道腔侵入者。

虎列拉菌　腸窒扶斯菌　赤痢菌　脾脫疽菌　結核菌　梅毒菌

二　由氣道腔而侵入者。

猩紅熱菌　肺炎菌　結核菌　黑死病菌　實扶帝里亞菌

三　由陰道腔而侵入者。

淋毒菌　梅毒菌　產蓐熱菌

感病質與免病質

凡病毒侵入而釀病者曰感病質侵入而不釀病者曰免病質人之體質有堅脆剛柔之別堅剛者爲免病質脆弱者爲感病質然細菌不問人體之堅脆剛柔而均感受之有時此種之人爲感病質而他種人盡爲免病質如黃熱病黑人爲免病質白人爲感病質如梅毒及虎列拉病人類爲感病質他動物則俱爲免病質

感病質分先天感病質後天感病質兩種先天感病質者如顏面蒼白者易犯肺癆菌剛堅肥滿者視脆弱之人易犯梅毒菌後天感病質者如居高邱之民素不患脚氣病忽移於海岸而感受之又如瘧疾人苟爲所襲卽爲易犯瘧之質

免病質亦分爲二種曰先天免病質曰後天免病質

先天免病質如鼻腔之鼻毛阻止細菌之入非俟其脫落及乾燥時細菌不能侵入又如氣管內皮之纖毛常蠕蠕然動以却止外物且於咳嗽時能使外物附帶於咯痰中而出至若纖毛一部運動偶有不完具之處不特不能排外物而反於是叢生細菌以成疾病又如口腔爲細菌最易侵入而發生之地然有由唾液吐出於外者或直經口腔而達於胃胃囊之中有軟化肉類之液汁細菌常爲所撲滅若細菌藏於堅硬食物

中不經胃之變化而直達於腸亦必釀成疾病又如血液中含有撲殺細菌之毒液此皆先天免病質也。

後天免病質如人罹痘瘡痲疹虎列拉腸窒扶斯等傳染病後無再行傳染之患以其血質中含有抗毒力甚强然人必罹此病後而後含抗毒力甚屬危險必有豫防接種一法變重症爲輕症如種痘之法取天然痘瘡之細菌接種於牛身迨牛之痘瘡發生卽取其痘泡中之漿是名曰痘漿因其菌在牛身種過毒力頓減以此菌體接種於健兒卽能由該局部發生不致全身傳染而其含抗毒素之免疫性與罹傳染病後之抗毒素之力相等又如虎列拉之豫防接種法以虎列拉之殺菌液由皮下注入卽能免疫。

又法先將某種傳染病之細菌移植於動物體中迨其病發將此動物治癒之癒後取其血液精製之爲血清注入於人體及動物體中能免此病傳染以其血液中含有抗毒素也。

動物之能製造血清者爲牛馬羊猿犬免及鼠等類或用人工的肉汁亦可傳染病之宜施血清療法者如虎列拉腸窒扶斯黑死病破傷風實扶帝里亞狂犬病等類現今

日本政府。設立血清藥院。製造種種血淸。以備不虞。

傳染病之潛伏期

如人與虎列拉病者相接觸。卽行豫防及消毒法。經四日而病不發。其人不爲病所感染。又如人接觸患痘瘡者。越三日其人有痘發於面。此痘決非因感染而發。何則。痘菌侵入人身。至早須十日也。

	至早	至遲
痲疹菌	七日	九日
流行性耳下腺炎菌	十一日	二十二日
猩紅熱菌	一日	十四日
肺炎菌	二日	四日
風疹菌	十五日	十八日
流行性感冒菌	二日	四日
痘疹菌	十日	十四日
梅毒菌	二十一日	二十八日
水痘菌	十日	十七日

狂犬病菌	二十日	六十日
發疹窒扶斯菌	七日	十四日
丹毒菌	二日	十四日
窒扶斯菌	十四日	二十一日
產蓐熱菌	四小時間	二十六小時間
實扶帝里亞菌	二日	三日
結核菌	無定	
百日咳菌	五日	六日
虎列拉菌	二日	四日
赤痢菌	三日	八日

按菌類繁多不及備載此作係與邦才弟研究細菌學而輯成此篇也遺漏抄襲在所不免尚祈讀者諒之

冷浴習慣之宜養成(錄靑年)

醒我

體氣虛弱之人。宜行冷水浴否。此一疑問。至今橫梗於社會人士之心胸。屢有人以此質問美醫博士開洛克。開答之曰。是冷水浴者。無人不當爲。亦無日不宜爲。苟其人肌膚不與冷水相接觸。日復一日。體力必減。終必孱弱而多病。此無倖免之例也。

冷性爲戟刺身體。使生反動力之最良品。反動力之功用。譬之特種之體操。能强健體魄。使有抵禦疾病之能力。而皮膚遇冷。其受益最大。蓋皮膚爲腦筋分布之處。凡身體內部。無不與之緊相連絡。是故皮膚者。不啻腦之外府。故感覺極爲靈敏。腦筋自腦徧達於全身。凡皮膚所在。即腦筋所注。腦之狀况若何。即可由皮膚之各點覘之。惟如是也。醫學界乃得施術之捷訣矣。(一)水療法之作用。實探原於此。(二)利用皮膚與血管之關係。而治法切中肯綮。夫血管之於皮膚。非僅直接傳達已也。且有多數血管。其縱橫結構也與皮膚俱甚切近。感動極易。譬如人倒立。面必泛紅。此因血液充盈頭部血管。遂見皮膚變色也。

且腦筋之從頭部或脊髓分布者。恒成配偶。一入於內部。一達於外膚。故皮膚以感受冷熱而有變。內部同時亦變。近世醫家治肺炎最新之法。即根據於此理。其法維何。乃以盛冰之囊。置肺部發炎之上。歷二十分時。能使血管之散布病肺上者。受冷而縮。其激動肺內部血管之收縮。歷時亦相同。然後去囊。使肺復張。此一縮一張之用。最能驅除病菌。故治疾之功特著。不獨肺臟受益而已。推至全體。效實相等。乃益知皮膚之與內臟。有休戚與共之理。則皮膚之宜活潑不宜停閉。昭昭然也。

毛孔關於生命之實證　曩者羅馬國勢方盛。頻年舉行祝典。某歲有一幼童身敷金葉。扮演天使。其初跳躍盤旋。狀頗靈活。踰二三小時。漸現病狀。繼而不支。倒地僵臥。環觀者急施救治。而竟罔效。蓋彼童以皮膚毛孔。爲金葉所掩蔽。炭質無由外洩。因是而斃命也。

論彼童之所遭遇。聞者莫不爲之呼冤。然顯著之冤可呼。而隱而不彰者。受冤不知幾何人也。世人對於澡浴一事。以爲毫不足重。因而體垢塡積。毛孔幽閉。相率而趨童子之覆轍。可歎孰甚。要知不浴之弊害。甚大而速。而行浴不當。偶一爲之。特種之冷水浴。尤關重要。苟其人自覺氣餒。有不勝冷浴之情態。則知其體內之眞力有所缺。卽衰病之兆端也。而庸俗之醫。猶以爲萬不可行冷浴。若洞明醫理者。正惟以其不勝冷浴。而防肺癆及他症之害菌。將乘衅而入。內力不足以相抵制。引爲大憂。今爲若輩計。宜操練其身。日無間斷。漸覺冷水不足畏。因而試行冷浴。久之而能享受其樂趣焉。斯爲要務。

行冷浴之法　欲試冷浴者。宜漸不宜驟。宜先試之體之一部分。不宜全體受凉。孱弱之人。尤不可躁率行之。是故試行之初。以自能任受爲限度。先以手足入冷水中。或用浸透冷水之毛巾。速行拭抹。然後以乾毛巾力擦之使燥。至皮膚發熱而止。全身各部分。均可按法行之。所必當注意者。室中溫度。稍降於體溫。不使身體覺其寒慄。循是而行。將見閱時無幾。便可施行噴浴。而樂此不疲矣。至是乃自信元氣茁壯。有强固之抵禦力。足以卻除病患之來侵也。

振奮心力之奇效　全體之官能。其强固脆弱。悉隨心臟爲轉移。故補養心臟之方法。人人所宜講求。而冷氣實爲補心之善法。此蓋天然物之妙用。非是不能轉弱爲强也。何則。人體與冷氣相接。生熱必多。血爲熱之源。因是又必多生血。心又爲血之府。生血多則心臟自爾增强矣。是故人當昏暈之時。速以冷水潑其面及胸部。頗有奇效。以其爲振奮心臟之良劑也。

防免感冒之要訣　中寒或傷風。常人患此者多矣。顧彼何由自知中寒。自知傷風。則惟由於體慄或噴嚔耳。常人以爲感冒之症。冷氣從毛孔內侵所致。雖然。冷氣何由內侵乎。實因血液溫度減自半度以上不等。於是形而爲體慄。發而爲噴嚔。以此示警。亦卽爲煖體之天然法也。其能煖體者。則以震顫之後。能令全身肌肉發熱故也。

血溫度何以降低。則以人體曝露。接著冷氣。其立見之效。卽血管之收縮是也。苟其人皮膚無力。血管卽不能收縮。一與冷水交。血卽減其固有之熱度。而外邪得逞矣。今欲使血管增健。敏於收縮。則每日行冷浴一次。必得良好之效果。皮膚間之血管。旣以習慣遇冷。而善能抵禦。感冒之症。何從而發生乎。

衣服之妨礙　此項害身之端。亦惟冷浴可以已之。蓋服裝所以飾外觀也。而壓逼牢縛。內體受其弊害甚大。著者之爲此言。非效某新聞社之趨於極端。好作驚人之論。謂宜去服裝。復榛狉之古俗也。所惡於衣服者。爲其爲危險之根。穢濁之媒。雖處今日之世。萬不能脫免。然亦須有法抵制其惡果。惡果者何。則其閉塞皮膚之毛孔是已。設有二人於此。一則體常曝露。一則緊裹密藏。試比較其皮膚。孰爲健全。顯然易明也。質言之。則人身排洩之器凡五。體內按時產生之毒素。由是而得宣洩。而五者之中。皮膚尤要。其所排洩者。皆垢膩腐朽之質。連續不斷。萬不能聽其壅塞。今以衣服故。此種毒素。

俱黏附於皮膚。醞釀而爲惡臭。此不潔之人。所以不可稍邇也。世界人類皮膚發育之最完全者。其惟埃及之土人乎。雖其色黝黑。然其肌理則細如縑帛。質頗韌密。此無他。常受日光空氣之調劑耳。吾人雖不能强與之同。然亦有當爲之事。須按體育原理。加意自愼。務使皮膚之毛孔流通。不令毒素積滯其間。庶幾腦筋與血管。皆得强健。禦寒實力。因以養成。此固非日行冷浴不爲功。欲求健身者。其勿忽視也可。

健身長命之捷徑(錄青年)

健心

近數年來。美國醫界。發現心療與信療二派。頗得優勢。其所恃以療病者。非如符呪吐納之荒渺無憑也。而實根據於科學最新之理。蓋以心主全體。用不得當。亦猶妄投藥方之足以致害。假令心無誤用。則轉移操縱。實爲强健體魄之原力。彼常以身之病弱爲慮。而抑鬱愁歎者。不啻飲酖以自戕其生機。吾願其知回復健康之非難致。止須變易其心境。轉失望爲樂望。則信力療治之功。有不期然而然者矣。

凡人患病。如失眠不消化等症。苟欲全愈。務須捐除一切憂懼。憂懼捐除淨盡。勿藥之喜可操左劵也。何以故。以人體自有療治之力故。此力之見端。即人當睡眠時。心脈跳動。使肺縮張是也。縱或染病已深。曾歷試諸法。而不能脫累者。苟有一線之生機。卽無所用其疑慮。但能善自排遣。則掃蕩病魔。收效自在掌握中也。

此非空言聳聽也。試證之提倡細嚼主義之美人弗來誺爾。弗體素孱弱。後乃健壯。較前如出兩人。其顯見之原因。則在食時必細嚼。然此種生活。見效尙淺。而由於抱定樂觀主義。以期剗除病根者。其功實大也。初弗銳意講攝生之術。渴欲恢復其健康。然奄奄病軀。幾於絕望。適在日本。遇其故友。乘月白風淸之夜。傾心縱談。友固究心佛學者。談及佛學之哲理。謂人心諸般苦惱。分之爲忿怒怨懼嫉妬。種種幻象。若甚牢固。然無不可以袪除之。此障一破。功行自爾圓滿矣。弗聞言怦然心動。返途熟思。疑團莫釋。旣而豁然有悟。卽以此新義。措諸實行。於是諸慮盡釋。元氣漸復。由孱夫而變爲壯士矣。更有患肺癆者。往謁某病院院長。以入院養病爲請。院長以其有傳染性。且勢已劇。難望治愈。卻之。病者固請。自謂病非無望。止須作息自然。起居合理耳。院長遂爲所動。介紹入肺癆病院。常處戶外。荏苒二年。不見起色。外人料其已就木也。然竟不死。且病氣漸除。體乃日健。後與耶魯大學之運動家賽力。竟佔優勝。嗚呼。自信力治病之奏效。亦神矣哉。此外相類之事尙多。不勝枚舉。竊願體質虧乏之善於受病者。皆適用此法。未有不食其利者也。心境坦蕩。魔障胥空。信力堅凝。內美克葆。豈惟立品爲然哉。養身之道。亦若是焉矣。

近世外科醫術之大改革(錄青年)

惆如

此與前登近世外科醫術之進步一篇相同處多但此較詳故錄之編者識

外科醫者。戰時及各種慈善事業最適用者也。然欲廣收善效。有必當注意之二要點。曰止痛法。曰消毒法。當一八四六年之前。止痛法猶未發明。外科醫士之手術。猶未爲病家之所歡迎。豈以人體學之未明乎。病理學之不講乎。抑豈以醫術庸劣而乏膽識乎。皆非也。彼時行醫者。操刀施圭。誠有如庖丁解牛。洞中肯綮。手腕之敏捷。毫無可訾議也。而無如病者之得安全也甚難。非因痛極而致戕生。即以震驚過度而入險境。是外科醫之技術雖神。仍無以改良好之結果也。迨夫一八四六年之十月。牙醫馬爾敦悟得伊打可以止痛。復有蘇格蘭人星潑生發明哥囉仿有同一之功用。於是刀鋸割截之時。令病者不感纖微痛苦。因是而獲全痊者。不可勝數矣。外科醫之不可不用止痛法。遂爲舉世所共認。

雖然。止痛術既經實行以後。仍不能無憾焉。蓋病者之癥結雖除。往往餘滓未淨。因腫腐而致危亡。此由於敷治不得良法。傷處爲毒菌所宅。由是爲祟作梗。隱於左而發於右。洩於此者腫於彼。蔓延四出。無有已時。亦間有剖割之後。傷處遽爾脗合。脫然無後患者。則羣目指爲萬一之奇功。殊不知施行手術。照例應得平安。絕無所謂奇功。更不當目爲天幸也。然而外科醫士中。苟無立斯得發明消毒原理。則患外症者。更從何處得良醫乎。

夫倡明消毒原理。與主張清潔主義。固非立斯得一人之功也。先是一八四〇年。維也納之孫墨韋司醫士。曾設法指導同業。凡於診治一病之先。必以鈣綠洗手。所得效果十倍於前。顧不爲同業所諒。卒未成其志而死。此外如詩人醫俄姍司。於疾病延傳之理。亦有所察也。又聽道耳、代凡尼、柏司篤等研究微生機體。皆能言其所以然。特未嘗實驗而得其功用耳。迨夫立斯得出。則合諸先哲之所發明者。一鑪而冶之。如造浮圖。層累而上。至立氏而造乎其巔。故後人論消毒原理。必歸功立氏。而不知其實探源於前人也。

嘗考立斯得爲英人。自一八六九年至一八七七年。任哀丁堡大學外科醫學會會長。其最初所持之防毒法。卽以石灰水洗濯傷處也。嘗謂肌體裂傷。本不足釀大害。惟空氣中滿載之微生機。實爲其屬階耳。以是之故。第一宜求與空氣隔絕。使不與患處相接。法以石灰水洗濯傷處。復以浸石灰水之布巾包裹之。此法施用後。有奇效。以治瘡瘢之類。尤稱靈驗。顧用純石灰水。性最猛烈。且含有毒素。小用則可。大用則不可。氏因自造一種油灰。質用亞痲仁油、鈣炭酸鹽、石灰水三者合製而成。以此補救前法之弊。又裹紮傷痕。向用綿絨。以防穢毒之侵入。然綿絨多細孔。不能阻空氣中所含微生機之出入。氏乃更思得一法。用煉製之紗代之。名之曰止腐紗。

自此消毒法發明以來。前此筋挫骨折之重症。患者之死率。十人中得六人者。今驟減至百分之三。其因剖解之時血液染毒而致不救者。竟絕無也。當未行此法以前。醫者欲殺滅空氣中之微生機。常用射水器。儲水洗濯患處。繼而察知媒介毒菌者。不獨空氣已也。舉凡未經煉製之布絲、海絨、器械、衣服等。皆足以致潰決。於是注水洗濯一法。即行廢棄。而用合度的清潔手術。不使傷處稍留間隙。無論可見不可見之塵垢。皆無從竄入之。而後不罹於危焉。假令以未經藥水洗淨之手。接觸傷處。縱其傷處甚微。決不能完全無害也。

消毒止腐法。既精審若是。而又有止痛法以輔助之。外科醫術。於是突飛邁進。迥非三十年前之醫家所敢夢想。以昔例今。誠哉其爲外科醫界之一大革命也。而世人因此得生死肉骨者。不可勝數。且夫時至今日。外症待治者。無論用刀割。用鋸解。均不覺其險。至於疣瘤。前人所視爲不可割去者。今則鍵鑰在握。除之直如反掌。縱令盤踞要害之處。爲一身命脈所繫。且幽隱而不易察見。亦可得而治療之。他如接已斷之骨。治傷壞之管。皆不至於潰爛發膿。雖有寒熱。亦甚輕微。最近則更有使人瞠目失驚者。則剖腦是也。夫人身百體。惟腦爲最不可傷。腦一受傷。未有不畢命者。乃近數年來。亦大異從前之見解。受傷者苟非立斃。皆有轉生之希望。近有美人受槍擊。彈丸自前腦貫入。抵後腦蓋而轉向陷入腦中。未卽死。醫者乃鋸去其後腦蓋。取出彈丸。腦雖爲彈所洞貫。後竟得愈。又腦瘤腦瘍等症。雖至險惡。施以近世精審之外科醫術。亦多獲全。

嗚呼。今日之外科醫術。誠奇妙不可思議哉。人體中之關竅脈絡。苟爲病之所伏。卽不容避外科醫之鋒刃。抑彼外科醫者。奏刀施技。無不如意。豈徒利刃出入於胸膈而已哉。卽心臟受創。亦屢屢縫合。而收治愈之功。至夫剖腹滌腸。尤爲習見不鮮。經上醫之手。則坦然行之。曾無所怯懼。其情狀有如囊者之去一瘡蓋而已。生當今世者。藉此可以避痛苦而得安全。則幸福實大也。

却避暑熱之良方（錄靑年）

心幽

時際炎夏。溽暑薰蒸。朱明酷虐。因而致病者比比。卽或幸免染恙。而流金爍石之威。終難任受。其困阨如俗所謂懥夏。此因暑熱擾害其感覺所致。要之則背衞生原理而已。試徵諸受害最先者。必稠塲廣市之商賈。或繩樞甕牖之窮黎。此無他。以其生活現狀。既落至健康界綫之下。而周圍之妨害衞生物。又不能潔除使淨盡。致病之原因。遂無從能免。若吾人亟求減却炎熱。而期爽適之感覺。縱乏招涼之館。避暑之宮。但就衞生條項稍加研究斯可矣。用特列次其說。冀閱者得所注意。

（一）食物之關係

操業之勞心者。多靜少動。故較勞力者易受食滯之患。以勞力者四體勤動。養身料易於消化。故優具變化食物爲纖維質之能力。時復激起需求食料之嗜欲。若勞心者所需之養身料。雖與勞力者無殊。第彼之肌肉。以靜止故。遂鈍而不靈。消化力因之薄弱。所食偶逾量。卽不能全然消化。積滯腸胃間。必致腐敗而釀成病根。若不消化症、神經系症、不寐症等。如響斯應。交萃於一身。至是而求療治。晚矣。夫人至病魔侵擾。其抵抗炎熱之力。且必銳減。而其懼暑溼亦彌甚。蓋感召緣由。正相隨若形影。固有不能遁免者也。

不觀夫人之居處窄隘者乎。蓽門圭竇。屋小於舟。一當炎夏。則氣悶不通。不啻從蒸汽籠中求生活。躁困萬狀。自較恒人尤苦。然無患也。祇須洞闢窗櫺。流通空氣。納涼戶外。常迓清颸。夫亦足以袪暑矣。顧有必宜措意者。仍不外口腹之養。毋或忽畧耳。生冷等種種之物。及不潔之水與空氣。務凜之而勿近。至肉類或多含脂肪質之食品。亦必節減。或屏不下箸。庶乎其可。嘗記衛生家之恒言曰。戒膏腴食品。戒提神飲料。減損食物。是卽防避暑疾之良法。誠有識之語焉。以故若酒類、若咖啡、若茶與和味品。不皆當節減者乎。但使所需者足供身體上之營養。奚復多求。

嬰兒之多夭折者。半由死於非命也。苟能先事預防。何致呱呱者。輒復寃演慘劇。夫吾所謂死非由命。祇過食二字作之厲階。閭嘗覘於母之乳子者。而得其通病。蓋哺乳所以療飢。非金丹之可治病。顧兒一啾啼。卽疑爲索哺。不計其或飢或飽。但乳之爲止啼法。亦知啼或因於過食乎。兒方以積滯作痛楚。而反哺益之。僅欲止啼。罔恤生命。終至自殺其子。追悔無及矣。善夫某西醫之言曰。世之溺兒者水爲甚。而乳尤過之。語雖苛而意則甚是。以乳兒食不得法。縱原料精良。悉爲戕生之孼果。顧常時且如此。矧復居夏日哉。於時而飼以肉餌。及米食之未熟者。於彼幼稚。無異置鴆。倘其愼諸。況嬰孩與成人。同此臟腑。同此畏熱性質。初無二致。可不加之意歟。

（二）衣服之關係

盛暑時之衣服質宜輕鬆。色宜淺淡。以深色爲受熱體。易於蓄聚熱氣。淡色爲回熱體。可以速散陽光。故當知所取擇。至於受熱難耐。汗沾體膚。更宜穿汗衫或外衣。以防寒氣之隱襲。凡人所執之業。尤須注重。猛烈之運動。若役兵農田划船等。惟須厚穿衣服。以備收受汗瀋。否則身方甚熱。偏體沾濡。猝一脫衣揮扇。或馳車趁涼。悉足召病矣。貼膚之內衣。必以細麻布製之。以能速散汗瀋。足使人有涼爽之感覺。且着肉衣衫。尤宜日一更換。或於晚間風晾使乾鬆。庶與空氣相接。不致茁生黴菌。而害及衞生。至所穿衣服。無論日夜。不可過多。如被服過多。溫度大昇。一或脫換。驟然退縮。感冒之來。卽係乎此。體氣因而柔弱。後將於嚴寒盛暑。益不能耐。

日光浴、空氣浴。皆有益身體。（按日光浴法當曝體於日中、略五分時至十分時始畢事、又空氣浴法、大致與日光浴相若、不過在空氣內行之、不必對日光而爲時宜較長也）、德國人且寶視之。爲其得自療法之眞諦。此衛生家所當知者也。夫日光之於皮膚。頗具活潑之效力。變換色素。雖美顏水亦所不及。吾人常處日光之下。未能明其奧妙。益未見而害反隨之。蓋因貪曝延久。轉被炙傷耳。要之空氣浴、日光浴。亦須用得其當。而詳細審察。使五官百骸皮毛肌膚。皆因而增強其抵抗力。則縱遇酷暑。自能怡然相處。無異在清涼世界。豈復如被炮烙之苦哉。

(三)運動與洗浴

運動貴能順序。貴無間輟。即値酷暑。亦不容或廢。每淸晨按序行之。畢即繼之以冷水浴。自必精神頓爽。終日愉快。心地淸涼。則炎威自却矣。且身體必運動。猶鋼鐵必磨厲。鋼鐵不磨。且必生鏽。身體失調。立能致病。理所當然焉。迨乎體弱已甚。而壯志未灰。直猶利刃之附於朽樹。英雄無用武地矣。嘗見無知之人。小違攝養。恐運動之勞乏。轉屏之而不爲。反自乞靈藥石。擲光陰於虛牝。傎矣。或且因之致危篤。殆亦小不忍亂大謀之類歟。

羅馬著醫吉倫。謂吾人運動之理由。固首在防止疾癘。然非俟病之旣至。始以運動代治療。而冀可獲愈也。斯言也。實爲運動上正確之理論。因擇運動之最便適最易行者。

略舉數條。以靳明理者逐日於淸早循習之。藉當祛暑良方焉。

(一)舉兩臂向上。俯腰向前令兩手觸地。再起再俯。

(二)跨開雙足立。各距約三十英寸。兩手分按臀腿間。將身左右擺動。

(三)植立身體如前狀。令左右旋轉。或自左而右。或自右而左均可。

(四)仰臥地上。挺兩腿。使直。徐舉向上。以足底正平爲度。

(五)仰臥地上。引動上身坐起。以雙手自觸其趾。毋令膝蓋稍曲。

以上各法。自一至四。可限二十分時。依次爲之。第五法始行時。日得三四次已足。嗣後可漸漸加增至二十次。

每晨運動畢後。宜繼作冷水浴。時當夏日。習用冷水最爲合宜。倘盆笨重爲嫌。可以浴巾蘸令透濕。由背部以迄下身。徐徐牽擦。遍及周體亦佳。或以費時太長。可縮短運動時間。各勻十分時爲之。卽倏忽集事矣。惟此法必日常練習。冬夏無間。自能大見效力。至於隆冬寒冷。必畏而却步。然處以恒心習慣。卽亦無懼。惟十分嚴冷之日。或僅擦胸膈等處。並於重衾之內舉行。當亦不甚難矣。要知冷水浴法之眞理。不過使膚體堅實。免受風寒之侵害。且冷水一撫。熱體異常淸爽。其益處正復不少。然身體衰弱之人。則非所宜。可勿勉强試驗。轉而貽害。

總之却暑方法。不外於節飲食。愼起居。運動合度。眠起以時。行浴冷水以堅其體質。借日光浴以和其血脈。不近濃厚提神之品。戒飲汚穢不潔之泉。心常快愉。事無錯濁。遵循深戒。守若金箴。抵拒有資。自饒能力。夫何畏日煊欲灼。暑偪逾蒸哉。心定自然凉。觸處皆清幽之境。身强堪郤病。從茲得安樂之天。絕外界之紛乘。適吾心之自在。法無他異。理在則然。幸毋河漢斯言。聊作瓊琚投贈。惟期閱者許爲知言幸矣。

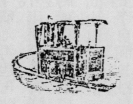

眼科一夕話

陳滋

眼科之學。我國發達甚早。漢唐時代。炮烙針鈎之法。實已應用。他如白內障用撥落法。倒睫眼用夾起法在中古之世。不愧稱絕技。惜後繼少良醫。良法劃地而無進步。至近世則西法日新而月異。古法遂湮沒而不講。吁可慨已。鄙人近年出洋研究新醫術。於眼科尤加意焉。每取外國情形。與本國相比較。不禁一喜而一懼。喜也者。喜炮烙針鈎諸法。實開西法之先河。他日眼科史上。漢醫當書以特筆。此實中華民國可喜之事也。懼也者。懼東方最多之眼病。爲 Trachom 日本名トラホム。即古書所稱焦瘡症者是。其病初發數年。毫不自覺。惟偶受外感。即發火眼而已。繼則赤熱不退。流淚不止。睫毛倒衛。刺破烏睛。赤膜下垂。遮蔽瞳神。卒至失明。在日本其病已蔓延全國。其國人畏之如虎。我國焦瘡症之多。不亞於日本（敝處小學校。僅有學生五十四人。而患焦瘡症者。多至十人。問其家族。則其父或母常苦眼病。其兄弟姊妹亦屢發火眼云云）而國民衛生智識幼稚。不尚清潔。不知禁忌。手巾則彼此共用。指爪則留以藏垢。從此眼病之蔓延。將無所底止。此實中華民國可懼之事也。今共和告成。萬幾更新。而此摧殘民力之焦瘡。猶聽其盤踞作祟。此則吾眼科醫家之大辱也。爲此先將眼病豫防之大畧述之如左。俾我同胞知患而豫防。其亦强種之一法歟。

一焦瘡症最易傳染。一家之中如有患此者。宜速醫治以絕其病根。手巾面盆切不可與健者共用。以免傳染。

二小兒多眼脂者及迎風流淚者。必有焦瘡症。宜及早醫治之。未全愈。不可入學校。以免傳染他學童。

三壯年之人。常苦迎風流淚者。或一年必發火眼二三次。或每週年必發火眼者。其人多有焦瘡症。宜速診治之。并宜力行清潔法。

四老年之人苦流淚多眵昏花無光者。其眼必有焦瘡症。手巾面盆。即宜區別。不可與無眼病者共用。

五眼病之傳染。大半由於手巾如他人之手巾以及不潔之布片等物。切不可用以拭目。

六作工者倘遇飛塵入目。眼澀流淚時。務宜閉目靜息。以待其自行消失。切不可以手拭目。因作工者之手多不潔。恐汚穢入目。反致惹起大病。故無論何人。宜常洗滌其手。

七天行赤眼。暴發火眼。初起之時。但用硼酸一茶匙。冲開水一茶杯。用清潔綿花。浸此硼酸水以洗眼。一日洗五六次。三日必全愈。此硼酸水不但可以治眼病。並可以治各種雜病。如咽喉痛、牙根爛、舌頭破等。用此硼酸水漱口。其效亦如神。又打傷跌傷腫起之時。以及疔疽初發之時。則宜用清潔之布片。浸漬此硼酸水掩覆患部而包裹之。亦有偉大之效果。至於硼酸則藥房皆有出售。其價不甚昂貴。每磅價洋三四角。

八白濁入目。其症最險。未及四五日。烏睛卽破出。故流白濁者。手指手巾。俱須常洗。以免白濁入目。夜臥中及晨起時。尤不可以手拭目。

九流白濁時。如發眼病。必係白濁入目。須防烏睛破出。宜速醫治之。并宜力尙清潔法。以防傳染他人。

十月內嬰兒發眼病。須防母之白濁入目。其烏睛破出尤易。宜速延眼科醫診治之。而不可怠忽。

十一小兒出天花及發瘀子(即痦子)時。如目閉不開。宜速延眼科醫診治之。因天花與瘀子。最易傷目。有閉目未三日。卽烏睛破出者。

十二疳病虛弱小兒患目疾。宜速延眼科醫診治之因疳病易傷目。有閉目四五日。卽爲睛破出陷落者。

十三爛沿風。皆因眼沿拭破而生。愈久愈難治。故眼多淚者。可用手巾輕抹以治淚。不可亂拭。眼沿稍紅者。卽宜醫治之。

十四夜盲多係虧症。古方用鷄肝散。其效如神。東西各國近來亦用之。但不惟鷄肝。猪肝羊肝俱佳。不必加硃砂氷片。但和鹽與水煑爛食之亦效。如服肝無效。必係眼底有病。宜請眼科專家診治之。

十五近視眼視遠物而恒不能見。其不便無論已。卽看近物時。因目與物過近。眼之用力過度。易致疲勞。甚則至於失明。故近視必須戴近視鏡。且宜謹守調護法。方可免後患。近視鏡必請眼科專家較準目力與度數。方可配戴。否則過深過淺。俱不免有害者也。

十六老花眼戴老花鏡。則視不勞力。進行卽緩。俗反謂老花眼戴眼鏡則日加深。此等誤解。東西各國亦相同。急宜破除之。但老花鏡不良。亦害眼光。必須請眼科專家較準目力。方可戴用。

近視眼調護法

近視眼專發生於青年。而至於學生則尤多。其度高者。不但不便而已。且有時失明。故患近視者。第一須愼選職業。第二須熟知調護法。第三須戴近視鏡。如此方可以免後患。

（一）凡近視眼者。不宜習刻字彫圖打樣寫畫刺繡等種種之近視職業。如不得已而爲之。則眼與物須距離約一尺許。因眼與物愈近。則用眼力愈多而近視愈增惡也。

（二）寫字讀書俱宜以大字爲最佳。凡細字密畫以及黑白不甚分明之書籍。均不可久視。

（三）寫作之時。必須光線充足。若早晨、薄暮及燈火不明之時。光線不足之室。切不可作寫字讀書彫刻縫刺等之細工。

（四）寫作之時。燈宜置於左側。則光無阻隔。燈上宜架白罩。則光線不直射。火焰宜靜穩。不使搖動。則視線不亂。眼不疲勞。

（五）寫作之時。椅與桌須接近。體宜正直。背宜挺伸。頭毋前屈。否則頭部逆上。眼內充血。近視易增進。

(六)案桌之面最好作成斜面。使視線與桌面成直角。則視瞻毫不費力而近視不進行。

(七)寫作等事。不可持久。每注視一時間。必須休息十五分鐘。最好每近看四十五分後。必遠望十五分時。則眼不疲勞。近視不進行。

(八)火爐邊不可看書。夜中看書顏面不可近燈火。以免眼內充血。

(九)凡乘車時以及橫臥時。不可看書。因視線搖動與不正。俱不免於費目力而招近視。

(十)近視日進。兩眼苦楚時。宜休業、戴墨鏡或居暗室而靜養之。

(十一)近視眼鏡。必須請眼科專家較準目力與度數。方可購用。初度近視眼。惟遠看須戴眼鏡。近看時則不戴亦可。中度近視眼。不論遠近。須常戴眼鏡。則遠看既明瞭。近看不必接近。自可免眼力之疲勞。高度近視眼。須帶二付眼鏡。一深一淺。深者備遠看用。淺者備近看用。則視不費力。

三馬路小花園上海眼科醫院院長陳滋盒欽氏述

鴉片　拔特來氏液 Battley's Solution哥羅甸(即市上之急救時疫水萬寶露 Chlorodyne)口代積(又名高底亞　古埵乙涅 Codeine)狄阿甯 Dionin 度法散(又名鴉片表散　衣必格製散　拕汤兒氏散　阿片吐根散 Dover's Powder 赫囉印(又名歇魯因 Heroin)嗼啡(莫兒比涅　嗎啡因　莫非菲 Morphine)勞旦能(濃鴉片酒 Laudanum)泥賓替 Nepenthe

---

徵候

在初期心中攪亂後現下之諸徵

一　頭疼疲倦睡眠

二　感覺遲鈍

三　瞳孔縮小如針尖至後則無反應而反散大

四　顏色初灰白次發青皮膚冷汗

五　肌肉鬆懈

六　呼吸緩而不整且作鼾聲脉微弱無力

七　昏睡

處置

一　(甲)洗胃管或(乙)吐劑

二　熱茶或咖啡之濃者

三　過錳酸鉀如不知所中毒之量則以八至十喱（〇、五二至〇、六五瓦）化水半大杯與之如爲濃鴉片酒中毒則每酒一盎應以過錳酸鉀六喱（〇、四瓦）化水四至八盎（一二〇、〇至二三〇、〇瓦）解之灌下後仍須以稀過錳酸鉀液洗其胃二三次每半時一次如爲注射嗼啡中毒亦須洗胃

四　將患者扶起以冷水擦其面

五　注射硫酸丫刀便三十分之一喱（〇、〇〇二瓦）於皮下如不效可再注射至共射有四分之一喱（〇、〇一六瓦）卽止

六　暖其四肢

七　人工呼吸法養氣吸入法

八　（甲）硫酸士的年三十分之一喱（〇、〇〇二瓦）（乙）撒里矢爾酸那度里母咖啡涅（鈉柳酸咖啡菲 Caffeina Sodiosalicylate 半喱（〇、〇三二瓦）均注射皮下

煤蠟（又名煤油蠟　巴剌賓石蠟　怕拉芬 Paraffin）煤油（又名石油　火

油　洋油 Petro'eum)

徵候

一　口內灼痛食管及胃亦然

二　嘔吐(吐出物有油一層幷本品之臭)

三　口渴不止夜間尤甚

四　呼氣有油味

五　面灰白身冷神不安

六　脉微弱而尚整

七　呼吸如嘆息

八　續發昏睡

處置

一　(甲)洗胃管或(乙)吐劑

二　興奮劑溫暖按摩術

三　注射硫酸士的年三十分之一喱(〇,〇〇二五)於皮下

魚肉毒

腥腐蜮(胭腐蜮 Ptcmaire)動物蜮(動物亞爾加魯乙度 Animal Alkaloids)

徵候　一　吐瀉腹疴

二　頭疼

三　肌肉鬆軟

四　舌常爲櫻色

五　脉速熱度昇騰

處置　一　(甲)洗胃管或(乙)吐劑

二　虛脫者可用興奮劑

三　下劑

四　注射硫酸丫刀便六十分之一喱(〇、〇〇一瓦)於皮下其他有賞用郁加列布沓子油(又名有加利布烝油　由揩立普油 Ol. Eucalyptus G'obulus)者

蛇咬傷

徵候　一　局部腫痛紅熱

二　鬱悶衰弱精神耗竭

三　嘔吐
四　冷汗
五　四肢先麻痺後延及全身
六　無知覺
七　間有痙攣及尿含蛋白者

處置

一　以綳帶紮患處
二　速將患處割去或以燒紅之鐵將該處之肉烙死
三　注射硫酸(或硝酸)士的年〇、一喱(〇、〇〇六五瓦)於皮下
四　(甲)注射過錳酸鉀二喱(〇、一三瓦)於傷處如腫甚者須於傷之四周注射二三處(乙)如傷不重卽用口吮傷處後以過錳酸鉀五喱(〇、三二五瓦)置傷處可矣
五　興奮劑聞鹽或炭酸安母尼亞溶爲稀液服其極量數次此外如丫刀便顛茄伊打酒精等均可用

索弗拿(又名斯爾仿那兒 Sulphoral)台歐拿(又名篤利亞那兒 Trional)

倍羅拿（汾羅那兒 Veronal）

徵候

一　胃痛作吐

二　大便秘

三　神經症狀爲昏迷不自然及局部麻痺

四　瞳孔發直而反光

五　尿含無色紅脒鐵質至後則閉塞

六　虛脫甚無知覺

處置

一　（甲）洗胃管或（乙）吐劑

二　興奮劑暖其四肢

三　注射（甲）硫酸士的年三十分之一至十分之一喱（〇、〇〇二至〇、〇〇六五五）（乙）毛地黃甲精百分之一喱（〇、〇〇〇六五五）於皮下

四　人工呼吸法

五　保其平臥之位置

士的年（又名斯篤利幾尼涅　馬錢冰　番木鼈精Strychnine）步辛那Brucine 殺蟲藥

徵候 一 有窒息之感面色青白

二 間時發作強直之痙攣以致(甲)發汗精力耗竭(乙)脊反張(丙)撒頓尼氏痙笑 Risus Sardonicus (丁)眼球突視(戊)胸部困苦腹肌變硬

三 視聽銳敏知覺尚存

四 牙床之肌肉直至末期不受其感動

處置 一 (甲)洗胃管(能用則用)(乙)吐劑(注射阿甫嗼啡最佳)

二 (甲)單甯二十至四十喱(一、三至二、六瓦) 水二盎(六十瓦)(乙)碘酒二十滴水半大杯服後須洗胃或令吐

三 鉀溴百二十喱(八瓦)水一大杯如不效可再服

四 吸入哥羅方以止其痙攣(在甚重之情形初步卽須行此法)

五 人工呼吸法

松節油(又名的列並底油 松楠油 Oil Terebinthine (Turpentine)

徵候 一 呼氣有松香之臭

中毒之徵候及處置

二　呼吸作鼾聲昏睡。

三　瞳孔收小。

四　强直痙攣。

五　膀胱焮衝尿有紫羅蘭氣此外有類似鴉片中毒之症狀。

處置

一　(甲)洗胃管或(乙)吐劑。

二　硫酸鎂一盎(二八、五五)水半大杯爲下劑。

三　注射硫酸嗼啡三分嗹之一(〇、〇二五)於皮下。

四　緩和飲料。

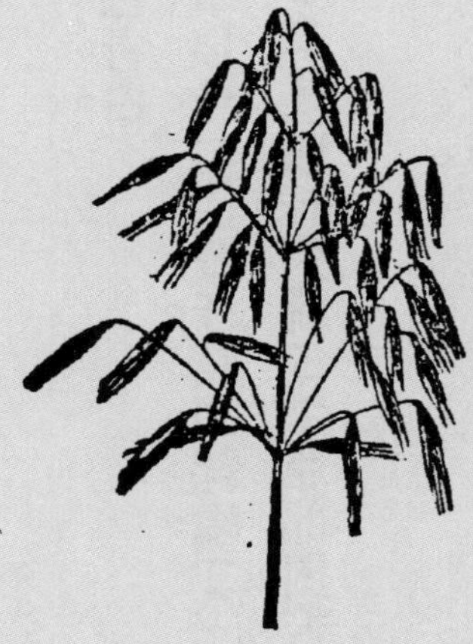

微生物之體形及其生育
(甲)微生物生育之形狀
(乙)微生物之滋生
(丙)微生物生殖之繁盛
(丁)微生物之能力及同化他物之生產理
微生物之種類
(甲)食腐微生物
(乙)寄生微生物
(丙)微生物之種類檢查法
檢查微生物之法
傳染之理
(甲)微生物傳染之天然性
(乙)易感觸之微生物

(丙)易發生之微生物
抗毒力
(甲)天然抗毒力與人爲抗毒力
(乙)抗毒力之學說
(丙)抗毒力之反動力
(丁)人爲之抗毒力
(戊)血清抗毒力
有烈性之微生物
獸體上微生物
(甲)獸體微生物之體形
(乙)獸體微生物之生育
(丙)獸體微生物之種類
(丁)檢查獸體微生物之法
肉眼不及見之毒物可以用法得之者

二防疫法

傳染病學

預防傳染之法

(甲)萬國公共之方法

(乙)本國規定之方法

(丙)交通上之方法

三消毒

(甲)長久消毒法及最後消毒法

(乙)消毒區域

四各種傳染病

(甲)各種傳染病之歷史

(乙)各種傳染病之原因

(丙)各種傳染病之情形

(丁)各種傳染病之診斷

(戊)各種傳染病之治法

(己)各種傳染病之預防法

(庚)各種傳染病之抗毒法

微生物病

(甲)霍亂

(乙)腸炎

(丙)似腸炎

(丁)與腸炎同性之傳染病

(戊)痢疾

(己)流行性熱病

(庚)破傷風或急癇

(辛)白喉

(壬)肺癆

(癸)痲瘋

(子)鍊鎖形微生物病
(丑)球形微生物病
(寅)點形微生物之肺病
(卯)點形微生物之淋病
(辰)球形微生物之腦膜炎
(巳)流行性破傷風
(午)百日咳
(未)癰疽
(申)間歇熱
發酵性口炎及發癬之病
螺形微生物發生之病
(甲)回歸熱症
(乙)梅毒
(丙)獸體微生物

因獸體衛生物所得之病
(甲)瘧疾
(乙)痢疾
(丙)台盼氏微生物之病
(丁)拔羅氏微生物之病
肉眼不及見之細微蟲所發生之病
(甲)拍拍氏熱症
(乙)口足之病
(丙)牛羊瘟
(丁)雞鴨瘟
(戊)毒瘤傳染病
(已)阿非利加馬瘟病
(庚)猪肺腸炎病
原因未明之病症

(甲)烈性血熱病
(乙)痧疹
(丙)猩紅熱
(丁)痘瘡
(戊)瘟熱症
(已)黃熱病
(庚)顆粒性眼炎
(辛)狂犬病(或恐水病)
(壬)脚氣病
(癸)小孩普通癱症

獸病能傳染於人身之症

(甲)獸疔
(乙)馬鼻風
(丙)癆病

(丁)菊花形微生物病
(戊)狂犬病
(已)口足病

人獸互有之微生物

(甲)人獸身上之無足蟲
(乙)人獸肉內之寄生蟲

(注意)其餘盛行之症如肺癆症酒精病梅毒毒瘤及牙症皆零立專門

第七類　病人看護法及救護生命事務

一病人看護法

醫員及看護人

(甲)醫員(內科醫士牙科醫士)
(乙)藥劑師及售藥房

(丙)產婆
(丁)產科學
(戊)醫士輔助員及助手
(已)取締醫士營業之法令
(庚)看護人（分教會通俗國家雇用三項）

附錄
未畢業及無經驗之行醫者
(甲)庸醫
(乙)庸醫之藥方

看護事業
普通看護法
(甲)家常看護法
(乙)鄉村公共看護法

(丙)公立慈善事業（如護養嬰兒得癆症與酒精病者之事務）
(丁)多症醫院

醫院事務
普通醫院
(甲)普通醫院之組織（如醫院之坐落方向及房屋地址之大小形式庭院走廊及營房式樣之建築）
(乙)養病室（室之大小及一切之配置）
(丙)溫煖法
(丁)通氣法
(戊)通光法（參觀第二類）

（己）院中一切器具
（庚）傳染病室
（辛）其他需要各室（如浴室厠所洗衣室等）
（壬）消毒裝置品
（癸）屍室
（子）病人食物之供給法
（丑）病院厨房
（寅）病人食物運送法
（卯）溫煖及供給病人食物之厨房
（辰）醫院存儲藥材處

特別醫院

（甲）處置瘋人及羊痫瘋者之病室
（乙）聾人院
（丙）啞人院
（丁）盲人院
（戊）殘廢病院
（己）嬰兒院（參觀第八類）
（庚）關於痨症者
（辛）醉人拘留所
（壬）監獄醫院
（癸）其他種種特別組織所

家庭養病室及衛生養病院

（甲）家庭養病室及衛生養病院
（乙）老人及殘廢人之養老室（若普濟堂）
（丙）癱廢病院

取締及管理看護員之章程法令

二救護生命事務

救護生命事務之習練及組織法

(甲)大都市之救護事務

(乙)水陸交通之救護事務

(丙)火場之救護事務

(丁)礦穴內之救護事務

(戊)山中救護事務

(己)通衢猝變事故之救護事宜

救護事務之應用物

搬移病人之法

第八類　保護及教養嬰兒之法

一嬰兒之保護法

育養嬰兒注意之事

(甲)產前之宜注意者

(子)產婦補養法

(丑)產婦日常起居之情狀

(寅)保護嬰兒因產婦疾病而得危害之法(若梅毒淋病肺病等)

(乙)臨產時之宜注意者

(子)傳染症之危害

(丑)分娩時

(丙)產後之宜注意者

(子)嬰兒初生第一日之保護及滋養法

滋養嬰兒之法

(甲)產婦之乳

(乙)產婦自哺乳法

(丙)用物浸乳哺兒法

(丁)人造滋養嬰兒品

(子)各種獸類之乳

(丑)預備及分配法

(寅)乳中加用之料及其與他物混合成分之比例

(戊)嬰兒哺乳之宜注意者

(子)乳中之要素

(丑)檢驗乳之法

(寅)公共管理之章程

(己)各種人造之哺養食品

嬰兒之疾病及其預防法

(甲)國家規定預防法

(乙)用不宜之食物而得疾病者

(丙)腸內之擾亂

(丁)傳染病

關於社會情形之危害

(甲)關於其父母經濟問題者

(乙)關於住房情形者

(丙)私生兒

(丁)關於城鎮鄉社會情形不同者

嬰兒之保護法

(甲)母教

(乙)保姆學校

(丙)因母體肺量發達而得養身法之進步者 (附養育嬰兒獎勵法)

四川萬縣東來醫院來函

李祥麟

仲祜先生執事 惠書敬悉。弟離滬數月。夢想爲勞。無日不神馳左右。此間近日因兵隊彼此爭權。地方不靖。號數稍少。每日約十餘號。開診以來。約有二百餘人。患者以結核占最多數。二期肺結核。於消耗熱。咳嗽劇甚時。本地中醫皆名之爲秋燥。弟用糖衣結麗阿曹篤丸六粒。及吐丁安母尼亞茴香精方。大半二劑卽起床。胸部濁音消失。其他淋疾、軟性下疳、尿道狹窄、膀胱炎、攝護腺硬結、橫痃、慢性胃加答兒、胃潰瘍、慢性腸加答兒、氣管支喘息、遺精、動脉瘤、瘰癧、蜂窩織炎、下肢潰瘍、膿漏性結膜炎、顆粒性結膜炎、角膜潰瘍、梅毒性網膜炎等。皆已見過。淋疾初起。單用拔爾撒謨劑性頓挫法。或不用拔爾撒謨劑。用阿斯必林或撒魯兒。(服此因尿中排洩撒酸故奏效)不用蛋白化銀注射。並用攝生法。臭素劑。炎症稍退。用解奈氏法。灌洗蛋白化銀。嗣用硫酸亞鉛與鉛糖合劑注射液。(卽先生所常用之方)頗得佳良之效果。軟性下疳。破膿後用純石炭酸腐蝕(並不大痛)撒布沃度仿謨。施以綳帶。治愈頗佳。(包皮炎者。施以硼酸水之濕綳帶、不用鉛糖) 橫痃切開。弟不用全身痲醉。卽用濃石炭酸。塗布一條。皮膚變白。後卽施刀。並不痛。洩膿後。注射一%硝酸銀水三立方仙迷。每日一次。至膿液呈漿液性止。僅貼硼酸濕布。治愈頗速。

此間尿道狹窄症頗多。既無小挺子。又無尿道內切開及外切開刀與手術室。甚爲困難。攝護腺炎硬結用沃度丁幾塗布內服沃度加里。消去頗易。膀胱炎內服亞羅篤魯並或撒魯兒頗佳。慢性腸加答兒下痢。服大量之硝蒼單那爾並方毫無效驗。（已見多人）投以硝酸銀頗效。慢性胃加答兒。投以重曹或稀鹽酸。亦能得良好之效果。

惟此間有一種胃病。症狀全似慢性胃加答兒。投以重曹則作嘔。（雖極少量亦然）與稀鹽酸亦不見效。與人工鹽。連服二週。亦毫無效驗。不得已用泰加奇阿斯泰材及百布聖。患者稍覺舒暢。然此間泰加奇阿斯泰材及百布聖已完。患者嗷嗷待哺。還祈尊處迅速寄下爲禱。（前已有信致胡雨生）此種胃病。頗有研究之價值。弟意此間米糧豬肉蔬菜。皆含有極硬之纖維。味亦惡劣。與江蘇日本不同。故胃病亦有異同歟。或因此間另有一種未發見之寄生蟲或黴菌。潛居胃臟。全爲〇〇性之胃加答兒歟。弟在此間。諸事困苦。且近因兵隊爭權。地方不靖。風聲鶴唳。岌岌可危。故頗有思鄉之感。計自別後登輪。已夢君家六次矣。惟經驗學問。日有進步。未忍棄去。經濟問題。尚其次焉者也。

心臟病此間甚多。其故因地多山坡。出必跋涉數百級。症狀爲下肢浮腫、呼吸困難、心窩苦悶等。用實芰答利斯丁、斯篤洛仿司丁、醋剝方頗效。蛔蟲用珊篤甯服一日即下。胃潰瘍。用硝蒼、鹽莨及收歛劑。如硝酸銀、硫酸亞鉛治之頗佳。氣管支喘息。用大量之沃度加里。發作時。用歇魯茵甚效。遺精。投臭素劑極效。膿漏性結膜炎。用硝酸銀腐蝕甚佳。梅毒性網膜炎。用沃度加里甚效。瘰疽、蜂窩織炎。施局所麻醉。切開後不用消毒。制腐溶液洗滌。施沃度仿謨綿紗栓塞法或綳帶。治愈頗速。下肢潰瘍。不問何性。用格魯兒亞鉛腐蝕後。一週痂皮即脫下。呈良性之肉芽。貼以硼酸軟膏。治愈頗易。齒齦瘍肉。用沃度丁幾塗布。一日即無。此間嗜阿片者。較上海爲多。麻醉劑須用大量。十倍鹽莫散。有用至〇、八者。

有患者四人。送我匾額各一方。一係結核咯血。三月未止。用麥角劑無效。鉛糖一服即止。一係水腫。服實芰答利斯丁方。四日全消。一係遺精。每夜一次。服臭素劑半月全治。一係咳嗽。半年未止。服吐丁、安母尼亞茴香精、燐酸古垤乙涅方二服已全治。(想係氣管內之粘痰吐盡、無刺戟力、故炎症佳良、又因麻醉劑之安靜二者並行、故能即行全治)

四川萬縣東來醫院來函

四川萬縣東來醫院來函　四

再有告者。弟於診病之餘。偶作實驗筆記。上塵清覽。其他治驗患者之詳細病歷。姓名、住址、處方容即錄就。請選登醫報爲禱。近第一期中西醫學報。敝處並未收到。請補寄一本爲感。弟因此間食物不佳。擬購牛一頭（其價極廉不過十元左右）專飲牛乳專肅敬候

輿居萬福

弟　李祥麟鞠躬

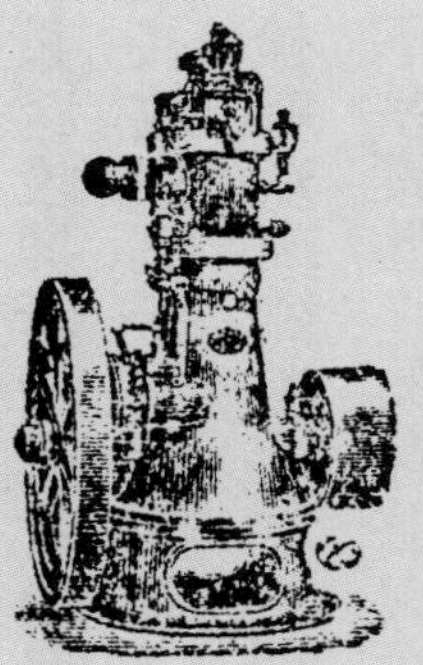

醫事新聞

林逊慶先生病歷誌　　德國醫學博士山本忠孝

年三十三歲。體素强健乏病。四月十日。偶覺惡寒。乘發熱。漸次沈重。現頭痛、腰痛、不思食等症。以此來院乞診。

四月十二日午後十一時初診。

一病名惡性出血性痘瘡。

體格健艮。皮下富於脂肪之組織。極見豐肥。顏面全部潮紅。稍帶浮腫。眼瞼腫脹。眼球結膜充血。內外眥有眼脂。翻轉眼結膜檢之。知爲急性結膜加答兒。舌苔甚厚。稍帶灰白色。自言口渴。咽頭扁桃腺上。審見二三個黃點。乘帶腫脹。鼻入口部亦腫脹。胸腹兩部。概呈紅色。惟腹部皮膚上。間有未變色處。左胸部未見。心尖搏動。至於肺經。打診上無少變化。聽診所到。均聞異常。或中等乾溼相混之音響。此急性彌蔓性氣管枝炎。心臟則微聞音調强盛。別無異狀。按心窩部。微有疼痛。肝臟脾臟俱腫大。下腹及側腹部。按之則鳴。時有自發性疼痛。大便秘結。已及三日。兩鼠蹊部。含有羣集形紅斑。方面之長。至普哈兒脫繳帶三分之一幅。若手面又於普哈兒繳帶上五仙迷距離之下腹部。有麻實大之出血點。其數較鼠蹊部之出血點爲多。此外無他異狀。

十三日午前八時。診察熱四十度七分。脈百四十至。呼吸數增加。稍覺呼吸困難。左眼外眥部結膜下微見出血。結膜加答兒。氣管枝加答兒。均較昨夜加惡。

十三日正午。痰中混血液。前膊下部含紅疹。手腕關節部有一個痘瘡。即中央陷沒。稍含混濁之水泡。顏面全部增紅。無能辨識有疹與否。尿中含蛋白質圓物。

十三日夕。痰中血量增加。結膜下出血增多。脾臟愈腫大。氣管枝加答兒益惡。尿量減少。顏面上有大似疹者三四個。俱出血。於胸部腹部之出血點以外。更審見無數隆起之疹。發現於一般彌蔓性潮紅皮膚上。手腕關節部痘瘡。暑增加至二三十個。又見有許多赤疹。按之亦不消退。皆成皮下出血點。下肢全體則因患者惡寒。未曾檢察。惟見大腿皮膚一般潮紅。又自背部至腰部。全現潮紅。腸骨櫛有八九個麻實大之出血點。背部肺與前部之變象相同。兩前膊見有麻實大之紅疹。脈性急大且緊張。脈數百三十二至。熱四十度。呼吸數稍多。因患者不安靜。不能計數。而精神猶明晰。

十四日。痰中血量益加多。結膜下竟全部出血。顏面潮紅。而半部變作灰色。全身出血點亦益加多。尿純是血。呼吸困難而數。比前增加。頻自言苦悶。脈性不正。緊張而軟弱。
十四日正午。舌乾燥帶厚苔。呼吸益促迫。脈性愈趨軟弱。全身出血點。到處皆是。前膊疹益加。
十四日夜。精神稍亂。呼吸不正。脈搏益弱。顏面半部呈黑色。下血尿。
十五日朝。精神如前日。加苦悶不能安靜。顏面全部呈黑色。胸部腹部大半亦變黑色。髮中疹流水液。全身出血點益加多。
十五日正午。諸症漸次增惡。呼吸困難。脈搏不正。遂漸趨於險惡。
十五日夕。下血便。諸症均益險惡。
十六日午前零時。心臟痲痺。遂以致命。

禁酒談

士方

德國柏林設有禁酒會。作禁酒訓誡十章。印於日用帳之簿面上。今且將編入教科書。俾小學生及其父母。知酒之爲害。茲錄其十章如左。

第一章。凡含酒醇之飲物。酒、麥酒、白蘭地酒等。決非康健人必用之品。

第二章。酒醇有害小兒。

第三章。凡含酒醇諸飲物中。所含酒醇之分量愈多。則其害愈大。故白蘭地酒最爲危險。

第四章。酒醇决非滋養物品。亦非振興身體者。反足激刺身體。使人易倦。

第五章。注意飲酒。而不加節制。則身體爲之痲木。腦筋爲之頑鈍。甚至竟因是而至於死。

第六章。如常飲酒少許。身內緊要機關。漸次虛弱。終亦夭死。

第七章。常飲兇酒。酒癮漸大。卒成酒狂。

第八章。酒狂奪人之風雅。代以狂暴。陷人於罪。

第九章。酒狂害精神之動作。而漸頑鈍之。

第十章。酒狂破壞家族之和睦。爲人生貧苦艱難之境遇。

譯者曰。德人之於酒禁。剴切若是。而以視吾國。純取放任主義。於是飲酒傷生者有之。酗酒滋事者有之。貽禍之烈。實難勝道。而一二士大夫沈溺其中。猶且引爲高尚。此有心人所以有增加酒稅。寓禁於征之議也。

寰球學生會演說

前晚寰球中國學生會。請美國史文君演説衛生要旨。畧謂衛生學不特係個人之强弱康甯。凡關於國家社會者至鉅。從前西國僅知空氣中有極微之害生蟲。無術以制之。近則漸知除蟲之法。此微生蟲。尋常惟見於肺癆喉痧等症。而於戰爭時爲更顯。二十世紀前。兩國搆釁。查得每五人中一人戰死。四人病死。在中日爭戰時。查知四人陣亡。祇一人病歿。日俄相爭時。則僅見百分之一個半病死。此爲研究衛生有效之實據。中國人對於衛生一道。研究尚少。近聞西藏中國軍隊感患疾病。死者甚衆。由此知中國如逢戰爭。必有十人病死。一人戰死。蓋不明衛生之故也。聞前美西交戰。計每年病亡數千人。後由衛生學家。考得一種蚊蟲爲之傳疫。此蚊在水中滋生甚繁。其性最毒。嚙之必病。惟將火油灌水則蚊死。而疫者漸少。中國有一種傷寒。皆係微生蟲所成。患此病之便溺。傾棄在河。則鄰近用此水者。皆受其害。欲防此患。須用沙漏濾水滲透。方可飲用。又凡市售水菓。大都以人糞澆灌培植。糞中設有微生蟲。則食者卽能患病。凡染病之人。有種種苦處。一耗費金錢。二錯誤時光。三不能動作。四備受痛楚。五看護妨時。六因病失業。至於貧困。七遺傳子孫。累及後嗣。故衛生之學。不可不深加研究。有一種人。於表面觀之。若無病恙。起居如常。惟覺身軀軟倦。作事不能振作精神。實因有病使然。須日習健身之術。庶可健康。又近者美國調査凡染花柳病之人。所生子女。瞎眼居多。貪歡遺害。深可痛恨。觀中國各省。均設城墻。用以防敵。不知城內鄰屋鄙比。街道狹小。汚穢堆積。較遇敵兵爲尤險。並未聞設法改良。又華人住宅臥室內。常見窗戶緊閉。床帳周遮。不透空氣日光。雖不覺其受病。而委靡不振之氣。皆由此成。是爲無形之病。人所不知也。按人口內噴出之氣。皆屬炭質。惟吸入者爲養氣。有益於身。故建造屋宇。以日光常透之處爲最宜。西人恒言在日光內十五分時。能抵一服補劑。良有以也。余聞英國有一牢獄。地甚狹迫。監犯有百餘人之多。隔宿觀之。死傷過半。此皆人口內吐出之炭氣爲害。可不懼哉。然炭氣之多寡。人不易知。惟習練健身者。在空氣中運動多時。而返入人多之處。始覺有一種混濁之氣。使之頭暈腦疼。久即閉目思睡。故健身術不可不練習。衛生法不可不研究云云。

皐甯中西醫院成立　由金陵中西衛生醫院院長吳君志奇回里創辦。蓋吳君熱心公益。以開通風氣爲己任。現地方公款無出。暫由吳君擔任。當蒙該縣知事出示曉諭軍民遵守院章。鄉人士咸稱其善云。

中華民國二年六月出版

中西醫學報

第三年　第十一期

本期之目錄

論說
- 廣東省取締醫務之原因　何焗俊
- 敬告中醫宜參考生理學勿專重內經　程國祥
- 論生活機能之發端　盧謙

學說
- 肺癆病之原因及豫防法　俞慶恩
- 肺癆病之警告十則　丁福保
- 西藥錄要（續）
- 內科類症鑑別一覽表　孫祖烈

譯稿
- 萬國衛生博覽會章程（續）

專件
- 江北醫學研究會緣起

叢錄
- 愛廬筆記（續）　胡運伯

本報全年十二冊本埠八角四分外埠九角六分上海派克路昌壽里五十八號無錫丁寓發行

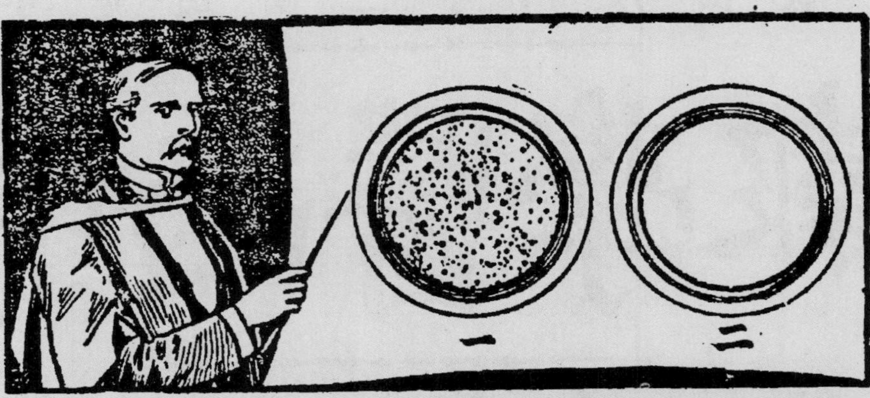

福美明達如何醫治喉痛

喉痛一症、諸醫者知爲微生蟲之故也、此種微生蟲浮沉於空氣中、最易吸入喉際、故欲療治或欲脫免此症之法、莫要於先殺滅此種微生蟲也、福美明達 Formamint 所有殺滅微生蟲獨步之功能、已常有人爲之作證、即如柏靈最著名之格致家、披阿可司該君、曾思最新奇之證據、用圖說以表明之、其法以玻璃二片、均塗以微生蟲最蕃盛之物質、其中一片、再塗以福美明達所融化之口津、然後將兩片玻璃露於空氣中、越二日後驗之、見第一片上所有使喉痛及傳染等病之微生蟲、其數倍增、而第二片上之微生蟲、毫無滋生、且所有之微生蟲、盡被福美明達所殺滅、此第二玻片、即表明凡服福美明達者、其口與喉所有之喉痛及他種傳染症之微生蟲、亦若是之消滅殆盡也、然購者務須購買真正華發大藥行之福美明達 Formamint 蓋天下惟有此藥、有如是之功效、此藥爲倫敦華發大藥行所獨製、每瓶五十片、整瓶出售、並不零賣、

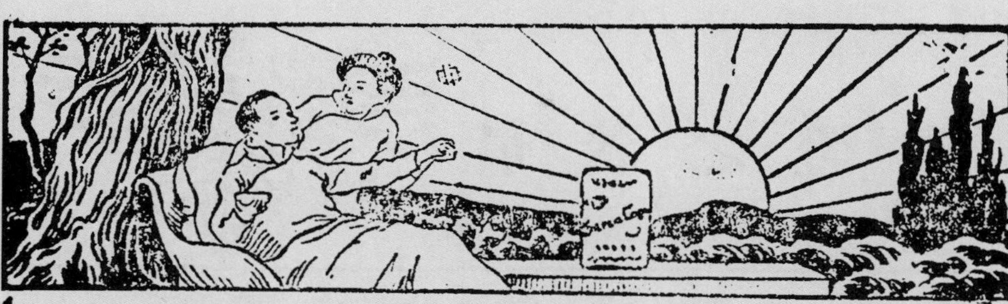

飼養病人

世界名醫皆核定散拿吐瑾Sanatogen延年益壽粉、爲無論病勢輕重、及患病初愈者、無上之食品也、其藥係用最純潔滋補之食物、與最有力滋補之藥料所修合、而實成爲補益腦部、及全體腦筋所必需之質料、所以散拿吐瑾延年益壽粉、有滋補調養之功、而能扶助病人速得復原也、　藍色脫新聞紙云、曾有許多證據、以證明散拿吐瑾延年益壽粉、爲使病人身體復原之食品、凡患諸虛百損等症者、服之更有裨益、　馮雷騰醫學博士云、余在醫院診疾、或出外行醫、常最喜用散拿吐瑾、Sanatogen延年益壽粉、與身體軟弱之病人服之、所奏功效、非常滿意、散拿吐瑾Sanatogen延年益壽粉、各藥房均有出售、

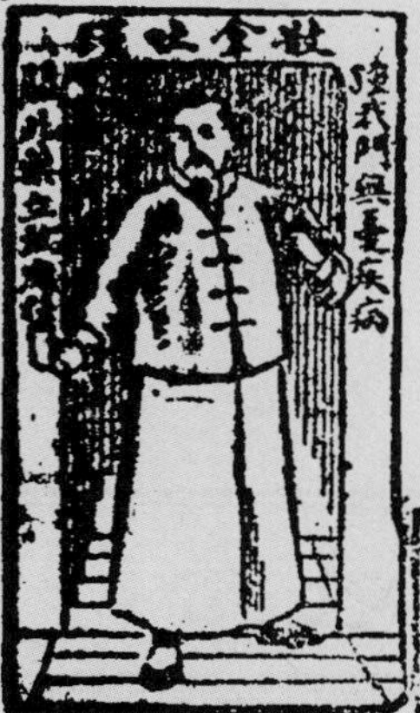

散拿吐瑾延年益壽粉

最著之證書

最著之證書

馮雷騰醫學博士、爲栢靈醫學大學堂內第一醫學講習所之掌教也、

馮雷騰醫學博士、於內科用藥一道、研究最爲專精、故其所致與製造散拿吐瑾延年益壽粉主人之保證書、於閱報諸君覽之、最有裨益焉、其言曰、余在醫院診疾、或出外行醫、常最喜用散拿吐瑾 Sanatogen 延年益壽粉、與身體軟弱之病人服之、所奏功效、非常滿意、

馮雷騰頓首

散拿吐瑾Sanatogen延年益壽粉各藥房均有出售

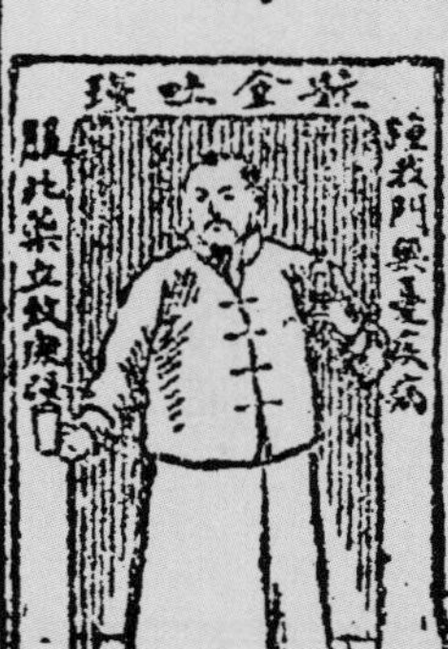

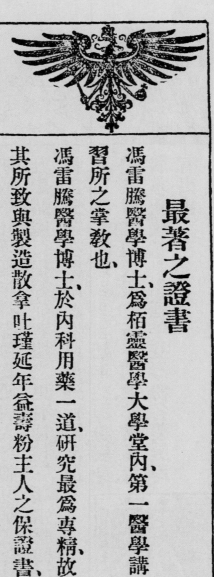

散拿吐瑾延年益壽粉

漢譯臨牀醫典

日本醫學博士筒井八百珠編纂、無錫丁福保譯述、全書分爲三十三門、一傳染病、二血行器疾患、三鼻腔疾患、四喉頭疾患、五氣管枝疾患、六肺臟疾患、七肋膜疾患、八口腔疾患、九食道疾患、十胃疾患、十一腸疾患、十二肝臟疾患、十三膵臟疾患、十四腹膜疾患、十五腎臟及副腎疾患、十六膀胱疾患、十七生殖器疾患、十八血液疾患、十九脾臟疾患、二十運動器疾患、二十一新陳代謝疾患、二十二末梢神經疾患、二十三脊髓疾患、二十四腦髓疾患、二十五官能的神經疾患、二十六中毒篇、二十七眼科、二十八耳科、二十九外科、三十皮膚病、三十一婦人科、三十二產科、三十三小兒科、是書有三大特色、凡各病之原因、症候、診斷、豫後、療法及處方、皆提要鈎玄、言簡而意賅、診病時檢閱之最爲便利、特色一、每一病名、而以吾國固有之舊病名及舊譯名附注於下、漢醫讀之、知近時之所謂某某病、即古時之所謂某某病、特色二、凡病名之下、注有西文、使習醫者之參考、特色三、末附中外藥名對照表、無錫萬叔豪編纂、分上下二編、此表有三大優點、漢文之藥名列於上編、以筆畫之多少爲先後、日文之藥名列於下編、以日本之字母爲先後、檢查極便、優點一、漢文藥名下注以日文西文、向日本藥房購藥、可用日文、向西洋藥房購藥、可用西文、優點二、凡藥物之別名及教會中舊譯名與博醫會之新譯名、均詳列於下、優點三、○每部實洋二元二角○總發行所上海派克路昌壽里丁福保醫寓○寄售處各省文明書局中華書局○各省之買書者書款從郵局滙寄郵票不收

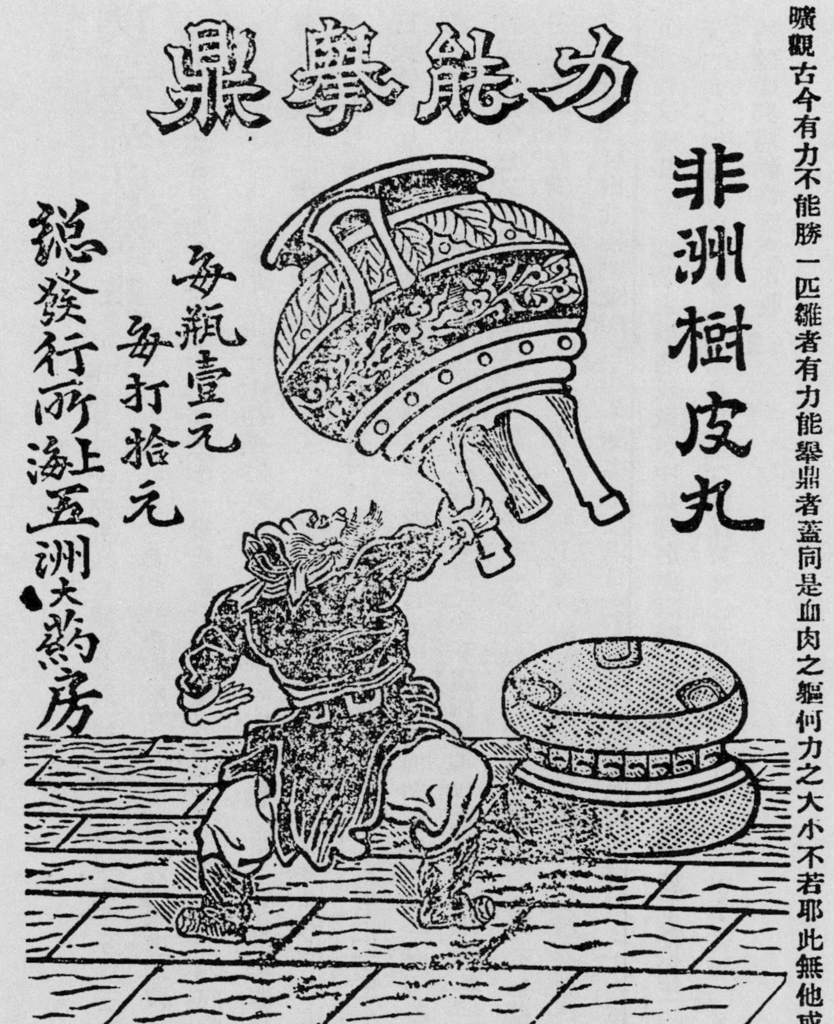
力能舉鼎
非洲樹皮丸
曠觀古今有力不能勝一匹雛者有力能舉鼎者蓋同是血肉之軀何力之大小不若耶此無他或因其先天巳虧後天又失調養以故精神日形疲敗腎部不固夢遺滑洩等病從此白出使有爲之身體與病魔藥爐共晨夕殊可惜也吾人欲脫離此危強健筋骨舍服非洲樹皮丸不足以覺其功能得服之者不旬日必見奇效則向之精神疲敗力不能勝一匹雛者今則成爲筋骨強健力能舉鼎之人矣是丸功力偉大久巳風行海外此與漁利輩人者要不可同日語焉
每瓶壹元
每打拾元
總發行所上海五洲大藥房

陳隊官曾受胃不消化之慘苦賴韋廉士大醫生紅色補丸得永久之醫治諸君亦可仿效之

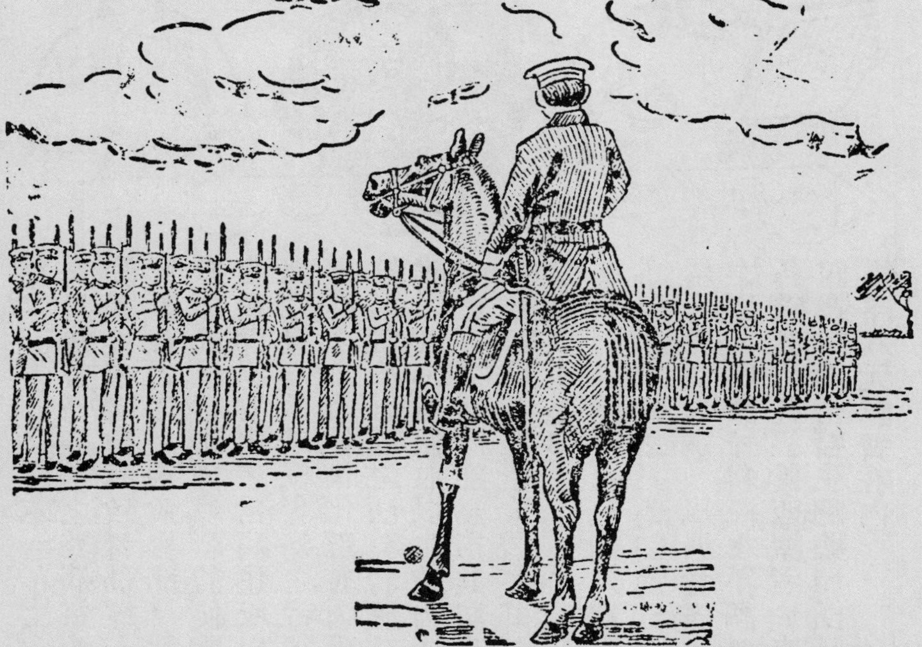

江西南昌前十五標二營後隊隊官陳煥勳君曾受胃不消化諸般之慘苦從前作事甚有興趣後則如負重任失其爲人之樂彼所缺乏者卽新鮮稠紅之血由消化部呼告之及至有人薦服**韋廉士**大醫生紅色補丸始得全愈焉陳君廣西桂林人茲將其自述之函錄後○其函曰六年前余曾患最劇之胃不消化症無心飲食雖茶水亦必嘔吐遍覓方藥輒無效驗幸承敝親告我**韋廉士**大醫生紅色補丸治疾之奇功並勸我至中和大藥房購服之甫服一瓶卽奏奇效於是按序續服直至胃不消化之病十分全愈今則身體更形康健胃部之病從無復發矣

韋廉士大醫生紅色補丸所以能治胃不消化之病者因其用稠濃潔淨之血使胃部有力也是丸治愈無數之患 諸虛百損 血薄氣衰 風濕骨痛 皮膚炸裂 以及婦科諸症矣

中國各處商店凡經售西藥者均有出售或直向上海四川路八十四號韋廉士醫生總藥局函購亦可每一瓶洋一元五角每六瓶洋八元郵費在內

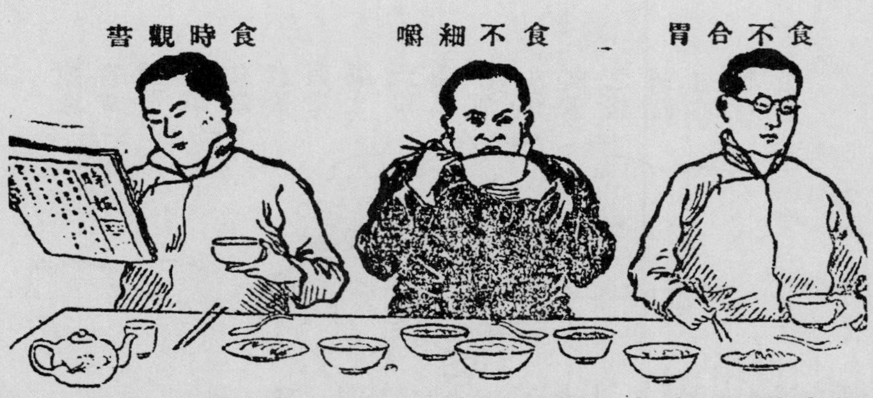

治之當用滋補之法

此三者皆致胃不消化之原由

食時觀書乃最壞之弊病每致患胃不消化之劇症食不細嚼囫圇呑嚥有時每致胃部經年受慘痛之苦擇不化之物而與胃不合者食之每致胃部反常而不安寧雖曰傷風咳嗽受寒血薄憂慮精神困疲皆能使胃有不消化之患而以上三者實皆致胃不消化之常病也或以爲胃病可以瀉藥治之此乃愚拙之見耳爾若受胃痛之苦須用滋補之物其物維何卽天然稠紅之血能使消化部有力腦筋强健得以筦理胃部者也然最正當治胃弱之法莫若服韋廉士大醫生紅色補丸此何以故因是丸能使血復生新力使胃部滋補胃口强健有進益消化之功輔助胃部易司其職也爾有患胃不消化之病乎宜於今日卽用韋廉士大醫生紅色補丸滋補之法以治之切勿因循自誤也是幸

韋廉士大醫生紅色補丸爲醫治一切凡由血不潔軟弱或腦筋失調所致之良藥卽如　血薄氣衰　諸虛百損　陽萎不舉　胃部失調　風濕骨痛　臀尻痠痛　胸部軟弱　皮膚炸裂　以及婦科經水不調各症服之莫不立奏奇功也中國各處商店凡經售西藥者均有出售或直向上海四川路八十四號韋廉士醫生總藥局函購亦可每一瓶洋一元五角每六瓶洋八元郵費在內

羅馬萬國衛生賽會金牌紀念大贈品廣告

謹啟者、鄙人譯刊丁氏醫學叢書百餘種、陳列於羅馬萬國衛生賽會、各國新醫書之陳列者、亦有數千種之多、經審查員詳細評定甲乙、鄙人醫學叢書、幸獲最優等獎憑、昨由駐義代表吳挹清先生、又遞到特別獎牌一面、值金一百五十佛郎、獎借逾恒、殊深慚戢、特備新舊書籍二千元、舉行羅馬獎牌紀念大贈品、自七月起、凡定閱中西醫學報一份者、(凡報費未還清者、不可索贈書)可索贈書一元、若勸人定閱醫報一二份者、可索贈書二三元、若熱心竭力推廣醫報者、可索贈書念元、所贈各書、其書目如左、凡書目中無名者、一概不贈、每書一部、定價若干、郵費若干、亦注明於下、凡索書者、書價不必寄來、而寄書郵費、則必寄下、凡無郵費者、一概不贈、第恐二千元贈品、一索即盡、閱報諸君、尚祈從速為荷、丁福保謹啟

謹贈各書書目如下

	原定價洋	郵費
高等小學修身教科書	一角	三分
初等小學國文讀本	七角五分	八分
初等小學本國地理教本	二角五分	三分
最新蒙學理科讀本	二角	三分
蒙學博物教科書	二角	三分
蒙學化學教科書	二角	三分
普通體操教科書	三角	三分
高等草書習字帖	五角	八分
最新世界商業地理教科書	四角	八分
東西洋歷史教科書	九角	一角五分

	原定價洋	郵費
中等西洋史教科書	五角	五分
中等西洋史地圖	六角	五分
新出國文典	六角	八分
普通學速成法普通學綱要	二角	三分
普通學速成法家政學	二角	三分
普通學速成法生理衛生學	二角	三分
普通學速成法物理學	二角	三分
普通學速成法化學	二角	三分
普通學速成法輿地學 普通學速成法史學	二角	三分

書名	價目	郵費
普通學速成法代數學	二角	三分
普通學速成法算術	二角	三分
普通學速成法動物學 普通學速成法植物學 普通學速成法礦物學 普通學速成法天文學 普通學速成法地文學	二角	三分
普通學速成法憲法 普通學速成法警察學	二角	三分
普通學速成法教授法 普通學速成法教育學	二角	三分
普通學速成法學校管理法	二角	三分
礦物學問答	五角	五分
物理學問答	五角	五分
普通警察法	九角	八分
各種警察章程	一元	八分
茶花女遺事	四角五分	五分
平面三角法講義	四角	五分
初等算術講義	七角	八分
初等算術講義詳草	一角	三分
初等代數學講義續編	四角	五分
初等代數學獨修書	八角五分	一角
初等代數學教科書	一元	一角五分
代數學問答	五角	五分
數學問題詳解	五角	五分
突氏大代數學詳解	六角	八分
普通新數學教科書	一元	一角五分
普通新代數學教科書	九角	一角五分
棣氏代數學十三卷	一元	一角五分
形學備旨習題詳草	四角	五分
形學備旨全草	一元	一角五分
代微積拾級詳草	五角	五分
新撰代數學講義	六角	八分
中等代數學講義	二元	三角
大代數學講義	九角	一角五分
譯學館代數學講義	一元	一角五分
物理學算法八卷	一元	一角五分
簡明幾何學教科書	一角	三分
簡明幾何畫法教科書	二角	三分
無比例線新解 方圓闡函拾遺	三角	三分

以上郵費指寄費而言如欲掛號須另加郵費五分

廣東省取締醫務之原因 代論

公醫生何高俊

醫學一科。關係至重。以人民之生命操縱於掌握中也。文明之國。莫不鄭重視之。而我國則反是。醫理固多虛。而業醫者品流亦太雜。常有讀書不成。謀生乏術。即稍涉方書。藉以爲糊口之計。醫途之腐敗。一至於此。良堪浩嘆。近日開明之士。知醫學關乎種族之强弱。非專門研究。不足以知醫。於是毅然攷求新學。其學成濟世者。固不乏人。而有種市儈之徒。僅襲醫學之皮毛。卽謬稱西醫。詭詐斂財者。爲數亦多。似此淆亂黑白。涇渭不分。貽誤蒼生。莫此爲甚。政府爲保衞民生起見。不得不嚴行取締。以盡其天職。然欲正本淸源。自應由醫學校入手。惟取締醫學校章程。業由中央教育部規定。故祇從西醫生暨關於醫務之西醫院、產科生、西藥房等辦理。特訂定章程。凡屬我醫生等。須呈明政府。核准立案。始得行世。是亦主持人道之意云耳。茲將各章程附錄於下。願我醫界一研究之。

廣東警察廳救傷傳習所章程

(一)凡紅十字會設救傷傳習所者。其教員必須以已立案之醫生充當。

(二)凡救傷傳習所。至少以六個月方得畢業。

(三)凡學習六閱月內至少須上堂聽講六十次。

(四)凡救傷生畢業後須赴本廳考驗。如果合格。即將文憑加蓋本廳考驗印信。

(五)凡紅十字會之救傷生。前曾在救傷講習所聽講六閱月者。准其隨時到本廳報名考驗。如果合格。即將該生前所得之文憑。加蓋本廳考驗印信。始准前往救傷。惟仍不得割症開方及施用蒙藥等事。否則控之於案。視其案情輕重。分別處治。如有因而誤命者。則以命案論。

廣東警察廳藥劑師立案章程

(一)凡藥劑師須年在十八歲以上者。方能充任。

(二)凡藥劑師須曾從學於立案之醫生或化學師。或已立案藥劑師配製藥料二年以上者。方得到本廳掛號考驗。如果合格。則由本廳發給證書。准其立案。

(三)凡立案領給證書者。須納金三元。

廣東警察廳西醫院立案章程

(一)凡醫院須在本廳立案之醫生最少一人常川駐院。方准立案。

(二)凡醫院必須先經本廳派員調查。如該房室無礙衞生。外科器具藥物等各敷用。

方准立案。

(三)凡醫院聘用之藥劑師。須領有本廳立案證書者。方得任用。至若關於調劑等事。則照調劑藥房立案章程辦理。

(四)凡在醫院病故者。該駐院醫生。須即塡註本廳所發之註死冊表。呈報本廳。或交與該段之警區。以便查考。

(五)本廳有監督醫務之責。得隨時派員到院調查。該院人等必須據實詳報。

(六)凡院內醫生。不得勒索病人或其家人。並不得與人行非醫理之下胎術。倘有此弊。一經查悉。或被告發。除由審判廳訊實懲辦外。本廳得取銷其立案。或令其暫時停業。

(七)凡醫院若遇傳染病命案服毒受毒等症。即須照醫生立案章程第五條辦理。

廣東警察廳產科生立案章程

(一)凡產科畢業生。須在產科傳習所得有畢業證書。經在本廳立案者。方准執業。

(二)凡產科畢業者。不得擅自稱爲醫生。祇得稱爲產科生。以符名實。

(三)凡產科生。不得用藥或用法以下胎孕。一經查出。或被告發。除由審判廳訊實懲

廣東省取締醫務之原因　四

辦外。本廳得取銷其立案。

(四)凡遇接生時。不得恐嚇迫勒產婦或其家人。亂用器具助產。致傷貽悞產婦母子生命等事。若有此弊。一經查出。或被告發。則由審判廳嚴究。或本廳取銷其立案。

(五)凡遇接生時。若遇有難產之事。不得妄行碎嬰術。如必不得已須用此術之時。必須商請已立案之醫生爲之。

(六)凡產科生。若遇後產血毒症。須呈報本廳。并卽停止接產兩星期之久。以杜傳染。

(七)凡立案者。須納案金五元。

(八)凡未立案之產科生。得以下開之條件待遇之。

(甲)政府不聘用。

(乙)不得擅掛產科生招牌行世。

(丙)不得控訴追討酬金。

(丁)凡關於法律醫案之事。不能在官廳作證。

廣東警察廳紅十字會立案章程

(一)凡會內之醫生。須經本廳立案者。方得充當。

(二)每會須有立案之醫生。最少三人。須其中一人常川駐會內。以便隨時救急等事。

(三)凡紅十字會。欲設留醫所者。則照醫院立案章程第二條辦理。

(四)本廳有監督醫務之責。應得隨時派員到會。實行調查。該會員等必須據實詳報。

(五)凡在報紙佈告成績。務將受傷者確實證據登告。不得以輕報重。

(六)凡未經本廳准其附設外科手術室之紅十字會。倘遇有需重要外科手術者。必須移往已在本廳立案之醫院調治。

(七)凡在會內病故及遇有命案服毒者。則照醫生立案章程第五條辦理。

廣東警察廳產科傳習所立案章程

(一)凡產科傳習所。必須在本廳立案。方得設立。

(二)凡產科傳習所。最少須有已立案之醫生充教員者四人。每星期統計教授時間。至少以二十小時爲額。

(三)凡產科傳習所畢業學年。至速以二年爲率。

(四)凡產科傳習所。須先備置產婦模型人體圖儀器及接生器具。方准設立。

(五)凡產科傳習所。須授產科一門。其教授之科學如下。

(一)體功學(二)體學(三)藥物學(四)看護學(五)產科學

(六)凡產科傳習所。須附設產科醫院。以便各學生臨床診驗。該院至少須有床位十二張。若遇有往外接生時。亦須攜帶學生。輪班同往。以資實驗。惟學生不能冒醫生之名自往。

(七)凡產科傳習所。須有學生十二人以上。方准設立。

(八)凡產科傳習所招生。須考選文理通順。年在十八歲以上者。方爲合格。

(九)凡產科傳習所。不得與人行非醫理之下胎術。倘有此弊。一經查悉。或被告發。則由審判廳嚴究。或本廳取銷其立案。

(十)凡產科傳習所內各生。凡與人接生。不得藉端恐嚇。漁利勒迫。亂用器具助產。致傷或貽悞產婦母子生命等事。倘有此弊。一經查悉。或被告發。除由審判廳訊實懲辦外。本廳得取銷其立案。或令其暫時停業。

(十一)凡產科傳習所之學生。必須至少親手接生十二次。臨床診驗四十次。方得畢業。

(十二)本廳有監督產科醫務之責。得隨時派員到各產科傳習所及產科醫院。實行調查。該所院人等必須據實詳報。

(十三)所中各醫生。若遇產後血毒症。須呈報本廳。卽停止接產兩星期之久。以杜傳染。

(十四)凡產科傳習所及產科醫院。未經在本廳立案者。須照章程更改妥善。務以請准立案爲止。否則在該傳習所及該學堂畢業之學生。一律不准立案。

廣東警察廳西醫生立案章程

(一)凡醫生務須在本廳立案。始准行醫。

(二)凡醫生有在醫館內自行配藥者。應照調劑藥房章程辦理。

(三)凡醫生不得有欺騙勒索病人等事。並不得與人行非醫理之下胎術。若有此弊。一經告發。或被査悉。則由審判廳嚴究。或本廳取銷其立案。

(四)凡醫生須將其醫治病故者。塡註本廳所發之死册表呈報。(死册表列後)

(五)凡醫生若診驗傳染病症。須卽將該症塡入本廳所發之傳染病册表。呈報本廳。若命案服毒受毒者。則呈報附近之警察區署。(傳染病死册表列後)

茲將各傳染病症列左

(一)瘟疫 plague (二)霍亂 Cholera (三)眞痘 Small pox (四)獸瘈Hydrop-hobta (五)鵝喉 Diphtheria (六)痲瘋 Leprosy (七)癥症 Typhcid Fever (八)產後血毒症 Puerperal Fever

(六)凡立案者。須納立案金十元

(七)凡未經在本廳立案之醫生。其待遇以下方之條件。

(子)政府不聘用。

(丑)不得擅掛西醫生招牌行醫。

(寅)不得開設西醫院。

(卯)不得開設西醫藥房。自行配製藥劑。

(辰)不得控訴追討病人醫金。

(巳)不得簽註死冊。

(午)凡關於法律醫案之事。不能在官廳作證。

(未)不得擅用及買賣西藥房章程內所列之毒藥品。

(申)不能充當紅十字會醫員救傷診症。并產科傳習所教員。

(十四)凡有醫治斃命者。則裁判所得以命案而審斷之。

廣東警察廳調劑西藥房立案章程

(一)凡西藥房必須有曾經在本廳註冊立案之藥劑師一人。在該藥房專司配製藥劑等事者。始准立案營業。

(二)凡藥房之無藥劑師者。則必須有曾在本廳立案之醫生。專司配製藥劑等事。方准立案營業。

(三)凡立案之藥房。偶因已立案之藥劑師。或立案之醫生他出。則別人不得擅自配藥。如有錯誤。除嚴辦擅自配藥之人外。仍惟該立案藥劑師或該醫生是問。以昭慎重。

(四)凡下列各種毒藥。及其所配製同類之藥料。除有立案之醫生化學師藥劑師之藥單購取外。其餘概不得買賣。

(一)嗎啡　(二)巴豆油　(三)排羅加邊　(四)佛加兒𦰡　(五)輕炭淡酸　(六)菸葉𦰡　(七)丫片　(八)䃜石　(九)曲見　(十)烏頭𦰡　(十一)士的年　(十二)伊打　(十三)馬前子　(十四)猶肯　(十五)丫刀邊　(十六)後

馬刀邊菲　(十七)丁茄　(十八)汞綠毒　(十九)淡氣甘油　(二十)逼路度先　(二十一)亥歐賽民　(二十二)洋斑蝥等類　(二十三)亞甫麼非　(二十四)丫司連　(二十五)哥羅方　(二十六)鈹質類

(五)毒藥料毒劑。無論賣出或存貯。俱須用紅紙或紅字。書明毒藥二字。以示識別。

(六)凡醫生藥單。必須過簿登記編號。並註明係屬某醫生之方。以備査考。並須將其號碼及藥劑之用法。照單書明。貼於藥罇盅盒等面上。

(七)凡遇醫生藥單中有誤開者。或分劑數過重等不符合者。即須先報知該醫生更正。或待其詳覆。方能配製。倘若草率配劑。則按章究罰。

(八)凡遇醫生藥單交到。如無第七條之錯誤者。須從速依足原單配劑。不得私自加減。或用別種同類之藥替代。

(九)凡犯第一條第二條規則者。則控之於案。處以罰金。由五十元至二百五十元。然仍須照章請准立案。否則勒令停業。

(十)凡犯第三第五第八條規則者。則視其案之輕重。輕則處以十元至一百元之罰金。如因此致人斃命者。則應以命案論罪。並取銷其立案。

（十一）凡犯第四條規則者。處以五十元至五百元之罰金。如屢犯者。則取銷其立案。

（十二）凡犯第六條第七條規則者。處以十元至一百元之罰金。

敬告中醫宜參考生理學勿專重內經

函授研究社畢業　青木醫院實習生　程國祥　可均

書曰。舊染汚俗。咸與維新。易曰。易窮則變。變則通。通則久。仲尼曰。溫故知新。可以爲師。聖經賢傳。博大奧深。後生末學。原難得其眞詮。然細玩其語中之趣味。尋繹其立言之主旨。確有使人舍其舊而新是謀之眞意存乎其間也。在古昔聖賢。豈眞好爲是厭故喜新之說者。夫亦以審乎時。迫乎勢。有不得不變者耳。我國向以閉關自守爲主義。凡百科學。無所比較。無比較則不自知其優劣。所謂不登泰岱。雖培塿而亦以爲高。不涉江海。雖細流而亦以爲大。故夏蟲不可以語冰。拙於時也。螳臂不足以當車。囿於力也。凡百科學有然。我醫學亦何獨不然者。墨守一說。卽可爲醫學大家。朱張劉李。名冠一時。或則以醫聖自居。或則以良醫自命。夜郎自大。良有以也。今何時乎。非中外交通之時代乎。各種新學說之潮流。駸駸乎隨大西洋。渡黃海岸而輸入於亞東大陸。迺我醫界。猶復墨守舊說。故步自封。而輒靦然號於衆曰。我能是是亦足矣。噫若而人者。非特。

敬告中醫宜參考生理學勿專重內經　十二

爲識者所不取恐并不免貽外人以訕笑之資日本之變法也一兵二醫惟兵與醫死生之大皆足以移民視聽者也丁此二十世紀世界日趨於文明萬事更新世風丕變卽我國數千年來以皇帝二字爲無上之尊稱今巳廢棄之而不用而易之以大總統陰曆改而爲陽曆專制改而爲共和其他改變之事項不勝枚舉我醫界正宜乘此難得之機會鄙夷其舊學說趨重於新學說以競爭爲進步以改良爲目的於醫學史上留一革命之新紀念詎非醫界前途之幸抑亦國家前途之幸也且也競爭者於今日爲最流行之美名國家非競爭無以致富强人羣非競爭無以促進化政治非競爭則日卽頹靡而如醫學非競爭則難期發達改良者與守舊立於對待之地位農業不改良必歲饑洊臻工藝不改良必利權外溢兵律不改良則勁旅難成而如醫學不改良則關係最鉅競爭也改良也此說固非一人之私見實爲世界上一般人士所共認回顧我國醫界除一二最少數之醫家對於醫學上能注意競爭能實行改良以靳與醫學發達之德日等國並駕齊驅謀於醫學上占一席之位置而此外醫界之不知競爭爲何物改良爲何說者則實居其最大多數是直國家前途之不幸卽醫界前途之不幸也吾因之有所思吾不能無所感我國醫界中醫諸君非素崇拜內經者乎非素崇

拜內經而以爲不可不讀之書者乎不知內經非黃帝所作乃秦漢間之僞書丁仲祜先生已引證確鑿以攻其僞茲細考其立說悖謬之處甚多擇其尤關緊要者而說述之如肺五葉也而以爲六葉肝五葉也而以爲七葉脾居左也而以爲居右肝居右也而以爲居左心運血也而以爲神明之主腎主溺也而以爲藏精之府是其對於肺臟肝臟則竟誤其形狀對於脾臟肝臟則竟誤其位置對於心臟腎臟則竟誤其功用而至於精囊居膀胱之後膵臟居胃腸之後則竟并其名而不知其可笑而可怪者爲一種陰陽五行等之名詞充塞於字裏行間試畧舉一二以言之有如曰某病應太白星某病應熒惑星曰已亥之歲君火升天子午之歲太陰升天丑未之歲少陽升天此種讖緯之說舛訛駁雜莫可究詰以致學醫者之讀其書如鼷鼠入郊牛之角愈入愈深而愈不得出理既悖謬想亦拙劣即使一日學成出而問世安望其爲人治病能起沈疴而收良好之效果至近世生理學則不然如骨骼系統如筋肉系統如皮膚系統如呼吸系統與循環系統及消化系統等類皆朗若列眉洞若觀火而又發明膵臟之功用謂其能會同膽汁化食物之油類腸間有吸液管無數能吸收精液以運行於周身餘復詳言腦筋之功用謂身體之各部分皆有腦筋纏絡凡目之所以能視耳之所以

能聞鼻之所以知香臭舌之所以辨酸鹹心之所以能運血胃之所以能消化手足之所以能動作肌膚之所以知寒熱痛癢以及記憶謀慮等無一非腦筋之功用諸如此類則其所發明者豈僅足以補內經之不足而已也倘我國醫界中醫諸君能竭力研究此書不專注重於內經而於內經之是者存之內經之非者則去之兩相考證窮源究委則以此行醫何患其不爲上醫以此治病何患其不能愈病斯在我國醫界中醫諸君順時勢之潮流以善自變通之而已嗚呼一命亦關天地之和匹夫而補陰陽之缺醫所負擔之責任至重且大三指之下爲出死入生之關頭凡我國醫界中醫諸君當於醫學上時時以競爭爲心時時以改良爲念勿偏重於舊學說而置新學說於不顧如是則我國醫學庶有發達之一日而得見有長足之進步否則如狃於一孔之見而或以新學說爲不足恃以舊學說爲不可廢一任醫學之腐敗達於極點而不致力於競爭不從事於改良則我國醫界中醫諸君其不至居於天演淘汰之列者幾希諺有之曰良言苦口利於病忠言逆耳利於行祥之所以作此忠告而不憚煩者亦不過望我國醫界中醫諸君能競爭能改良而不致草菅人命則得之矣初非喜作此過甚之言也書至此客有難者曰如子言頗近似有理未可厚非但近世紀所刊行新學說

之醫書如生理學等其長處在以實驗勝至我國所有舊學說之醫書如內經等其長處則在以理想勝舊學說中之內經一書而既以理想勝則似不容輕視何則緣此內經者歷代相傳熟讀此書而成所謂名醫者幾於無代無之何子今忽薄視內經而重視生理學之甚也則答之曰唯唯否否子所謂舊學說之醫書如內經等其長處在以理想勝而不可輕視以吾思之正惟以其以理想勝而謂其不可盡信也蓋僅據理想以立言則當其著此書時恒不免蹈嚮壁虛造之弊若新學說之醫書如生理學等則不然研究人體之構造及人體內生活之現象事事必經數多之實驗始發明前人之所未發要非嚮壁虛造者所可同日而語也客無言而退以此論之我國醫界中醫諸君其急宜參考生理學而勿專重內經也彰彰明甚敢謹貢其一得之愚以當忠告知我罪我所不計也

寡慾

食之慾也。見鹽梅之狀。則輒有所吐而不能禁。見盤餚之盛。則若有所呑而不能遏。飢思啖牛。渴思飲海。故慾之於人也如賊。人之於慾也如戰。譚子

愚者之養魚鳥也。見天之寒。則納魚於溫湯之中。而棲鳥於火林之上。水木者。所以養魚鳥也。養之失理。必至焦爛。聲色芳味。所以悅人也。悅之過理。還以害生。劉子 名晝字孔昭

夫蜂蠆螫指。則窮日煩擾。蚊虻噆膚。則通宵失寐。外疾之害。輕於秋毫。人知避之。內疾之害。重於太山。而莫之避。是棄輕患而負重害。不亦倒乎。劉子

論生活機能之發端

盧謙

第一節 原素及化合物

凡物。分之則其質。全相異而爲二個。以上之物。者名之曰複體。或名之曰化合物。其不得分。分爲異質者則名之曰單體。或名之曰原素。故原素者無論用何種方法決不能變爲他物。化合物者可由他種方法（化學家名之曰分析法）而得以分其原素。譬之原素者恰如字母化合物者恰如字母之相拼而成言語文字也。原素之數今世所已知者。凡六十餘。由原素相集而成之化合物。其數之多殊不可測。卽如酸素窒素炭素水素。硫黃燐鐵銅鉛錫水銀金銀等。皆爲原素。如水食鹽酒精砂糖等皆所謂化合物也。蓋酸素窒素金銀之類。初不得而分之而至於水則可分爲水素與酸素食鹽可分爲鹽素與那篤僧謨。酒精砂糖及油可各分爲炭素水素酸素之三原素。

人類及他生物之身體。其組織或液體中必含有幾種之化合物由分析法可析而出之。此名之曰化學的成分例如石灰質與膠質共爲骨之化學的成分。如鹽酸及百弗聖。爲胃液之化學的成分。蓋原素相集而爲化合物。化合物更相集而爲生物之組織或液體。

第二節 物質及力

凡物用力碎之則成小片再用力而續碎之則成粉末至其不能再碎之細物物理學者則名之曰分子分子爲成物之原小至微塵黴菌等大至山川日月等無不由此分子而成分子之相集而成物也有三種之形狀其一如石分子之相着甚固而不易離則名之曰固體其二如水分子之相着不固隨其所容之器而變其形且有流動之性則名之曰液體其三如空氣分子常相離而易於擴張則名之曰氣體或名之曰瓦斯體

如前所云原素相集而成化合物分子相着而成物體其故何也皆力爲之也蓋力者動作之起原凡現於天地之間皆基於力也物之動靜皆力之所爲熱光電氣亦力之變也然力又有潛於物中而不顯於外者此類之力名之曰潛力或名之曰靜力其成動作之力（運動熱光電氣之類）名之曰活力或名之曰動力但潛力有時亦變爲活力活力有時亦變爲潛力

第三節 生物及無生物

世界上之萬物中有有生命之物與無生命之物其有生命者名之曰生物無生命者

名之曰無生物例如金石土水之類卽所謂無生物如人獸鳥魚蟲及草木等類皆所謂生物也

凡生物由同類之親而生自外攝取養分而貯之於中次第發育而至於成長其後則終歸於死滅然又產同類之子而綿延其種令不絕於世其類益增殖而遍於世界蓋人獸鳥魚蟲等類無不皆然而至於草木之類亦先蒔種於地中自地中攝取養分而出芽次第生根生莖生葉開花結實實內貯種取此種而蒔於地中仍能如前次之發育成長然其所異者草木之類唯固着於其處而不能自轉於外并不能感知外物人獸鳥魚蟲等類則不然能動而得以自變其位置并能感知外物故世界上之一切生物亦有二種之別如人獸鳥魚蟲等類總名之曰動物其他如草木之類則總名之曰植物

第四節　細胞及組織

生物與無生物不特其動作不同其體之成立亦大異卽生物之體由細胞而成等級最低之生物（如黴菌之類）唯由一個之細胞而成等級漸進則細胞漸多而造成數多之器官蓋細胞爲一生活之機體由原形質而成其中含核外有被膜包之非用

論生活機能之發端　四

微鏡則不能見也

細胞爲生物之基原其自營之動作有三一自能運動且變其形二自外吸養分於體內而同化或類化之以爲己之成分三自能繁殖

凡細胞自中出液(名曰細胞間質)互相集而成組織營爲固有之機能但組織之種類不一有種種之區別今舉其主要者則上皮組織筋組織神經組織結締組織彈力組織脂肪組織內皮組織骨組織及軟骨組織之類是也隨是等組織之異而細胞之種類亦異如上皮組織由扁平多角形之上皮細胞或圓栓狀之上皮細胞而成筋組織由延長之筋細胞而成骨組織由骨細胞軟骨組織由軟骨細胞結締組織由結締織細胞而成

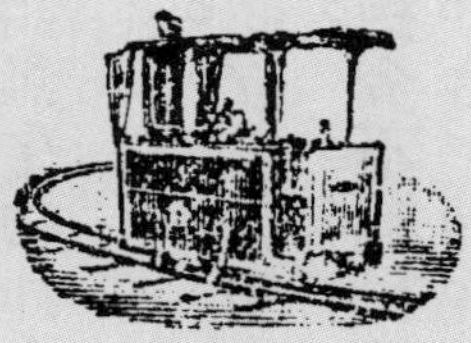

肺癆病之原因及豫防法

俞慶恩 鳳賓

吾國癆瘵之蔓延。日甚一日。吾同胞之死於癆者。每十分鐘內有十七人。每年死亡八十九萬五千八百餘人。曷由知之。曰以上海北市之統計推算而知之。上海北市之本國民數。爲四十九萬餘人。每星期中死於癆者。計自十六人至二十餘人。故每日平均死三人。吾國民數爲四萬萬餘。若以上海之比例計之。全國因癆而死亡者。每日不下二千四百四十八人。故每十分鐘計有十七人之多。美國統計。死於癆者每三分鐘有一人。卽十分鐘內三人强。吾國幾六倍之。恐其實數尚不止此也。每年耗費財產幾何。傳染人數幾何。加增困厄幾何。我未暇計也。西人畏癆。如臨大敵。吾人則熟視無覩。漠然不加察焉。若不早爲之計。則癆之猖獗。將益甚。吾人之生命益危矣。吾人之困厄。將日增而月盛矣。故不可不講求免癆之法。以防禦之。欲免癆症。請先溯源流。繼論原因。後及豫防之法。以冀掃蕩斯疾。共享期頤。願與同胞討論而研究之。

中國肺癆源流

世界上癆病最盛之國。莫我國若。而研究肺癆。亦以我國爲最早。蓋距今四千二百餘年。古之醫家。已有論及者。黃帝素問。名之曰五虛五勞。靈樞經謂之爲四脫。有精脫。津脫、液脫、血脫之區別。扁鵲難經。謂之爲虛損。攷其意義。莫非癆瘵也。漢張機金匱要畧。以虛癆名之。華佗中藏經之論虛病虛勞傳尸勞傷。皆癆瘵之分類而發明傳染之危險及原因病狀。精詳周備。雖越千載。亦莫能踰焉。

華佗傳尸論之言曰。人之血氣衰弱。臟腑羸虛。中於鬼氣。因感其邪。遂成其疾。其候咳嗽不止。或胸膈脹悶。或肢體疼重。或肌膚消瘦。或飲食不入。或吐利不定。或吐膿血。或嗜水漿。或好歌咏。或愛悲愁。或顛風發歇。或便溺艱難。或因酒食而遇。或因風雨而來。或問病弔喪而得。或早走暮遊而得。或因氣聚。或因血行。或露臥於田野。或偶會於園林。鍾此病死之氣。染而爲疾。故曰傳尸也。

唐之孫思邈論虛癆有五癆、六極、七傷等稱。其時始有肺癆二字之名詞。至宋之嚴用和。名詞更複雜。以癆瘵、傳尸二者爲總稱。別而言之。曰骨蒸、殗殜、復連、屍疰、毒疰、熱疰、鬼疰。

嚴用和曰。(上畧)若究其根。惟心肺受蟲嚙。禍之甚也。治法先宜去根。次須攝養調治。亦有早灸膏肓兪崔氏穴而得愈者。若待其根深蒂固而治之。則無及矣。

有區之爲二十四種。或分之爲九十九類。各以其病狀之變幻而區別之。元明諸子。各有發明。徐春甫之古今醫統。論及蟲候。曰肺蟲狀如蠶。令人咳嗽。故吾國醫家。於肺病之傳染及臟腑之癆蟲固早已知之惜無顯微鏡聽肺筒解剖術以補助其研究否則窺測病源發明療法。或不落西人之後也。

西洋肺癆源流

西洋太古時代巴比倫亡國之後。其殘碑遺礫中。載醫藥學術頗多。其時已有癆症。紀元前千五百年。即周成王時。馬西著舊約之利未記申命記二書。俱載天降斯癆。責罰惡民。以勸戒百姓。是爲三千四百年前西洋有癆之確症。紀元前五百年。即周敬王二十年。希伯來法典禁民烹食患癆之牛羊。紀元前四百六十年。至三百七十三年。即周貞王九年至赧王四十二年。希巴格拉底發明肺病之病狀及傳染之可危。并以遷居異地。爲治癆之一法。紀元後一百三十一年至二百〇一年。即漢順帝永建六年至獻帝建安六年。該倫發明肺癆宜居高原。其後一千四百年中無甚進步。至一六九五年。即康熙三十四年。雪爾維司解剖肺癆。始知結核與肺臟之關係。勒許彭傑明於一七八三年。即乾隆四十八年。著肺癆之原因及療法。主張體強宜攻。體弱須補。一八一九年。即嘉慶二十四年。蘭乃診肺用聽筒。且於肺病多所發明。其論結核潰爛瘰癧及傳染之狀況至今推重蘭乃之徒馬頓。主張運動及戶外居住之良法。十九世紀末葉高頓賚蘭明等利用接種之術。以患癆者之痰涕血液腺肉一一注射於兎。均可使之傳染。至一八八二年。卽光緒八年。德國某城之衞生官郭霍洛勃忒。發明肺癆之眞原因卽結核菌。至一八九〇年。卽光緒十六年。郭霍又發明結核素。爲療癆之一法。

肺癆之旁因

人之患癆。必先有種種原因。使於不知不覺時。肺臟漸弱。肺菌侵入。病卽成焉。若欲豫防。不可不先審其原因。請先論種種旁因。

地理　地球各國。均有癆瘵。南極北極及高原山巔則甚少。溫帶最多。赤道各地。雖不多見。偶或有之則傳播甚速。

人種　無論黃白棕紅黑均有此病。邇來白種較少。黃種甚多。亞美利加之黑人及檀香山之土民。以及蠻族不文明之人民。染癆甚易。尚有父母產自異國者。其子女俗呼兩合種。染癆亦易。

月令　一年之中。易染肺中諸病之時。在夏季。而癆之傳染。亦以孟夏仲夏季夏三個月爲最烈。而患肺癆病者之死殤。亦以夏季爲最多。

年齡　自幼至老。隨時均可受肺病之侵。大率在十歲至四十五歲之間。爲最多。此三十年內。因癆而死者占死亡數三之一。人生最寶貴之光陰。莫如此三十餘年。修學在此時。辦事在此時。成功立業在此時。若染肺癆。是爲人生最不幸之事。

居處　居於人煙稠密之市場。肺癆易於傳染。若在荒僻曠野。清新空氣多。穢濁空氣少。肺癆卽鮮。

男女　西洋統計表中。患癆者男多而女少。吾國如何。不敢武斷。近今美國村鎭間。患癆者女多於男。

職業　職業與肺癆亦大有關係。如刻石業之吸石屑。彈綿業之吸絮維。石灰業之吸灰粉。均爲傷肺之職業。尙有吸納毒氣之職業。如化學工場中人與開礦工人是也。吹玻璃業之傷肺細胞。吹喇叭者之易吐血。敎師多吸粉筆灰。醫家多與病人接觸。亦爲有礙於肺之職業。塗壁工揩拭牆壁時。多吸塵埃。業皮貨業者搬弄皮革。灰屑刺鼻。多入肺部。製造香煙之工人。以及買賣舊貨。販運破布垃圾諸業。均易傷肺。職業中有常坐而不運動者。如司賬書記謄綠之事。以及縫級刺繡等業。皆使肺部鬱而不舒。若辦公之處。人稠地狹。無通風之法。無採光之術。穢氣薰蒸。肺臟必受病。或職業中。必須經受大熱大冷。與屢受冷熱不調之變者。肺亦易受病也。更有用腦過度。勞力太久。雖已疲倦。猶需繼續。無片刻之休息。須臾之作樂。必至釀成癆瘵。犧牲性命而後已。有益於肺之職業。莫如航海家漁人舟子。橈船撃槳。甚合衞生。更有山林伐木之業。測量山川之事。以及耕田種植。既避塵囂。又得清氣。肺部必强。全體亦健。自然之理也

貧窮　貧病相聯。幾成通例。而於肺癆更屬顯著。蓋下流社會。工作之時既多。得值復少。雖欲衞生。亦無財力以支之。以致起居污穢。飲食不潔。肺臟陰受其損。終至釀病。尚有貧窮無告之民。衣食不給。乞丐度日。夜無居宿之屋。此輩尤易得肺癆。且能散布癆菌。殃及社會。故貧窮亦一原因也

習慣　污穢不潔之習慣。大足以損肺傷身。耽於煙酒女色。肺亦必病。至於情竇早開。童年手淫。斲賊身體。莫此為甚。癆必乘之。若晏眠晏起。俾晝作夜。不受陽光。不吸清氣。或終日獨居一室。足跡不出戶庭。桎梏其活潑機能。無從運用其體力。則肺必日萎。或作事無定時。及須用長力之事。其人必疲久且成癆

遺傳　男子患癆。其精蟲與精液。有時含菌。婦人患癆。其子卵及胞血。亦有時含菌。均可遺傳。

公共地　衆人聚集之處。如戲館茶樓。工場局所。若不行通風衞生。亦爲傳染疾病之地。公用之手巾。煙筒茶碗。有時含菌。用者宜慎

禽獸蟲豸　禽獸在野。常居空曠之地。本無癆症。若在動物園中。獅虎狐鹿鴟鴞鷹鶴。偶有癆者。尋常牛豬貓犬。亦有患者。驢羊巴西豬。鮮有染癆鼠類則雖施接種之術。亦富於抵抗力。蠅蚊蟲豸。可爲傳染之媒介。鱗介爬蟲。亦時或染之。故禽獸蟲豸有時爲直接間接之染癆原因也。

肺癆之主因

肺癆之主因爲結核菌即吾人所謂癆蟲至微至纖。無顏色。狀如桿。不能自動。粗細長短不一。一枚之長。平均爲〇·〇〇一五至〇·〇〇四米立米突。最小者須接連六百六十六枚。始成一米立米突。取一千六百萬枚。乃可鋪徧郵票一枚之面。結核菌有四種。曰人癆菌禽癆菌牛癆菌鱗癆菌。菌之生殖須賴五端(一)適當之溫度須有攝氏二十九度至四十二度。如得人身之體溫即三十七度。孳生尤速(二)潮濕(三)適當之養氣(四)幽暗無光(五)食料之含淡與燐者。有此五端。其生必蕃。故在人體之內。癆菌最適於蕃殖菌在空間常潛伏於塵埃內。痰涕亂吐。便溺亂遺。亦爲發生肺病之

原因。乳媼之染肺癆者。易由乳汁傳染於嬰孩。病牛之乳。亦含癆菌。不可飲也。癆菌之所畏者。

一　爲陽光。可以直接使其死滅

二　爲清空氣。可以解散其集合體。

三　爲消毒防腐滅臭之品。使其不能生存。

四　爲烈火。可以焚滅之。

五　爲乾燥。必須十分乾燥。則菌不能活。蓋菌爲纖微之物。得些微之濕氣。卽可以使其生存。

六　爲養。三譯名亞鈍。亦稱臭養氣。曠野之中。時有此氣。可以滅菌。

七　爲潔淨。菌之所生。全賴有機物質。若常潔淨。有機物質。無逗留之地。卽菌所不能蕃殖之地也。

結核菌之生活力甚强。其抵抗力亦富。知己知彼。百戰百勝。不避瑣屑。請縷陳之。

一　據康乃之說。用攝氏表五十五度。卽華氏一百三十一度之熱汽。經六點鐘之久。僅能致此菌於死地。據歇爾之說。若用燥熱。則攝氏一百度之熱。經一點鐘之久。未足以滅菌也。其抵抗熱度之力如此。

二　若用冰度之冷。加諸此菌。不僅不能滅之且其凶惡力亦不減少。據高底之說。曾將含有癆菌之物。置於冰點之度。雖經數星期之久。而菌之猛力。猶未稍減。其抵抗寒冷之力如此。

三　菌雖畏燥。若一團濃厚之痰。吐於地。其外層雖漸乾燥。中間之質。固未遽燥也。故其傳染之力。須經六個月至八個月之久。或可消滅。據口司戴之實驗。藏書樓中書本上。含癆菌之塵埃。八日之後。尚能傳染。十四日之後。始無傳染力。其抵抗乾燥之力如此。

四　據蘁泰米司之實驗。曾將癆菌置於至潔淨之水內。經五十日之久。尚能生活。其耐飢保生之力如此。

五　據高底之試驗。曾解剖癆屍。剜其肺與脾。經兩月之久。腐爛已極。注入獸體。尚能傳染。癆菌之能抵抗腐爛如此。

六　尋常菌類。每遇他菌。不能競爭生存。柏勒盾曾將膿線菌混合於肺癆菌中。而肺癆菌仍能孳生。未見減少。其競爭生存之力如此。

七　胃汁可以滅菌。以其有鹽酸也。若癆菌入胃。不久即須由胃而入腸。據福克之說。其居胃之時無多。故菌不能消滅。其抵抗鹽酸之力如此。

八　郭霍以强烈之陽光。直照於薄層之癆菌培養基上。經數分鐘。菌方盡死。若在室內分散之陽光中。則須經五日至七日。菌始殲滅。密乃穀曾將含癆菌之痰。曝曬於烈日之下。經十五點鐘。菌尚猛健。至二十四點鐘之後。方無生命。菌之抵抗陽光力如此。

九　尋常黴菌。一經消毒品。即無生存之力。若論癆菌。則其抵抗力甚强。歇爾用石炭酸溶液百分之五。未能滅之。鮑爾濕云。須用辣少爾溶液百分之二。始能撲滅。其抵抗消毒之力如此。

菌入人體之三道

結核菌之侵入人身。其道有三。

一由呼吸直達於肺。（空氣之含塵埃癆菌者、入肺成癆、）

二由飲食導入胃腸。（不潔之飲食、若含癆菌、亦能釀成癆瘵、）

三由膚膜感入血液。（皮有小孔粘膜損傷及不潔之種痘文身、癆菌接觸、傳布全體、）

三者之中。以由於呼吸傳染者爲最多。

肺癆之豫防

核菌縱強。癆瘵縱烈。吾人苟有百折不撓之毅力。以防禦之。則人定可以勝天。肺癆可以絕跡。西洋衞生家。期於五十年中。實行衞生。掃蕩廓清之。而於統計表上。此十五年內。已著成效。蓋一八九〇年。卽光緒十六年之統計。死亡數中。七分之一係因癆瘵。一九〇〇年。卽光緒二十六年之統計。因癆而死者。占十之一。可見實行衞生之法。癆瘵不難撲滅。今亟論豫防之法。盍恪守而遵行之。

個人豫防法

人生於嬰孩時。卽當注意於衞生。不可使癆菌侵入。若母有癆瘵。嬰孩不宜與母同牀。更不可由母親自哺乳。須雇康強之乳媪以代之。手指不宜任孩揷入口內。因指甲藏垢。手指有汚穢也。并不宜授以食品。使持而咀嚼。恐混食不潔之物。無益有損。更不可用大人嚼爛之物。送入兒童口內。凡人之性。無不鍾愛嬰孩。與之接吻。最爲危險。因成人口中及鼻端之微生物。均可隨吻而入嬰孩之口。若接吻人有癆。嬰孩卽爲傳染。烏可不防。至灑掃甚合衞生。而掃帚雞毛帚。名爲去穢。實則使灰塵飛颺。均不宜用。兒童所居之處。更當用濕布揩拭。患癆者之室內。須使兒童遠避。若在入學年齡。而體質不健者。急宜培養。假使勉強入學。則易染疾病。若鼻管不通。或咽喉生核。宜速療之。否則阻隔空氣之出入。於吐故納新。呼吸換氣。大有關礙。若頸有核。口有蛀齒。卽當醫治。以免黴菌之侵入肺部。衣領宜寬。窄小之衣。緊縛之帶。阻礙呼吸。均不宜用。胸部挺出。背脊宜直。皆幼時卽當注意者。不可有彎曲之習慣。使肺部狹窄而成病。運動身體。須持之以恒。行之有節。深長呼吸。尤宜習練。以擴充其肺部。蕩滌其穢氣。增益其肺之容量。肺之容量者何。卽肺臟容氣之量也。常人肺部。可容三百三十立方英寸。（指成人而言）而肺中之氣。據否腦氏之說。分爲四項。

甲　根基氣　呼氣雖強。肺中尚留一百立方英寸之空氣。是爲根基氣。

乙　藏蓄氣　最強呼氣。呼出一百立方英寸。是爲藏蓄氣。

丙　潮流氣　通常呼吸。出入三十立方英寸之空氣。是曰潮流氣。

丁　充足氣　最強吸氣。較平時多入一百立方英寸之空氣。是爲充足氣。

故平常呼氣之後。肺中含氣二百立方英寸。卽根基氣與藏蓄氣也。深呼之後。剩一百立方英寸。卽根基氣也。平常吸氣之後。肺含二百三十立方英寸。卽根基氣藏蓄氣與潮流氣也。深吸之後。含氣三百三十立方英寸。卽四項空氣同時充實肺部也。今衛生家醫學家懼肺氣之不充徒賴潮流氣之不足以吐故納新也故創深長呼吸之說勸人多在清空氣中多呼多吸以壯其肺氣蓋潮流氣祇換肺氣容量十一分之一深長呼吸則可換肺氣三分之二强汚穢之氣盡行吐出黴菌之入肺者亦不能逗遛且養氣吸入多則肺臟强而全體健故深長呼吸爲豫防肺癆之良法惟患癆之人呼吸過猛有吐血之處不可不注意也

食品必須注意宜簡單潔淨而富於滋養料者。牛乳及易消化之脂肪油質。均可啖之。酒不宜飲。煙不宜吸。皆傷肺之物也。　眠食無常時。辦事無定刻。嫖賭之惡習慣。苟欲保身。均當戒絕。　皮膚呈蒼白色兩頰易紅暈畏寒懶倦不喜動作或胸際隱痛朝夕微咳或傷風之後經久未愈或體重驟然減少十磅以上者。卽當就醫診察以定是否肺癆　密特敎云。新聞紙告白欄中之治咳藥料不可嘗試。須請正當醫家。詳細診察而定妥方。　肺弱者職業須愼擇如能辦事於戶外清空氣中尤爲合宜如山居或居於高原亦可。爲防癆之一法。寄宿海濱亦足以蕩滌濁氣。今將一九〇〇年。卽光緒二十六年。美國戶口統計表中。健康之職業與不健康之職業。分列於下。

(甲)健康之職業　牧師、農夫、種植業、場圃工人、山林伐木人、駕從者、(卽撑木排之人)磨坊工人、銀行中人、掮客公司之職員、律師、醫家、警察、偵探、旅館使者、收稅吏、拍賣人、商業、園丁、花卉業、鐵匠、教師。

(乙)不健康之職業　製麵包業、製糖業、負販、小賈、酒館使者、鋼鐵工、馬房使者、馬夫、音樂家、紗廠工人、馭畜羣者、錫器工、製革業、製煙捲業、書店業、抄寫員、薙髮司、鉛管工、裝煤氣管者、印刷排字者、刻石工、僮僕。

若婦女肺弱。擇業尤難。有舊社會之習慣者。豫防尤不易。　家中房屋均宜潔淨。須有通風法。而多得陽光者。爲合格。寢室尤當注意。因吾人一生時光三之一恒在臥室之中。如能終夜開窗不吹對面之風。尤爲保肺之良法。　公衆作樂之處。往往濁氣蒸騰。汚穢不潔。不宜往遊。　婚姻嫁娶。須擇健康男女。同室須有節制。孱弱之婦。不可多孕。恐產後易染癆瘵也。

普通豫防法

吾國人之惡習慣爲長指爪。挖鼻孔。彈鼻垢。咬指甲。以及痰涕便溺。無定所。或手指揩拭。涕吐復抹。搨於桌椅牆隅。或吐痰之後以足磨踏。均可傳播黴菌。亟宜戒免。而普通社會中人更當明曉肺癆傳染大半由於痰涕一人於二十四點鐘內能吐癆菌七千二百兆(康乃之說)若此七千二百兆之癆菌吐於地板草地舟車道路之上飛颺傳染為禍至烈蚊蠅聚吸更屬可危癆病之多將伊於胡底耶故自己宜戒吐痰并不可不戒人吐痰戒吐痰必設痰盂痰盂以金屬製者為佳不可入以灰質木屑沙泥須置消毒藥水於中水之量必須過半能藏痰涕不使流露於外每日須洗滌之痰盂以難於傾倒者為宜如有病者往來於途可自備痰匣狀如鼻煙壺口大有蓋可藏於懷中旅行攜帶尤便病臥者可吐痰於紙旋即浸入消毒藥水內或投入火內焚之消毒劑用綠氣石灰溶液辣少爾溶液鈉輕養或鉀輕養石炭酸昇汞或滅臭藥水咳嗽之時須用布巾掩口以免涎沫外出惟此布巾亦須立刻置於消毒水內洗淨不可用以揩物更不可顫搖於空氣中西式門鈕必須揩拭潔淨以防手指之汚穢與黴菌腐集而傳染電話筒之受音管必須時常揩拭亦恐涎沫之傳染癆病也患癆者之尿糞亦多含菌便器中須常置綠氣石灰或他種消毒藥患癆者如有鬚宜薙去不可向人咳嗽不可接吻宜時時洗手飲食時杯箸盆碗宜另備一付不可與他人混用病室必須陽光多而空氣足常以消毒藥水揩洗絨單被褥須當勤換病室中不可豢養犬貓鸚鵡

等物。以免直接間接之傳染。凡此豫防之法。宜婉曲直陳於病者之前。使其明曉理由。亦必樂於從事。若與病者談話。至少須離四尺。以免傳染。

公衆豫防法

公衆豫防。須地方衛生局之頒布禁令。與家庭社會之自治。取締痰涕。取締牛乳。及屠場檢驗豬肉牛肉諸食品。以及灌輸豫防傳染之智識於各社會中。若徒恃個人衛生。誠不足盡防禦之道也。一城之中。須有治癆之醫院及養病院。以便病者入院調養。并須結合防癆團體。以及慈善會等。專研究滅癆方法。幼稚院及學校中。須講解潔淨為衛生之要旨。痰涕亂吐。為有傷公德之謬舉。務養成其衛生之思想。所謂少成若天性。習慣如自然。克拿夫氏曾立防癆規則十二條。使各校學生遵守。請備述之。

(一)切勿亂吐痰涕。宜吐於痰盂或布巾。歸家宜即浸布於水而洗淨之。(二)切勿吐痰於石板地板或道旁草地。(三)切勿以手指探入口內。(四)切勿以手指或袖揩拭鼻涕。(五)切勿以手沾涎翻轉書頁。(六)切勿以鉛筆之端置於口脣。(七)切勿含錢幣於口內。(八)切勿以針刺入口內。(九)切勿以他物入口。飲食之外。不當另有入口之物。(十)切勿以自己食過之糖果等物並所吹之口笛與友交換。（十一）切勿向人咳嗆噴嚏咳嗆噴嚏時須轉側其頭並以手巾掩其口鼻（十二）水果宜以清水洗之剝皮而食。已患癆瘵之人宜曉以傳染之烈。若將簡單規條印刷於紙遍貼於病者之家亦為豫防傳染之一法地方衛生局中當調查戶口時應將患癆之戶一一註冊須布告居民並須設法使患癆者報告其姓名住址若有死亡衛生局中當行消毒更當通告居民使房屋中不可居人太多以致擁擠肺病不可不行通風之法致濁氣蘊積不流通不可不用消毒滅臭藥水隨時掃蕩污穢消除黴菌蓋一室中每人須有八百或六百立方英尺之地位若臥室中則每點鐘須有三千立方英尺之流通清空氣不行通風之法烏能臻此若室中曾宿病者。以及穢濁之室。宜緊閉窗戶燻以方美林或硫磺屑一日半日之後始可開放則黴菌殲除而無傳染之患若器皿櫈檯。可用石炭酸百分之五溶液。或昇汞千分之一溶液洗刷盡淨肥皂鹼類亦有消毒之力可以擇用公用痰盂痰罐等當每日換水並加以消毒之品痰中之菌入盂即滅地毯蚊帳被褥枕簟窗簾絨單等件。當設法用熱蒸汽於壓力下使一切空隙中之微生物均死亡無遺也育嬰堂中須注意防癆以免瘰癧咳嗆種牛痘者須加意潔淨不可兒童傳染惟恐染癆學校為青年聚集之地。於防癆尤宜注意。課堂宿舍。宜通風有陽光。患癆之教師及學生。必須休養。工場、局、廠。爲辦事人羣居之處。防癆一事。亦宜注意。牢獄汚穢之至。癆症之發育場也。必當改良。使之潔淨。一則囚犯縱惡自有應得之罪。其康健之權利固不宜剝奪。二則設或防癆。迨釋放時反爲社會之蠧。故防獄囚之癆。卽防一般社會之癆也。職業中有不利於肺者應設法使其工作之時畧少休憩之時較多以抒拓其胸懷均平其利害庖丁僮僕。乳媼使女。一有肺病卽須藥業船艙及汽車之臥室。搭客一離。卽宜消毒舟車之中宜有戒人吐痰之規則又須設法徧置痰盂使人易於遵守病癆者當入專治癆症之醫院。若無治癆醫院。宜遷入普通醫院。較之居於家中尤爲有益白郎氏云。每十萬人之地。宜設治癆醫院一所。準是說也。就上海北市而論宜設治癆醫院五六所今則幷一所而無之宜乎其傳癆之廣也

既論豫防之法。余正告患癆者曰。人既患癆須有公德心若痰涕亂吐不知潔淨則黴菌出於肺者復能飛颺入人之體若無公德則子女親戚朋友輾轉傳染損人損已爲害彌烈再告患癆者曰。人既患癆不可有恐怖之心須有堅忍之力以冀治痊初起之時苟能保養得宜不難漸愈若不擇醫家亂投藥餌忽而仙丹倏而單方致根深蒂固

則。無。及。矣。須。知。二。十。世。紀。之。醫。理。本。乎。科。學。藥。餌。以。調。理。却。病。賴。衛。生。莫。不。出。於。科。學。之。理。徵。諸。實。驗。而。有。效。者。

今。吾。國。人。之。死。於。癆。者。盈。千。累。萬。困。於。癆。者。恒。河。沙。數。癆。之。禍。既。如。此。其。烈。防。癆。之。舉。又。如。彼。其。複。雜。敬。告。同。胞。若。處。今。日。穢。濁。薰。蒸。肺。癆。最。盛。之。地。甯。復。薾。然。偷。息。幸。疾。病之。未。臨。於。已。身。不。求。潔。淨。不。顧。衛。生。不。審。防。病。之。道。迨。菌。之。侵。襲。肺。臟。感。病。癆。瘵。根。深始。椎。胸。頓。足。束。手。咋。舌。雖。扁。鵲。郭。霍。亦。無。術。焉。故。欲。免。癆。症。必。須。父。詔。其。子。兄。勉。其。弟師。長。教。訓。其。生。徒。上。官。告。誡。其。屬。員。務。使。防。癆。方。法。深。印。於。腦。紋。潔。淨。行。爲。根。蒂。乎。心理。不。可。袖。手。旁。觀。漠。然。勿。察。吾。人。今。雖。康。强。他。日。或。不。免。於。斯。疾。故。對。於。一。已。對。於。家庭。對。於。社。會。對。於。種。族。有。潔。淨。之。天。職。有。防。癆。之。義。務。愛。羣。卽。是。愛。已。畏。癆。必。須。豫。防甯。未。雨。而。綢。繆。毋。臨。渴。而。掘。井。可。不。各。奮。其。精。神。振。其。毅。力。羣。起。而。防。之。乎。

肺癆病之警告十則

丁福保

一　咯痰狼籍滿地。最爲惡習。痰宜吐入痰盂。用消毒藥水以殺痰內之微生物。或燒殺之。

二　肺癆病人。於一日一夜中所咯之痰。痰內之微生物。約有數千兆之多。痰乾之後。

混於空氣內之塵埃中。人吸入之。卽爲患肺癆病之原因。

三 肺癆病人。若隨處咯痰而不消毒。其傳染之力甚大。故一家族中。往往有父母妻子兄弟姊妹。皆爲肺癆病所傳染而死亡者。

四 住屋不通空氣。塵埃過多。工作過久。恒居室內。種種不合衛生各法。易生肺癆病。

五 婦人產後。其肺癆病必加重甚速。死者尤多。故有肺癆病潛伏之女人。不宜結婚。

六 最宜宿於露天。在夏令每日宜十一小時至十二小時之久。在冬令每日宜六小時至八小時之久。雖氣候寒冷。但多蓋衣被。亦宜宿於露天。必有大益。遇雨或大風。則移居於臥室。

七 臥室之窗。不宜關閉。宜將所有窗盡行開放。夜間亦不可關。

八 宜用深呼吸法。卽用力將屋外之新空氣吸入肺內。再用力呼出也。

九 凡小孩頸之周圍。以手按之。若有結核。則身體必虛弱。有患肺癆病之處。宜實行天然療法。

十 若人人實行營養療法、空氣療法、日光療法、精神療法、以及一切之衛生法。則肺癆病菌必能撲滅。

通經類

二十五　蘆薈末 Aloes Pulverata 服下劑量後。約六時至十二時即奏效。不害消化。久服之亦無習慣性。故適用於慢性便秘。又爲通經藥。治月經閉止。痔血閉止。而於獸醫術。尤爲最良之緩下藥。用量下劑〇、二至〇、五乃至一、〇。通經藥一日數回。〇、〇二至〇、〇五。獸醫術在大動物。用一五、〇至三〇、〇。

二十六　蘆薈鐵丸 Pilulae aloes et Ferri 用於萎黃病及貧血家之消化不良。便秘、月經不調等。每粒含有〇、〇五之蘆薈及脫水硫酸鐵。用量一日三回。每回二粒。食後開水過下。忌茶。

利尿類及治淋病類

二十七　山推而 Santyl-Knoll 本局所藏之山推而。來自德國。專治五淋白濁。並開胃益神。固精健體。歷經試驗。其效如神。用量一日三回。每回二粒。食後開水過下。

二十八　檀香五淋白濁丸。此丸爲英國倫敦大藥廠所製。專治五淋白濁。凡淋濁初起時。小便艱澀。刺痛難忍。繼而有白濁流出不止。此丸能將白濁之微生物。從尿道排出。服後數日。卽覺小便通暢。淋濁亦止。其效如神。用量初服每點鐘一粒。服後三日。一日僅服三回。每回一粒至三粒。開水送下。

處方十二　山推而　一瓶

右服法詳前。(治淋濁)

處方十三　檀香五淋白濁丸　一瓶

右服法詳前。(治淋濁)

二十九　蓽澄茄末用於淋疾及膀胱加答兒。用量一日三回。每回一、○。食後單服須包於屋怕拉篤中吞下。

三十　骨湃波拔爾撒謨 Balsamum Copaivae 用於尿道器之粘膜分泌及淋疾。通常多盛於膠囊中。名曰骨湃波膠囊。Capsulae Copaivae 每粒含量○、五。若不用膠囊。則易害消化。用量一日三回。每回一、○。膠囊一日三回。每回二粒。食後開水過下。

處方十四　骨湃波膠囊　二十四粒

右一日三回每回二粒。食後。(治淋濁)

三十一 撒魯兒 Salolum 爲解熱藥。用於關節僂痲質斯。及其他僂痲質斯性諸病。又膀胱加答兒淋病等有特效。用量一日數回○、五至一、○。

按本品又名撒里矢爾酸弗尼兒 Phenylum Salicylicum

處方十五 撒魯兒 六、○

右分十二包。一日三包。食前。開水送下。(治淋濁餘詳前)

三十二 蛋白化銀 Argentum Proteinatum 本品有強大之殺菌力。對於淋病。婦人之尿道炎。有特效。用量淋病用○、二五至二、%溶液。尿道炎用一○%之溶液。

按本品本又名布羅答爾克兒 Protargolum

處方十六 蛋白化銀 一、○

安知必林 三、○

甘油 三、○

水 一○○、○

右注射料。一日四回注入尿道。

注意一　此方治淋病有特效。惟注射之前宜放尿。將尿道內之膿液冲出。

注意二　將藥水傾入小杯內。以淋病用之注射器在杯內吸收藥水。

注意三　右手將注射器之頭。放入尿道內。左手指將尿道口與注射器之頭用力緊握。右手指將注射器內之藥水。徐徐注入尿道內。不可流出於外。注射畢後。宜緊握五六分時。然後將藥水放出。

注意四　注射後尿道內覺甚痛。待痛過後。卽覺病勢已大減矣。故宜忍痛爲是。若不肯忍痛。則將藥水加開水冲淡。

注意五　凡淋病有發睪丸腫者。此時不可注射。

三十三　醋剝 Kalium aceticum 本品爲優長之利尿劑。與三〇、〇之硫苦。二〇〇、〇之餾水相混合。則爲最良之急性腎臟炎方。醋剝若接觸空氣中之水蒸氣。隨卽潮解。故瓶蓋必須嚴密栓塞。用量一日三回。每回一、〇。

三十四　奇烏累欽 Diuretin 本品爲近來最確實之利尿劑。因其有利尿之效力。而不刺戟腎臟。故有患腎臟及心臟病者。應用本品。用量一日數回。每回一、〇。

按第十一方內。可以加入本品。

三十五　烏魯篤羅並 Urotropinum 有利尿、溶解尿酸及防腐之效。於腎盂炎、膀胱炎、攝護腺肥大結核等。尤有特效。用量一日三回。每回〇、五至一、〇。

按本品又名ヘキサメチーレンテトラミン Hexamethylentetraminum

變質藥

三十六　沃剝 Kalium Jodatum 第二期及第三期之黴毒。施行水銀療法後。用本品有奇效。此外如腺病性諸症及甲狀腺腫等亦用之。用量。一日服〇、五至二、〇。分三回服之。

按第十一方內。可以加入本品。

三十七　沃度 Jodum 內服則起劇烈之胃炎及嘔吐。故用之者稀。所用者。僅沃度製劑之沃度丁幾 Tinctura Jodi 而已。治頑固之嘔吐。即交感性嘔吐之類。此外無他用也。外用甚廣。以欲其引赤誘導及消炎。於關節炎、腺炎、骨膜炎、肋膜炎等症。均塗擦之。其他用於黴毒性皮膚病及潰瘍等。用量〇、〇〇五至〇、〇三丁幾內服。一日數回。一滴至三滴。外用一日塗一回。

三十八　昇汞 Hydrargyrum Bichlcratum 爲最强烈之殺菌消毒藥。古弗 Koch 氏謂本品爲最强烈之防腐藥。其二萬倍之稀薄溶液。能死滅脾脫疽菌。其千倍至五千倍溶液。僅數分時。已能殺滅芽胞。其他用於虹彩炎、脈絡網膜炎、結膜炎等。俱有良效。

處方十七　昇汞　〇、一

餾水　四〇〇、〇

右洗眼用。

三十九　撒汞丸 Sarichirusanko 治徽毒。每粒中含有〇、〇〇五之撒汞。用量一日三回。每回一粒至二粒。食後。

四十　沃剝丸 Pilu ae Kalii jodaiti 專治第二期第三期徽毒。用量一日三回。每回二粒至四粒。食後。

四十一　撒酸汞 Hydrargyrum salicylicum 爲驅徽藥。其效頗著。用量一日三回。每回〇、〇〇五一日〇、〇一五。食後。因刺戟胃粘膜過甚。故宜用於食後也。

胃藥類

四十二 百布聖 pepsinum 1:1500 百布聖者爲胃液腺所分泌之胃液素人類亦有之。爲消化蛋白質(蛋白質爲肉類之主成分)自然之藥。凡小兒少年老者服之俱效。誤用之亦不致中毒。按本品連服二三日或五六日。尚無妨礙。更久則成習慣胃腑因而薄弱。是當注意。用量一日三回每回〇、五。一日一、五食後即服。

按二三日間食不知味。服百布聖一、〇有效。

四十三 含糖百布聖 Pepsinum saccharatum 治消化不良及消化機之衰弱。用量。一日三回每回〇、五至一、〇。

四十四 重曹 Natrium Bicarbonicum 治慢性胃加答兒有奇效。爲制酸劑。治釀酸過多之消化不良其靈效無匹。(釀酸過多者。發酸水。嘈雜口中覺有酸味之症也)爲鎮吐劑。嘔吐劇甚者服此立止。重曹有去酸之功。服一瓦可治輕症胃加答兒。然設過信之故。但約計多寡而不錙銖校量。今日服一瓦。明日仍服一瓦。則反有增加釀酸。或起消化不良之弊。所謂過猶不及也。用量一日數回。〇、五至二、〇。

四十五 蓚酸攝僧謨 Cerium oxalicum 爲治姙婦嘔吐之妙劑。因其能鎮靜頑固之嘔吐也。用量。一日四回。每回〇、〇五。一日〇、二。

四十六　ヂアスターゼ Diastase 本品含有澱粉質。補助食物之消化。胃腸有疾者。每食時與以〇、五。用量。一日數回。每回〇、五。

四十七　タカヂアスターゼ Taka-Diastase 於澱粉不消化之胃病。有卓效。因米飯而起之胃病。投以本品。無不立治。單用者稀。常與百布聖等用之。本品比ヂアスターゼ約有五倍之糖化力。用量一日三回。每回〇、三。一日一、〇。

處方十八　タカヂアスターゼ　三、〇

重曹　三、〇

百布聖　三、〇

右分六包。一日三包。食後即服。治胃酸過多之消化不良。極有良效。

四十八　苦味丁幾 Tinctura amara 能刺戟消化器。防食物腐敗。而促消化吸收。是爲苦味健胃藥。通常單用者少。多與他藥混和並用。用量。一日三回。每回二十滴。

四十九　橙皮丁幾 Tinctura Aurantii Corticis 爲芳香性之健胃劑。以單味或和於他藥而用之。用量。一日數回。二、〇至六、〇。

內科類症鑑別一覽表

無錫孫祖烈譯述

第一類　全身病

白血病

與白血球增多症之鑑別　以猝起之增多。而發於食後、饑餓、羸疲、姙娠及傳染病之經過中。其症候雖與白血病相類似。然不達於高度。且無血液製造器之局處變化。可以判別。

假性白血病

與白血病之鑑別　以白血球增多。可以辨知。

出血性紫斑病

與血友病之鑑別　以經過頗緩慢而可以識別。

與腦脊髓膜炎之鑑別　在初期頗相似。經一二日後。則呈特異之神經症狀。可以此而辨明之。

糖尿病

與尿崩症之鑑別　尿崩症者。起饑渴、尿量增多。缺糖分。且呈水樣透明狀。可以此而判別。

與萎縮腎之鑑別　缺糖分。存有圓柱蛋白。可由此而辨別。

尿崩症

與萎縮腎之鑑別　以尿量之增加、蛋白及左室肥大等而可以判別。

與症候的尿崩症之鑑別　以經過短而可以辨知。

急性僂麻質斯

急性僂麻質斯	痛風
(1)年齡。三十歲以下。	老人。
(2)原因。由於氣候之關係、感冒等而起。不關於遺傳。	概由於遺傳或由於富食。
(3)症狀　病狀反覆。因於感冒等之影響。不如痛風之反覆而有定期。	其初多侵蹈趾。關節有劇痛。呈紅色腫脹。朝間則不痛。經一定時則反覆。

與淋毒性關節炎之鑑別　以疼痛與熱甚少。服撒里矢爾酸不能奏效時。可以此而辨別。

痛風

與慢性僂痲質斯之鑑別．以少侵蹠趾關節。并不如痛風之劇烈。而可以識別。

第二類　傳染病

赤痢

與大腸及直腸炎之鑑別　以血便及流行之有無而可以辨知。

與直腸癌及慢性赤痢之鑑別　用肛門鏡可以辨知。

虎列刺

虎列刺	砒石中毒
(1)原因。由於虎列刺菌。	知有鑛味物之攝取。
(2)口腔口脣。無灼熱或腐蝕之徵。	稀有。
(3)便有米泔汁之特徵。	無特徵便。
(4)便中有孔馬菌存在。	無。

與腸窒扶斯之鑑別　因發熱、薔薇疹等。及米泔汁樣下痢而可以判別。

腸窒扶斯

腸窒扶斯

腸窒扶斯	汎發性粟粒結核
(1)熱之定型爲弛張性熱。	爲稽留熱或弛張性熱或間歇性熱。
(2)體溫。脈搏比體溫減少。	相反。
(3)發脾脹及薔薇疹爲特異徵。	無特異徵。
(4)無肋膜性、心囊性摩擦音。	多有發者。
(5)無呼吸困難蒼身症。	較爲顯著。
(6)有特異之豌豆樣便。	無特異便。
(7)鮮有發腦膜炎者。	爲必發症。
(8)無脈絡膜結核。	爲重要症。

腸窒扶斯	急性胃加答兒
(1)原因。由於傳染。	由於不攝生。
(2)症狀徐徐而發。	急劇。
(3)有固有定型性之經過。	無一定。

(4)發薔薇疹、脾腫爲特異徵。	無特異徵。
(5)鮮起惡心、嘔吐。	起惡心嘔吐。
(6)起精神症狀。	大抵不起精神症狀。
(7)經過三週乃至四週。	一日乃至三日。
腸窒扶斯	發疹窒扶斯
(1)發病之前驅期永久。且緩徐而起。	前驅期短。因寒戰而頓起。
(2)薔薇疹先發於胸部者少。	多發於全身。
(3)體溫徐昇。於二週間爲稽留熱。至三週之始而渙散。	病初發時甚劇。一二週爲稽留熱。後漸次分利。
(4)發腦病。	由病初發。
(5)發下腹症。多有固有便。	不發。無固有便。
(6)經過三週乃至四週。	三週以內。
腸窒扶斯	間歇熱
(1)熱性。三四週間爲弛張性熱。	純爲間歇性熱。

(2)有薔薇疹及特異便。

發疹窒扶斯

無。

發疹窒扶斯

再歸熱

(1)發疹時有前驅症。

無前驅症。

(2)神經症狀較爲顯著。

甚少。

發疹窒扶斯

麻疹

(1)多發於壯年。

爲小兒症。

(2)體溫爲稽留性熱。

初日昇騰。三日而復於平溫。又與發疹共亢進。

(3)流行時。

麻疹流行時。

再歸熱

再歸熱

腸窒扶斯

(1)熱型。俄然而發劇熱。七週爲稽留熱。一週爲間歇性熱。

爲固有熱型。

(2)發作有二三回之反覆。	無。
(3)無薔薇疹、下痢。	固有。
再歸熱	間歇熱
(1)有熱時日七八日。	三時乃至五時間。
(2)四肢有劇烈之疼痛。	無劇烈之疼痛。
(3)發作數一回乃至三回。	數回以上。
(4)傳染猛烈。	風土病。

水痘又風痘

水痘	假痘
(1)熱候與發疹同時。	發疹則消退。
(2)發疹之大小及散布不同。且新泡與舊泡雜布。	均等。一部分發新泡。他部分之舊泡則整然如故。
(3)年齡。多發於小兒。	多發於壯年。

麻疹

痲疹	痘瘡
(1)無骨痛。	從初期而劇烈。
(2)發疹始於顏面。有不整之斑點狀。境界判然。經四五日始消退。	始於額、口脣。呈結節狀。一日生水泡。經八日則化膿。
(3)熱型。發病之初。體溫昇騰。經二三日而復於平溫。至發疹期則再昇騰。	發生時爲四十度。後漸次下降。至化膿期則再昇騰。

痲疹	猩紅熱
(1)潛伏期。七日乃至十四日。	一日乃至七日。
(2)發疹從顏面而漸次及於全身。呈赤色斑點狀。有判然之境界。	初發於頸部。漸次及於全身。爲密發性、紅色蔓延性。
(3)脈與熱度中等。	頻數而高。
(4)屢發肺炎之合併症。	鮮有發肺炎者。然屢發肋膜炎。
(5)上皮剝脫如糖狀。	上皮剝脫如膜狀。

猩紅熱

(丁)白晝育嬰所

(戊)調理發生嬰兒淨乳法

(己)煖乳器

(庚)養子或義子

(辛)育嬰堂

(壬)孤兒院

附錄

(甲)保姆之保養法

(乙)產婦臨娩時之保護法

(丙)產科術

凡關於以上各種國家定例管理之章程

二學校

幼童之學年

(甲)孩童及學年然後入學與衛生上之關係

(乙)發育幼童身體之法

(丙)學童之飲食

(丁)學童休息寢寐時

(戊)學童之清潔

校舍

校址房舍

(甲)方向坐落建築之計劃樓層走廊樓梯地板及學校各式房舍皆宜注意

(乙)校中之管理

(子)溫煖法

(丑)通空氣法(參觀第二類)

（寅）清潔之法

（丙）講堂

（子）講堂之大小

（丑）窗戶之形式及配置法

（寅）牆壁及天花板之油漆色

（卯）講堂中之光線

（辰）講堂桌椅之樣式及佈置法

（巳）黑板及其裝置

（丁）其他特別房室之配置

（子）安放外衣室

（丑）厠所

（寅）盥洗所

（卯）飲水室

（辰）遊戲場及休息室

（巳）運動厰（參觀人身護養法類）

（午）浴室

（未）校中廚房

敎授事項

（甲）敎授時間

（乙）敎授科目之分配

（丙）日課

（丁）休息時間

（戊）學生之名數

（已）學生之疲倦（附疲倦之計量法）

（庚）家常功課（附功課太過之弊）

（辛）懲罰

(壬)放假期

(癸)衛生學爲教授課目之一

(子)習字之材料

(丑)寫字時身體之姿勢

(寅)寫字之法

(卯)教科書

(辰)學校用紙

(巳)學校之印刷品

體操學之訓練

(甲)練身法（若徒手及器械等體操法）

(乙)遊戲法若打球等

(丙)泅水法

學校疾病（參觀傳染病及牙科病）

(甲)目疾

(乙)幼童俯首受課時往往易得脊柱彎曲之病

(丙)精神及神經不安之症

衛生管理法

(甲)管理學生健康事宜及學校之分配法

(乙)校醫

附錄

(甲)寄宿膳之學校

(乙)教員及辦事員之衛生事宜

三校外護養幼童之法

在未及學年以前

(甲)白晝寄養所

(乙)幼稚園

(丙)幼童遊戲所

在學年時之宜注意者

(甲)幼童之家族

(乙)幼童之公共廚房

(丙)學生食物之供給預備法

(丁)森林學校

(戊)幼童之衛生學

(已)修學旅行之期

(庚)校中矯正齒音不正之法(參觀牙科症)

(辛)敎養頑童之法

(壬)敎養孱弱兒童法

(子)盲者

(丑)聾者

(寅)有語言病之幼童(若口吃等)

(卯)跛足者

離校學生之宜注意者

(甲)普用放假休息期之訓告

(乙)成丁學生之訓敎

(丙)保護及管理法

(丁)勞動工作時之情形(參觀第五類第四節)

(戊)關於以上種種之法令

(已)家常財政學之訓誡

(庚)寓所之供給法

第九類　交通

一陸地之交通

街道

(甲)清潔街道法

(乙)街道上致靜之法

(丙)搬運之車輛

(丁)自動車

(戊)意外救急所

街市鐵道火車(分架高及隧道兩種)

(甲)火車中光線潔淨通氣溫煖及消毒各法

(乙)保安應用之器械及意外之防禦

(丙)滅火箱

(丁)保護旅行者之醫務事業

(戊)保護傭工之法

普通鐵道

(甲)鐵道線及車站

(乙)鐵道保安預防法

(子)車站月臺

(丑)停車場之大聚集所

(寅)停車場候車室

(卯)移民之處置法

(辰)厠所

(巳)整容室

(丙)鐵道火車上準備之事

(子)光線清潔通氣溫煖各法

(丑)客車中之消毒法

(寅)保安之預防法

(卯)睡車及飲食車
(辰)替代車
(巳)滅火箱
(午)病者車及病者之床
(未)擔架床
(申)預備車
(酉)清潔及消毒法
(戌)納凉法之佈置
(丁)庶務
(子)救急事務
(丑)保護旅行醫治之訓令
(寅)滅火法之佈置
(卯)意外防禦事務
(辰)載運病者之保護事務

(戊)保護傭工之事務
(子)工作房及晝夜休息處
(丑)炊膳及用膳之佈置法
(寅)寓所
(卯)病者之保護法
(辰)輕病者之調養室
(巳)衛生事務
(午)殘廢休養所
二水上交通
江河
(甲)管理河流之事及管理兩岸居民之法(參考預防傳染病章)
海洋
船艦

(甲)船室中之通氣及清潔法
(乙)乘客
(丙)水手
(丁)食物之供給
(戊)飲料之供給
(已)傳染病
(庚)衛生上之設備
(辛)船中消毒法
港泊所
(甲)普通衛生上之設備
(乙)預防傳染病法
(丙)關於居民遷移之事
三供給旅客之事
(甲)旅客食物之預備

(乙)旅館
(丙)宿舍
(丁)多數旅客安置地

第十類　陸軍　海軍

一陸軍
人民之健康及適於武備
(甲)房室　兵營　基地內部建築
兵舍　工廠　光線　溫煖
附屬室　浴房　禮拜堂
操棚　馳騁場　馬廐　營倉
草營　篷帳
(乙)食品供給　糧餉之支配　軍糧　食品之良否　罐食儲積
物品

食物附品　糖　酒精　咖啡
茶葉
(丙)軍裝及軍需　衣褲　鞋襪革
靴等護足之件　盔甲　捲帶
背囊　擔挈之件
(丁)保身　清潔　淋浴　洗浴
泅水　足之保護
(戊)服務時害於健康者　練足
運動·演靶　乘騎　廝役
長途徒步
(己)進征疫地　傳染病流行　身
虛熱　痢疾　腦脊炎　花柳
毒天花等症　水之供給　痰
罐　營帳　除穢　消毒種痘

保健
(庚)看護法　軍醫院　兵營病室
遷移病人法　衛生事務
二海上衛生
(甲)房室　戰艦　居室　臥室
作工室　通氣穴　煖爐
(乙)食品供給　水料供給　蒸汽
水法　罐食　儲積物品
(丙)軍裝軍需　在船　在岸
(丁)服務時害於健康者(參觀熱
道衛生章)
(戊)看護法　治病海灣　藥房
戰傷繃帶所　運載傷人　醫
藥艇　衛生事務

江北醫學研究會緣起

攷日本醫學之發達。一則由醫校林立。一則由醫會普設。如東京一區。有國家醫學會、東京醫學會、陸軍軍醫會、濟生醫會及其他之各專門醫學會。是其例也。仲祜丁先生。洞悉時勢。先知先覺。庚戌之歲。創立中西醫學研究會於滬上。成效之著。會員之多。有一日千里之勢。鄙人等爲滬總會分子。共謀醫學進步。乃其天職。而我江北醫學會。尚闃然無聞。縱或有之。實力求醫學進步者甚鮮。醫界闒茸不振。吾儕羞也。茲特糾合同人。勉爲其難。創設江北醫學研究會。直隸於滬總會。葢亦順時勢之潮流。欲與我江北醫界諸君。共謀醫學之發達云爾。茲述其緣起如此。

江北醫學研究會簡章

第一條　定名　本會定名江北醫學研究會

第二條　會所　本會會所卽附設泰興延令醫院內

第三條　宗旨　本會以研究中西醫術交通智識共謀醫學進步爲宗旨

第四條　範圍　本會範圍卽以本會爲總會江北各縣城鎭鄉市爲支會

第五條　會員　本會會員分甲乙丙三項（甲）以學力提倡本會者均推爲本會名

譽員(乙)捐助本會經費(或書物)推爲本會特別贊成員(丙)有志醫學願入本會研究者均爲本會普通會員

第六條　經費　本會發起人已籌有的款(除右甲乙會員外)各會員每年擔任會費大洋陸角以資補助俟經費充裕當出醫學報以擴充學識

第七條　會期　本會會期定本縣每月開常會一次外縣每年開常會二次各支會得舉代表蒞會

第八條　職員　本會暫由滬總會委任理事長一人(戴君慰儂)書記兼會計一人(張君蔓伯)俟會員擴充再行開會舉正副會長及各職員

第九條　會員之權利　會員有艱深學理疑難病證可直接函告本會以便開臨時會討論

第十條　會員之義務　本會會員有介紹入會之義務並有介紹入滬總會之義務

以上如有未盡事宜得隨時增刪

發起人　戴慰儂　程可均　巴樹冬　張蔓伯

黑人變白之奇聞

美國雲爾斯埠警兵某。偶於夜間捕得一人。因挽車夜行。未燃燈火。故以違警被逮。及拘至警署。覩其形貌。幾爲駭絕。蓋其人之面左右異色。黑白各居其半也。詰其所由來。則曰余本一黑人。乃經一次大病之後。面色忽半變爲白。全體之膚色皆如之。卽余之髮亦變爲半黑白者。警兵愈詫。其人卽解衣示之。自頂至踵。果皆黑白參半。據生理學家言。更閱數年之後。此人之全體將盡變爲白色云。

一蟻能引其體量一千三百倍之重物

蟻力之大。實堪驚異。有人見蟻抱一塊果肉。乃取其果肉秤之。約蟻之體量八百倍。又某好事者。製一金屬四輪車。以絲結於蟻體。蟻能曳之而行。該車有蟻體一千三百倍之重。此比例與人曳七十二三噸之列車相同。最有趣者。蟻曳此小車至坂路。則左旋右轉。運動自如。與馬之曳車登坂路相似云。

又蟻之齒力甚大。曾有人以蟻體五百倍重之一貨幣。使之嚙其一端。而亦覺其能移動。

龜鶴遐齡

俗有龜萬年。鶴千年之說。實則龜之壽命不過五百年。鶴之壽命至五百年以上。鯨則能生八百年。此爲動物學家最近之報告也。他若栗鼠之壽有九年。鷄之壽二十五年。鷲之壽三十年。象之壽五百年。兎之壽十年。貓狐之壽十五年。狠犬熊之壽十八年。馬之壽二十五年以上。凡此皆信而有徵者。

人種聲音

世界人民聲音最雄壯者爲韃靼人、最低者爲德國人云。

蚊忌黃色

近有人查得蚊之多寡。有關於顏色。試於昏夜蚊多處。列五色玻璃瓶十餘個。及天明後察之。則蚊之入藍色瓶者最多。入黃色瓶者最少。屢試皆驗。可知蚊性愛藍而忌黃。故夏日蚊帳宜製黃色。

瘋人腹內之雜物

英屬芒地哩爾城某瘋狂院。有一瘋人入院已九年。腹部忽生一巨瘡。醫生查驗之。見腹內積物無數。剖而視之。則草芻三束。鯨骨一枚。長八寸。綿帶一條。長七寸。毛髮一綹。鐵釘一枚。鐵絲一束。鈕扣一粒。紙煙管八枝。螺釘四具。紙夾一具。小石二粒。玻璃九片。

碎鐵九片。針二十七枚。馬脚釘五十二枚。叉釘之長一寸者五枚。長三寸者五十二枚。某理科雜誌記其事甚詳。

除鼠簡法

凡苦鼠害之家。以少許之樟腦。置鼠窟之口。卽可驅逐其鼠。不敢爲害。此法頗有效驗。遇鼠疫時。尤宜家喻戶曉。俾免傳染之病焉。

治聲嗄法

人之聲帶。強弱不同。偶過其本有之度量。則聲無有不嗄。而音樂教師爲尤甚。今有人發明治聲嗄之簡法。謂以如豆大之硼砂置諸口中。使其溶解。則演說唱歌雖亘數小時之久。仍無聲嗄之患。

世界最大之病院

奧都維也納前興築一病院。建築費共計一千六百萬元。共占地面二百四十萬平方英尺。由建物四十座而成。能容病人二千三百人。各病人之室之廣。計一千零三十平方英尺。且每室均有美麗之庭園。由是觀之。此等病院。誠足爲世界上第一之大病院也。

蟻之耐熱力

協飛路托氏曾研究對於蟻之溫度。其最快活勞働之時。氣溫在攝氏二十四度至二十七度之間。苟降至十五度以下。其運動已甚遲鈍。零度時則全無氣力。殆將瀕死。但於零下五度之寒氣。雖曝露二十四時間之久。將能全活。又蟻耐得最高之溫度。爲四十九度。若達至五十度則不能久活。此時小蟻先仆。大者畧後。又蟻之對於水之力極强。雖浮於水中約經二三日。尙決不至於死也。

X光線治白髮

自透骨之X光線發明後。應用甚多。美國呵烏來氏於應用X光線治癌腫患者時。發見用X光線使白髮復返爲玄色云。

幼童眼內之字母

非利地摩埠有一幼童年僅二歲。五官與常人同。惟其眼膜內各生有字母一個。每字約有一分大。各醫生細爲研究該字之來由。聞該童未出世時。其父母已預爲之改名。名賛度。該童眼膜內之二字母。適與其名之首字母相同。左眼則爲賛字。右眼則爲度字。頗稱奇聞也。